Andreas Bredenkamp / Michael Hamm

Trainieren im Sportstudio

Trainings- und Ernährungsgrundlagen für Fitneßsportler und Bodybuilder

67 Fotos, 41 Abbildungen, 28 Tabellen

Fitness Contur Verlag 1998

ISBN — 3-928148-12-5
2., überarbeitete Auflage 1998
Originalausgabe 1990
Satz, Layout und Grafiken SSC, Klaus Blotenberg, Bünde
Umschlaggestaltung Kirsten Foerster, Düsseldorf, und Reza Design, Berlin
Illustrationen Alfred Kelsner und Frank Felicetti, Bünde
Illustration *Die Muskeln des Menschen* mit freundlicher Genehmigung
der Fa. Haleko, Hamburg
Fotos Frank Amft, Fotodesigner, Bochum, und Michael Tiemann,
Fotodesigner, Bünde
Druck und Lithos Partner für Print und Kommunikation, Bielefeld

Inhaltsverzeichnis

Ein sportwissenschaftliches Vorwort 9

Ein sportpraktisches Vorwort 10

Vorurteile und Wahrheiten 13

Sport ist Mord 14

Krafttraining . . . 14

. . . und das Ausdauertraining? 17

Fitnesstraining – in meinem Alter? 19

Die gute Nachricht 19

Fitnesstraining – in meinem Alter? Teil 2 21

Ein Blick ins Damenstudio 22

Hilfe – Muskeln! 22

Was ist Muskelstraffung? 23

Wettkampfathletinnen 23

Der weibliche Busen und Krafttraining 24

Training in der Schwangerschaft? 24

Aber Arnold hat gesagt . . . 26

Trainingsmittel und -Übungen 29

Die Muskeln des Menschen 30

Ausdauerübungen 33

Kraftübungen 36

Übungen für die Rumpfmuskulatur 36

Eingelenkige Übungen 46

Mehrgelenkige Übungen 69

Übungen für die Beweglichkeit 89

Sie haben die Wahl! 97
Ihre Vorlieben 98
Ihre aktuellen Fähigkeiten 98
Ihre körperlichen Voraussetzungen 99
Ihr Trainingsziel 99
Ihr Trainingsprogramm 101

DIE TRAININGSPRINZIPIEN 103

Das Prinzip der Superkompensation 105
Der Aufbau nach dem Abbau! 105
Das richtige Maß 107
Kann man sich ständig verbessern? 108

Das Prinzip der steigenden Belastung 109
Viele Wege führen nach Rom 110
Die allmähliche und sprunghafte Belastungssteigerung 112
Die variierende Belastungssteigerung 113
Der motorisch-dynamische Bewegungsstereotyp 113

Das Prinzip der Kontinuität 116

Das SAID-Prinzip 117
Der Aufbau des Muskels 117
- Die roten und die weißen Fasern 118
- Ein Blick in die Muskelzelle 119

Die Trainingsanpassungen des Muskels 121
- Das Training der Myofibrillen (Muskelaufbautraining) 121
- Das Training der intramuskulären Koordination (Krafttraining) 121
- Das Training der Mitochondrien und des Kapillarsystems 122

Die Trainingsanpassungen des Herz-Kreislauf-Systems 123
- Trainingsanpassungen des Blutes 124
- Die Trainingsanpassungen des Herzens 124

Das Verhältnis von Intensität und Umfang 125
- Was heißt „intensiv“ ... 125
- ... und was heißt „umfangreich“? 126
- Wie würden Sie entscheiden? 126

Das SAID-Prinzip im Überblick 127

Die Prinzipien des Trainingsaufbaus **128**
Der richtige Aufbau einer Trainingseinheit 128
Das Aufwärmen 128
Der Hauptteil (Das eigentliche Training) 134
Schlußteil 136
Der Aufbau einer Trainingswoche 136
Makrozyklen 138
Die klassische Periodisierung 139
Das ganzheitliche Training nach Hatfield 140
Der Aufbau eines Trainingsjahres 140
Das Grundlagentraining 141
Das Aufbau- und Höchstleistungstraining 141
Die Jahresperiodisierung im Bodybuilding 141
Überlastungsprinzipien **143**
Das Prinzip der aufstockenden Ermüdung 144
Strategien der Überlastung 145
Wann ist Überlastung sinnvoll? 146
Optimierung vor Maximierung 148
Übertraining 149
Übertraining — was tun? 149
Regeln für Ihr Training 150

TRAININGSMETHODEN 151

Die Dauermethode 152
Die Wiederholungsmethode 153
Das Intervalltraining 154

TRAININGSPROGRAMME 155

Ein Trainingsprogramm für Anfänger **157**
Trainingsprogramme für Fortgeschrittene **161**
Trainingsprogramme zur Verbesserung der Ausdauer und zur Gewichtsreduktion 161
Fitneßprogramm auf dem Laufband 161
Zirkeltraining 163
Fitneßprogramm auf dem Fahrradergometer 164

Trainingsprogramme zum Muskelaufbau 165
Das Pyramidentraining 165
Das ganzheitliche Training 166
Das klassische IK- und Muskelaufbautraining 168
Trainingsprogramme zur Muskelstraffung 169
Trainingsprogramme zur Behebung von Haltungsschwächen 172
Was können Sie unternehmen? 172
Der Rund- und Totalrundrücken 172
Der Hohlrundrücken 174
Der Hohlrücken 174
Der Flachrücken 174
Seitliche Haltungsabweichungen 175
Organleistungsschwächen 175
Berücksichtigen Sie Ihre Haltungsschwächen im Training! 175

TRAININGSPLANUNG UND -PROTOKOLLIERUNG 177

Der Aufbau des Trainingsplanes 179
Das Namensfeld 180
Das Abkürzungsverzeichnis 180
Das Kalendarium 181
Die Erfolgskontrolle 183
Erfolgskontrolle: Muskelstraffung und Muskelaufbau 183
Erfolgskontrolle: Gewichtsreduktion 184
Leistungsbestimmende Faktoren 186
Ernährung 186
Ernährungskontrolle 186
Die Intervallmethode 189
„Ich esse schon fast gar nichts mehr und nehme trotzdem nicht ab!" 189
Die Tageszeit 190
Schlaf 192
Besondere Bemerkungen 193
Fehler im Training aufdecken und korrigieren 194
Notieren der Trainingsleistungen 194
Ausdauertraining 194
Krafttraining 195

Fehleranalyse 196
Das Prinzip der steigenden Belastung 196
Das Prinzip der Superkompensation 197
Prinzipien des Trainingsaufbaus 198
Das SAID-Prinzip 200
Prinzip der Kontinuität und Prinzip der Variation 201
Überlastungsprinzipien 201

DIE ERNÄHRUNG DES SPORTLERS 203

Kleine Fitness-Ernährungslehre im Überblick 204

Die Nährstoffe 204
Kohlenhydrate (Stärke, Zucker und Ballaststoffe) 204
Fette (höchste Energiedichte) 205
Eiweißstoffe (= Proteine) 206
Vitamine - Stoffwechsel-„Katalysatoren" und Schutznährstoffe 207
Mineralstoffe (Mengen- und Spurenelemente) 208
Trinken und Getränke — Wasser ist lebensnotwendig 209

Ernährungs- und Lebensmittellehre für Fortgeschrittene 210

Kohlenhydrate — das aktuelle Energiekonzept in der Sport- und Fitneßernährung 210
Vom Dickmacher zum Fitmacher 210
Ist-Soll-Vergleich 211
Ballaststoffe — Die zeitgemäße Sättigungssubstanz 212
Essen und Trinken im 3-Stunden-Takt 212
Ist Zucker schädlich? 213
Nahrungsfette — sichtbar und verarbeitet (= „versteckt") 214
Wieviel Fett steckt in welchen Lebensmitteln? 215
Die wichtigen Aufgaben der Nahrungsfette 217
Eiweißstoffe (Proteine) 217
Aminosäuren 217
Biologische Wertigkeit und Ergänzungswirkung 218
Vitamine — Schutzfaktoren und Zündstoffe des Stoffwechsels 219
Haben Sportler einen höheren Vitaminbedarf? 220
Welche Einflüsse hat speziell der Sport? 220
Mineralstoffe — vom Spurenelement zum Körperbaustein 221

Fitessen: Lebensmittelempfehlungen für Fitness-Sportler 223

Lebensmittelwarenkunde für Fitneßbewußte 227

Aus welchen Nährstoffen bestehen die Lebensmittel? 227
Küchentips für Fitneßbewußte 228

Die Doppel-Strategie für Figur und Fitness 230
Wie entsteht eigentlich Übergewicht? 231
Warum viele Diäten nicht das halten, was sie versprechen 231
Viele Diäten bedeuten ein Defizit! 235
Der neue Weg zum Wohlfühlgewicht 235

Schönheit und Fitness von Innen 236
Die Haut als Spiegel der Seele 236
Schlankheitsdiät = Mangeldiät? 239

Spezielle Ernährungsempfehlungen für Bodybuilder 240
Anabole Ernährung — Leistungssteigerung auf (ernährungs-)physiologischem Wege 240
Anabol — katabol — die zwei Grundprinzipien des Stoffwechsels 240
Überlebensstrategie 242
Proteinstoffwechsel: Was ist Spekulation? Was ist gesichertes Wissen? 243
Was sind Peptide? 244
Benötige ich freie Aminosäuren? 244
Kollagenes Eiweiß — was ist das? 245
Wieviel Eiweiß braucht ein Sportler? 245
Schadet zuviel Eiweiß? 248
Trainings- und Wettkampfernährung für Bodybuilder 248
Aufbauphase 249
Wettkampfvorbereitungs- und Definitionsphase 252
Die letzte Woche vor dem Wettkampf 254
Essen und Trinken am Wettkampftag und danach 256

ANHANG 257

INDEX 268

Ein sportwissenschaftliches Vorwort

Es ist eine altbekannte Tatsache, daß die Erkenntnisse (sport)wissenschaftlicher Forschung den vielfältigen Fragestellungen der (Sport)-Praxis nur selten genüge tun können und der Trainer damit gezwungen ist, eigene Erfahrungen und sportwissenschaftliche Erkenntnisse zu mischen. Die Nutzung sportwissenschaftlicher Erkenntnisse für die Leistungsentwicklung unterschiedlicher Zielgruppen hat sich in den letzten Jahren rasch, aber ungleichmäßig entwickelt. Einige Teilgebiete haben sich schneller entwickelt als andere, so daß das Gesamtgebiet der Sportwissenschaft multidisziplinär, das heißt bestehend aus vielen eigenständigen Disziplinen wie z. B. der Sportmedizin (der Aufbau des Muskels), der Biomechanik (auftretende Kräfte bei der Kniebeuge), geblieben ist und nicht im eigentlichen Sinne interdisziplinär, also disziplin- bzw. fächerübergreifend.

Das vorliegende Buch stellt eine Bestandsaufnahme derzeit in der Sportpraxis akzeptierter (sprich: als praxisrelevant übernommener) wissenschaftlicher Erkenntnisse zu Fragen des Trainings und der Ernährung für Fitneßsportler und Bodybuilder im Sportstudio dar. Die Grundlagen des Trainings werden stets an sportpraktischen Beispielen veranschaulicht, so daß der Bezug zur Praxis nie verlorengeht. Anhand von Trainings- und Ernährungsplänen werden Möglichkeiten der Umsetzung theoretischer Erkenntnisse in den sportpraktischen Trainingsprozeß aufgezeigt. Die beiden Autoren wissen um die Probleme in der Praxis und nutzen ihre wissenschaftlichen Kenntnisse, um **Vorurteilen** auf einer fundierten Basis begegnen zu können und **Wahrheiten** den Weg ins Studio zu ebnen.

Prof. Dr. med. Elke Zimmermann

Ein sportpraktisches Vorwort

Wie in anderen Sportarten, so hat es auch im Bodybuilding während der vergangenen Jahrzehnte enorme Leistungsverbesserungen gegeben. Zwar haben die Champions der 60er Jahre bereits über eindrucksvolle Muskelmasse verfügt, die Muskelteilung betreffend waren sie jedoch weit von dem heute für Erfolge notwendigen Standard entfernt. Zweifellos haben viele der damaligen Spitzenathleten genauso diszipliniert und engagiert trainiert wie die Meister der letzten Jahre. Was also ist der Grund für die enormen Leistungssteigerungen seither? - Ein Grund sind die besseren Trainingsmöglichkeiten, aber in erster Linie weiß man heute einfach mehr. Es wird nicht mehr nur drauflostrainiert, sondern heute basiert das Training und auch die Ernährung von Sportlern auf wissenschaftlichen Erkenntnissen. Mike Ashley beispielsweise, der diesjährige Sieger des Arnold Schwarzenegger Classic, kann Ihnen anhand seiner Trainingsprotokollierung heute noch sagen, was er am 17. Februar 1986 gegessen hat, welche Muskelgruppen er mit welchen Übungen und wieviel Sätzen trainierte. Für eine optimale Wettkampfvorbereitung sind solche Aufzeichnungen und deren Analyse von größter Bedeutung. Topathleten wie Lee Labrada und Berry de Mey nutzen eigens entwickelte Computer-Programme zur Beurteilung ihres Trainings. Das dürfte wohl auch den wesentlichsten Anteil daran haben, daß die beiden seit Jahren zur absoluten Weltspitze gehören. Darüber hinaus suchen viele Profis im Powerlifting und Bodybuilding seit Jahren Rat bei Fachautoren wie Fred Hatfield und Jerry Brainum, denen sie aufgrund ihres Fachwissens die Beinamen „Dr. Squatt" und „The Brain" gaben. Doch nicht nur in der „Neuen Welt", sondern auch hier im „Good old Europe" gibt es Trainingswissenschaftler, die sich mit der Weiterentwicklung der Trainings- und Ernährungslehre, speziell im Bereich Bodybuilding und Fitneßtraining befassen. Einen von ihnen, Andreas Bredenkamp, kenne ich nun bereits seit sechs Jahren. Kennengelernt haben wir uns bei meinem ersten Besuch in Bünde bei einem Freund, Bernd Beiderbeck, in dessen Sportstudio Andreas trainierte. Aufgefallen war er mir eigentlich nicht, weil er aussah wie ein Bodybuilder, sondern weil er recht gut Englisch sprach und ziemlich abenteuerliche Theorien über Training und Ernährung vertrat (die heute übrigens bereits im Trainingsalltag vieler Topathleten Einzug gehalten haben.) Damals jedoch widersprachen sie der üblichen Praxis im Bodybuilding. Nun ja, als Profi-Sportler kommt man viel herum und hört allerlei Seltsames - und vergißt das auch schnell wieder. Als ich Andreas allerdings sechs

Monate später wiedertraf, hatte der sich in dieser Zeit enorm verbessert. 1985 war er bereits Deutscher Vizemeister. Seinen Erfolg führte er auf die konsequente Einhaltung wissenschaftlicher Prinzipien zurück. Im Jahr darauf hatte er weitere spektakuläre Fortschritte gemacht. Innerhalb von zwei Jahren war aus einem Sportler regionalen Niveaus ein Athlet internationalen Formats geworden. Mit seinem Deutschen Meistertitel stellte er 1986 die Wirksamkeit seiner Trainingsplanung eindrucksvoll unter Beweis.

Wenn Sie dieses Buch lesen, werden Sie erstaunt sein, wie locker und unterhaltsam ein Fachbuch geschrieben sein kann. Es enthält umfassende Informationen für Anfänger und Fortgeschrittene. Langjährig Aktive können ihm wertvolle Tips, Anregungen und wichtiges Hintergrundwissen entnehmen. Es wird Ihnen helfen, zu vermeiden, daß Sie trotz großen Engagements nach einiger Zeit in einer Sackgasse enden. Aber nicht nur für den leistungsorientierten Bodybuilder ist dieses Buch interessant, sondern auch für Fitneßsportler, die diesen Sport allein für ihr persönliches Wohlbefinden betreiben. Schließlich müssen Sie die Grundlagen des Autofahrens auch nicht nur beherrschen, wenn Sie Formel-I-Rennen fahren wollen, sondern ebenso für die kurze Fahrt zum Supermarkt. Genauso wichtig ist es für jeden, der im Sportstudio trainiert, gleichgültig, ob er Weltmeister werden will oder nur etwas für seine Figur, Fitneß und Gesundheit tun möchte, die Grundlagen des Sportes zu beherrschen, den er betreibt. Übrigens, Alain Prost fährt nicht nur auf der Rennstrecke, sondern auch zum Einkaufen sicherer. Das heißt, je mehr Sie über Ihr Training wissen, desto besser können Sie Verletzungen und Schädigungen vermeiden, so daß Ihr Training seinen Zweck erfüllen kann: Eine gute Figur, Fitneß und Gesundheit.

Tony Pearson (Profi-Weltmeister)

Vorurteile und Wahrheiten

Sport ist Mord

Krafttraining . . .

Wahrscheinlich hätten Sie Ihren Fuß nie in ein Fitneßcenter gesetzt, wenn Sie das glauben würden, was in Zeitschriften zu lesen steht. Laut Sports, Dezember 89, werden nämlich in Fitneßstudios „Kranke zuhauf produziert". Das ist natürlich Unsinn. Laut Untersuchungen von Professor Klein (Sportmedizin 79, Nr. 9) gehört Fitneßtraining, was Sportverletzungen und Sportschäden angeht, zu den am wenigsten gefährdenden Sportarten. Schädigende Belastungen wesentlich höheren Ausmaßes finden sich im Tennis, Squash, um nur einige der topaktuellen Sportarten zu nennen. Professor Hollmann hat schon vor mehr als zwanzig Jahren darauf hingewiesen, daß insbesondere ständige traumatische Erschütterungen, wie sie gerade in diesen Sportarten auftreten, zum Verschleiß an Wirbelsäule und Gelenken führen. Extrem hohen Belastungen ist auch der alpine Skiläufer ausgesetzt. Für ihn wirken sich die häufigen Erschütterungen und Stauchungen besonders dann negativ aus, wenn im Sommer kein Krafttraining durchgeführt wurde. Denn je schwächer der Muskel, um so größer ist das Spiel im Gelenk und damit auch die Abnutzung. Krafttraining heißt der wirksamste Schutz vor frühzeitigem Verschleiß an Wirbelsäule und Gelenken, denn nur ein starker Muskel kann die ständigen Erschütterungen beim Springen und Laufen abpuffern und einseitige Belastungen sowie Zwangshaltungen im Beruf kompensieren. Bedenken Sie, daß Sie bei jedem Jogging-Schritt das Dreifache Ihres Körpergewichtes abfangen müssen. Aus diesem Grund sollten Sie auch, bevor Sie ein Ausdauertraining aufnehmen, gleichgültig ob Joggen, Squash, Tennis oder Aerobic, Ihre Muskeln durch gezieltes Krafttraining darauf vorbereiten. Ein kräftiger Muskel umspannt das Gelenk und hält es fest ineinander. So schont das Muskeltraining Wirbelsäule und Gelenke. Es klingt schon paradox, daß gerade Belastung schont und schützt. Überlastung und unkorrektes Training aber schadet. Damit gemeint ist unter anderem

- die Verwendung zu hoher Gewichte für die derzeitigen Fähigkeiten,
- eine fehlerhafte Technik bei der Übungsausführung,
- eine verkehrte Übungsauswahl bei gegebenen Schwächen oder Defiziten und
- mangelndes Aufwärmen.

Die Folge sind in der Regel Verletzungen und Beschwerden, wie

Muskelhärten

Das sind dattelkerngroße, im entspannten Muskelbereich tastbare, schmerzhafte Bereiche. Verantwortlich sind wahrscheinlich örtliche Störungen des Muskelstoffwechsels oder aber plötzliche Bewegungen, auf die das Muskelgewebe nicht vorbereitet war. Bei Muskelhärten helfen Massagen. Sie entspannen und fördern die Durchblutung. Am besten beugen Sie jedoch von vornherein durch regelmäßige Lockerungsübungen vor.

Muskelkrämpfe

Wer kennt sie nicht, die Wadenkrämpfe in der Nacht. Sie entstehen infolge einer Störung der Muskeldurchblutung. Im Training sind Muskelkrämpfe zumeist auf mangelndes Aufwärmen oder aber auf ungünstige Klimabedingungen und einen dadurch entstandenen Flüssigkeits- und Mineralverlust zurückzuführen. Als erste Hilfe dehnen Sie die betroffene Muskulatur, und lockern Sie sie anschließend durch Massage. Aber auch hier ist Vorbeugen besser als Heilen. Wärmen Sie sich vor dem Training auf, und sorgen Sie für eine ausreichende Flüssigkeits- und Mineralzufuhr.

Muskelkater

Muskelkater entsteht im Laufe von ca. 12 Stunden und verschwindet nach ca. drei bis fünf Tagen wieder. Sie spüren die Schmerzen meist in der Bewegung, kaum in Ruhe. Als Ursache werden kleinste Risse in der Muskulatur infolge Überdehnung angenommen. So ganz sicher ist sich die Wissenschaft hier allerdings auch noch nicht. Gegen Muskelkater helfen angenehm warme Bäder und Lockerungsgymnastik.

Muskelzerrungen

Muskelzerrungen sind kleinste Risse von Muskelfasern. Infolge der starken Durchblutung des Muskels kommt es sofort zur Bildung eines Blutergusses. Ursache einer Muskelzerrung ist die ruckartige und kraftvolle Überbeanspruchung des Muskels entweder zu Beginn des Trainings durch ungenügendes Aufwärmen oder gegen Ende des Trainings durch mangelnde Koordination aufgrund der Ermüdung. Deshalb sollten Sie die hohen Gewichte auch an den Anfang des Trainings stellen, selbstverständlich erst nachdem Sie sich aufgewärmt haben. Muskelzerrungen treten jedoch auch vermehrt auf, wenn Vorschädigungen, zum Beispiel frühere Zerrungen, bereits vorliegen. Die vorhandenen, innermuskulären Narben provozieren oft das Entstehen neuer Zerrungen. Als erste Hilfe kühlen Sie den Muskel. Ansonsten kann nur noch Ruhigstellung helfen.

Blasen und Schwielen

Durch sich ständig wiederholenden Druck oder Reibung können, besonders an den Handflächen, Blut- oder Gewebswasseransammlungen zwischen der obersten Hautschicht und der darunter liegenden entstehen. Es handelt sich um Blasen. Meist ist die Hautschicht am Blasenboden noch intakt. Durch sie entweicht die Flüssigkeit. Die oberste Hautschicht wird rasch durch eine neue ersetzt. Um sich vor Infektionen zu schützen, sollten Sie die oberste (schützende) Hautschicht nicht öffnen. Ist dies bereits geschehen, entfernen Sie die Haut nicht, sondern dekken Sie die Blase lediglich steril ab.

Blasen sind ein deutliches Zeichen für Überlastung. Schwielen dagegen sind ein Schutz aus hornartigem Gewebe, an Stellen, die besonderen Belastungen ausgesetzt sind. Ein gewisses Maß an Hornhaut ist dementsprechend sicher wünschenswert. Sollten Sie jedoch zu extremer Schwielenbildung neigen, können Sie durch Salizylpflaster oder Salizylpaste vorbeugen.

Überlastungsbeschwerden/-schäden an den Kniegelenken

Für Beschwerden oder Schäden an den Kniegelenken sind zumeist ständige Überlastungen im Alltag oder aber im Sport verantwortlich. Auch Überforderung durch Selbstüberschätzung bei der Durchführung spezieller Trainingsübungen kann zu Überlastungen führen. Besonders viel Kraft erfordert beispielsweise das Abbremsen des Gewichts, unter anderem bei der Tiefkniebeuge. Liegen hier Kraftdefizite vor – das heißt, der Muskel kann die Abwärtsbewegung nicht genügend bremsen –, kommt es auf Dauer zu chronischen Überlastungsschäden an der Knorpelstruktur bzw. anderen Elementen des passiven Bewegungsapparates im Kniegelenk. Die Trainingsgewichte sollten deshalb immer gut auf die aktuellen Kraftfähigkeiten abgestimmt sein. Darüber hinaus müssen bei der Übungsauswahl individuelle Besonderheiten, wie z. B. eine X- oder O-Beinstellung, und deren negative Auswirkungen auf das Knie berücksichtigt werden. Gegebenenfalls sollten Sie auf bestimmte Übungen ganz verzichten.

Beschwerden und/oder Schäden an der Wirbelsäule

Eigentlich erwarten Sie von Ihrem Fitneßprogramm ja genau das Gegenteil. Sie möchten Ihre Rückenschmerzen loswerden. Sollten Sie jedoch durch das Training erst Beschwerden bekommen, führen Sie entweder ungeeignete Übungen aus oder aber geeignete Übungen unkorrekt. Leider werden zu Beginn des Trainings bereits vorhandene Schädigungen häufig nicht berücksichtigt oder gar nicht erst erkannt. Das wäre für eine vernünftige Planung und Durchführung des Trainings jedoch

Voraussetzung. Informieren Sie deshalb Ihren Trainer über Vorschädigungen, und halten Sie sich an Ihr Programm. Was für andere Sportler im Studio gut und richtig ist, kann für Sie grundverkehrt sein. Sollten bei Eintritt in das Fitnessstudio bereits Schädigungen wie Ischiasbeschwerden oder gar ein Bandscheibenvorfall vorliegen, wäre eine Absprache über die Übungsauswahl und die Belastungshöhe zwischen Ihrem Trainer und Ihrem behandelnden Arzt empfehlenswert.

Zerrungen, Blasen, Überlastungsbeschwerden? — Vielleicht fragen Sie sich jetzt, warum Sie sich dem Risiko eines Krafttrainings überhaupt aussetzen sollen? Ganz einfach, es gibt etwas, das noch viel gefährlicher ist als Krafttraining — kein Krafttraining. Denken Sie daran — Belastung schont und schützt, nur Überlastung schadet!

. . . und das Ausdauertraining?

Schützen Sie Ihre Bänder, Sehnen, Gelenke und Wirbelsäule durch ein gezieltes Krafttraining vor den beim Ausdauertraining eventuell auftretenden Erschütterungen, und setzen Sie die Belastung erst einmal niedrig an. Dann ist das gesundheitliche Risiko auf jeden Fall gering. Einen Fehler sollten Sie allerdings auf gar keinen Fall begehen. Trainieren Sie nie mit einem Entzündungsherd im Körper, gleichgültig, ob es sich um Fieber, eine Mandelentzündung oder auch nur um einen entzündeten Zahn handelt. Dieser Fehler gehört zu der Sorte, die man vielleicht nicht wiedergutmachen kann. Sie ziehen sich so einen Herzklappenfehler schneller zu, als Sie glauben, oder sogar den Tod. Betreten Sie also bitte niemals mit einer Grippe das Laufband! Ansonsten ist, wie auch im Krafttraining, das Risiko gering im Vergleich zum Nutzen. Ihr Herz paßt sich an das Training mit begrenztem Wachstum und einer Kräftigung des Herzmuskels an. Dadurch ist es in der Lage, mit weniger Schlägen mehr Blut in den Kreislauf zu pumpen. Ein ausdauertrainiertes Herz schlägt also, umgerechnet auf die gesamte Lebenszeit eines Menschen, weniger als ein untrainiertes Herz. In nur einer Nacht spart ein Sportlerherz bis zu 10 000 Herzschläge ein!

Ausdauertraining führt außerdem — mit Ausnahme eines nierenbedingten Bluthochdrucks, das wäre vorher mit dem Arzt abzuklären — zu einer Senkung und Stabilisierung des Blutdrucks. Darüber hinaus ist Ausdauertraining in Kombination mit einer entsprechenden Diät das beste Mittel gegen Übergewicht. Neben einer allgemeinen Stoffwechselanregung kommt es zu zahlreichen biochemischen Anpassungen im Körper, die den Fettansatz erschweren und vorhandenes Übergewicht reduzieren. So führt der untrainierte Organismus den Großteil der aufgenommenen Nährstoffe auf direktem Wege den Depots zu, während der trainierte – auch in Ruhe! – zuerst einmal den Muskel versorgt. Zusätzlich bewirkt Ausdauertraining einen mehrere Stunden lang anhaltenden Appetitmangel. Bedenken Sie, daß Übergewicht nicht nur unattraktiv ist, es bedroht auch Ihre Gesundheit. Da Fettzellen stets gut mit Blut versorgt sein wollen, ist das Herz stark belastet, welches zu allem Überfluß aufgrund mangelnder Bewegung häufig auch noch unterentwickelt und schwach ist. Zudem benötigt die Zuckerversorgung der Fettzellen Insulin, was leicht zu einer Überforderung der Bauchspeicheldrüse führen kann. Die Folge sind Herzkrankheiten und Diabetes. Mit Ausdauertraining beugen Sie vor. Nicht zuletzt ist Ausdauertraining auch bei erhöhten Blutfetten ein Schutzfaktor vor Arteriosklerose. Alles Gründe, auch für Kraftsportler, die Ausdauer nicht zu vergessen.

Fitnesstraining — in meinem Alter?

Sie haben die Fünfzig überschritten? Dann habe ich eine gute und eine schlechte Nachricht für Sie. Zuerst die schlechte: Wir können das Altern nicht aufhalten. Deshalb müssen Sie auch heute noch davon ausgehen, daß sich Ihre Leistungsfähigkeit nach einer sogenannten Hochleistungsphase, die im allgemeinen mit dem 15. bis 30. Lebensjahr angegeben wird, allmählich rückwärts entwickelt. Verantwortlich dafür sind unter anderem

- Abnutzungserscheinungen am passiven Bewegungsapparat, sprich: Wirbelsäule, Gelenke, Sehnen und Bänder,
- Muskelschwund, und zwar einschließlich der Herzmuskulatur,
- eine Verringerung der Vitalkapazität, damit gemeint ist die Menge an Sauerstoff, die Sie pro Atemzug aufnehmen können,
- eine geringere Elastizität der Blutgefäße (höherer Blutdruck!)
- und häufig auch ein höherer Prozentsatz an Depotfett, was sich ebenfalls negativ auf Ihre Leistungsfähigkeit auswirkt.

Das alles hört sich recht bedrohlich an. Darum nun schnell die gute Nachricht.

Die gute Nachricht

Durch ein kontinuierliches Kraft-, Ausdauer- und Beweglichkeitstraining sind Sie in der Lage, Ihre Leistungsfähigkeit bis ins hohe Alter auf hohem Niveau zu halten. So ist die Ausdauerleistungsfähigkeit eines älteren Ausdauersportlers im Durchschnitt vergleichbar mit der eines untrainierten Zwanzigjährigen. Ähnliches gilt für die Kraft. Noch vor gar nicht so langer Zeit durfte ich mich selbst einmal davon überzeugen, wie ein 65jähriger Kraftsportler mit 160 kg lockere 12 Wiederholungen Kniebeugen absolvierte. Einem untrainierten 20jährigen würde ich das nicht unbedingt zumuten wollen. Das heißt, daß die Leistung älterer Sportler auch weit über der jüngerer Athleten liegen kann, von Untrainierten einmal ganz zu schweigen.

Sollten Sie überhaupt erst im Alter mit sportlichem Training beginnen oder das Training nach langer Pause wiederaufnehmen wollen, werden Sie sicher nicht nahtlos an die Leistungen vergangener Tage anknüpfen können — und sollten das auch gar nicht erst versuchen. Von daher wäre es auf jeden Fall empfehlenswert, ab dem 30. Lebensjahr keine allzu langen Trainingspausen einzulegen. Eine Steigerung Ihrer Leistungsfähigkeit und damit einhergehend eine wesentliche Verbesserung Ihrer Lebensqualität erzielen Sie jedoch in jedem Fall. Außerdem dürfen Sie davon ausgehen, daß Sie durch sportliches Training Ihr Herz-Kreislauf-System und auch Ihren Bewegungsapparat vor Erkrankungen schützen bzw. deren Verlauf positiv beeinflussen können. Was jedoch für jugendliche Anfänger gilt, das ist für ältere Menschen in ganz besonderem Maße wichtig: Unterziehen Sie sich vor dem Training einer sportärztlichen Untersuchung, und überfordern Sie sich nicht! Führen Sie Ihren Körper vielmehr langsam an die Belastung heran, und stimmen Sie Ihr Training gut auf Ihre körperliche und gesundheitliche Situation ab. Unter diesen Voraussetzungen zeigen Sie den Jungen aber ruhig einmal, wo es langgeht.

Fitnesstraining — in meinem Alter? Teil 2

Ihr Sohn (Ihre Tochter) hat die Fünfzehn noch nicht überschritten, würde aber trotzdem gern im Fitneßcenter trainieren? Dann sollten auch Sie einige Besonderheiten berücksichtigen, die sich aus dem jugendlichen Alter Ihres Kindes ergeben.

Während das Training der allgemeinen Grundlagenausdauer bereits im Vorschulalter einhellig positiv beurteilt wird — es treten prinzipiell die gleichen wünschenswerten Anpassungen auf wie beim Erwachsenen —, lehnen nicht wenige Sportwissenschaftler ein Hanteltraining vor dem 14. Lebensjahr als nicht kindgemäße Belastung ab. Statt dessen werden allgemeinbildende Körperübungen wie Liegestütz gegen die Wand, Klimmziehen im Schrägliegehang, Stützübungen an Reck und Barren (!) oder Stangenklettern empfohlen. Als geringe Zusatzlasten sollen beispielsweise Medizinbälle dienen. Warum das Hanteltraining abgelehnt wird, ist unklar. Schließlich gibt es wesentlich leichtere Hanteln als Medizinbälle! Keine der genannten Körperübungen ermöglicht eine so fein abgestimmte Belastung, wie sie die Hantel erlaubt. Ganz im Gegenteil: Nicht selten ist das eigene Körpergewicht die schwerste Last. Zudem erlaubt das Krafttraining an der Hantel bei sinnvoller Übungsauswahl (z. B. alle Bewegungen sitzend an der Schrägbank oder auch Bankdrücken) eine Kräftigung der Muskulatur bei weitestgehender Entlastung der Wirbelsäule. Medizinische Bedenken sind deshalb sicherlich nicht mehr und nicht weniger angebracht als beim Kinderturnen in der Schule.

Wichtiger als ein gezieltes Krafttraining im Kindesalter ist jedoch eine weitgefächerte Bewegungserfahrung.

Trainer im Fitneßcenter hören nicht selten die Klage: „Ich würde meinen Sohn (meine Tochter) schon gern bei Ihnen anmelden, aber beim Tennis (Reiten, Voltigieren, Turnen, Judo, Ballspiele usw.) hat er (sie) auch nicht lange durchgehalten." Das Erlernen möglichst vieler neuer Bewegungen liegt ganz offensichtlich im Naturell des Kindes. Darin sollte es nicht behindert, sondern gefördert werden. Melden Sie Ihr Kind also — unter Beachtung der gesetzlichen Bestimmungen — an, wählen Sie jedoch die kürzestmögliche Vertragsdauer, und unterstützen Sie es in seinem Wunsch, aufzuhören, um nun vielleicht einem Schwimmverein beizutreten.

Ein Blick ins Damenstudio

Vorurteile gegen das Krafttraining bestehen reichlich. Besonders massiv werden sie, wenn es um das Krafttraining der Frau geht. So hat noch in den 60er und 70er Jahren die Mehrzahl der Ärzte bestritten, daß die Kraftleistung der Frau überhaupt trainierbar sei. Dabei hatten viele Sportlerinnen das Gegenteil schon lange bewiesen. Heute steht fest, daß es sich weniger um Unterschiede in Bau und Funktion des weiblichen Körpers als vielmehr um soziale und emotionale Vorbehalte der Ärzte handelte.

Mit dem Wandel des weiblichen Schönheitsideals vom schwachen weiblichen Geschlecht zur athletisch-femininen Frau hat sich in den letzten Jahren die Einstellung zum Krafttraining dann auch grundlegend geändert. Die Sportstudios verzeichnen ein ständig wachsendes Interesse am Krafttraining für Frauen. Es besteht allerdings immer noch eine Vielzahl von Fragen und Vorurteilen, auf die gleich zu Anfang dieses Buches eingegangen werden soll, noch bevor das eigentliche Thema „Training" besprochen wird.

Hilfe – Muskeln!

Besonders hartnäckig hält sich das Gerücht, Krafttraining führe zu männlich wirkenden Muskelpaketen. Tatsächlich ist zu Beginn des Trainings ein geringes Muskelwachstum zu beobachten. Insbesondere die Muskeln des Schultergürtels sowie der oberen Extremitäten reagieren anfangs mit geringem Wachstum. Verantwortlich dafür ist allerdings der unterentwickelte Zustand, in dem sich gerade diese Muskelgruppen vor Beginn des Trainings häufig befanden. Jede Form der Belastung führt in einem solchen Stadium zum Muskelwachstum, allerdings nur innerhalb eines genetisch festgelegten Rahmens. Jeder weitere Millimeter Muskelzuwachs bedarf der strengen Beachtung aller Trainingsprinzipien, einer Kalorienzufuhr, die über dem Bedarf liegt und einer besonderen genetischen Veranlagung. Dennoch ist unter den Frauen die Furcht vor Muskeln groß. Vor allem Anfängerinnen scheuen sich aus Sorge vor einer übermäßigen Muskelentwicklung, die Trainingsgewichte zu erhöhen. Sie sind der Meinung, daß etwas weniger Gewicht auch etwas weniger Muskeln bedeutet. Das ist falsch. Nur überschwellige Reize führen zu einer Anpassung des Organismus. Unterschwellige Reize dagegen bewirken nicht etwas weniger, sondern gar nichts. Um es genau zu sagen: Sollten Sie während eines Satzes bis 10 zählen und dann die Belastung abbrechen, verschwenden Sie Ihre Zeit.

Was ist Muskelstraffung?

Selbst bei vollem Trainingseinsatz mit schwersten Gewichten ist die Angst vor männlich wirkenden Muskelproportionen unbegründet, da für das Muskelwachstum nicht nur beim Mann, sondern auch bei der Frau die männlichen Sexualhormone (Androgene) verantwortlich sind. Der weibliche Körper produziert Androgene jedoch nur in begrenztem Umfang, so daß allein durch Training ein Muskelwachstum über 10 Prozent hinaus gar nicht zu erreichen und auch nicht zu befürchten ist. Aufgrund der geringeren Androgenproduktion geschieht die normale Anpassung der Frau an ein Training mit schweren Gewichten weniger durch Hypertrophie (Dickenwachstum) als vielmehr durch eine verbesserte intramuskuläre Koordination. Die Frau ist mit anderen Worten in der Lage, von der bereits vorhandenen Muskelmasse einen größeren Prozentsatz zu aktivieren. Das bedeutet nicht nur mehr Kraft, sondern auch eine höhere Grundspannung (Tonus) des Muskels. Der höhere Muskeltonus wiederum dürfte wohl einer der wesentlichen Faktoren für die Muskelstraffung sein. Stärker werden ist also der beste Beweis für die Straffung des Muskels. Wir werden im Kapitel „Trainingsprinzipien" noch ausführlicher darauf eingehen.

Wettkampfathletinnen

Die in Bodybuildingzeitschriften abgebildeten, wenig fraulich wirkenden Sportlerinnen widersprechen dem nur scheinbar, da die Wettkampfform, in der sie sich befinden, eine Ausnahmesituation darstellt. Für die bei einer Meisterschaft erforderliche Muskelteilung ist ein unphysiologisch hoher Fett- und Flüssigkeitsentzug Voraussetzung, der neben einer plastisch wirkenden Muskulatur auch zu einer Verzerrung der weiblichen Proportionen führt. In diesem Fall stören eigentlich nicht so sehr die Muskeln als vielmehr die Tatsache, daß man sie sehen kann. Dafür verantwortlich ist jedoch weniger die Muskulatur an sich als vielmehr der geringe Anteil an Körperfett und Flüssigkeit unter der Haut. Die Vermännlichungserscheinungen von Wettkampfathletinnen sind also nicht auf das Training, sondern vor allem auf extreme Diät zurückzuführen.

Der weibliche Busen und Krafttraining

In diesem Zusammenhang sollte vielleicht auch auf die Angst vieler Frauen eingegangen werden, Krafttraining ließe den Busen verschwinden. Wie allgemein bekannt ist, besteht die weibliche Brust in erster Linie aus Fett und Drüsengewebe, nicht aber aus Muskulatur. Eine direkte Einwirkung des Trainings auf den Busen ist schon deshalb ausgeschlossen. Schwinden kann der Busen durch Training also nicht. Einen direkten Einfluß auf seine Größe hat dagegen die Ernährung und gleichermaßen die genetische Veranlagung, mit der Frauen auf eine Reduzierung des Körperfettanteils reagieren. Die einen verlieren zuerst an Brustumfang und erst dann an Bauch, Po und Beinen, andere nehmen an allen Regionen des Körpers ab, am Busen jedoch zuletzt.

In der Werbung wird häufig eine Straffung der Brüste durch Krafttraining angepriesen. Auch hierbei handelt es sich aber keineswegs um eine unmittelbare Einwirkung auf den Busen, sondern um ein Training des Brustmuskels, der durch ein geringes Wachstum eine Straffung der Haut und so auch ein Anheben der Brüste bewirkt.

Training in der Schwangerschaft?

Auch in dieser Frage hat die Wissenschaft ihre Meinung revidieren müssen. Nach heutigen Erkenntnissen ist gegen eine sportliche Betätigung in der Schwangerschaft prinzipiell nichts einzuwenden. Es sollte allerdings bedacht werden, daß die Schwangerschaft an sich in gewisser Weise bereits eine Höchstleistung darstellt. Unter diesem Gesichtspunkt können hohe Belastungen im Sport leicht zu Überlastungen werden. Deshalb ist eine Reduzierung der Trainingsintensität ganz sicher sinnvoll.

Der Einfluß des Trainings auf den Geburtsvorgang selbst wird heute ebenfalls anders beurteilt als noch vor wenigen Jahren. So wurde damals angenommen, daß sich die bei Sportlerinnen stark ausgeprägte Beckenbodenmuskulatur negativ auf den Geburtsablauf auswirken könnte. Das ist widerlegt. Dagegen wirkt sich nach heutigem Wissensstand insbesondere die gut entwickelte Bauchmuskulatur von Sportlerinnen gleich in zweierlei Hinsicht positiv auf den Geburtsablauf aus. Zum einen wird aufgrund der intensiveren Mitarbeit der Mutter die Austreibungszeit verkürzt und zum anderen entwickelt sich nach der Geburt der Bauch schneller zu seiner ursprünglichen Form zurück.

Sie können also als Frau bedenkenlos trainieren wie Ihre männlichen Trainingskameraden, ohne nachher auch wie sie auszusehen. Lassen Sie sich nicht verunsichern. Ihr Training richtet sich nicht nach Ihrem Geschlecht, sondern nach Ihrem Trainingsziel. Sollte dieses Ziel nicht Muskelaufbau, sondern Straffung heißen, finden Sie das passende Trainingsprogramm im Kapitel „Trainingsprogramme zur Muskelstraffung".

Aber Arnold hat gesagt . . .

Wirft man einen Blick in die sogenannten Bodybuilding-Fachzeitschriften und studiert dort die Trainingsprogramme erfolgreicher Bodybuilder, entsteht unwillkürlich der Eindruck, man müsse, um seine Muskeln zu trainieren, Gewichte heben, und zwar gleichgültig wie. Es scheint, als wären alle Kombinationen von Umfängen und Intensitäten im Training denkbar und erfolgreich. Während Mike Mentzer auf sein „Heavy Duty"-System schwört, ist Arnold Schwarzenegger der Ansicht, Eisen müsse einfach nur „rauf und runter".

Natürlich muß das Eisen rauf und runter. Es gibt mittlerweile allerdings auch genügend gesicherte Erkenntnisse über das Wie — und zwar, wie häufig das Gewicht „rauf und runter" muß, wie schwer es sein muß und ob es explosiv oder mit gleichmäßiger Kraftentwicklung bewegt werden sollte, um den gewünschten Trainingseffekt zu erzielen. Die Tatsache, daß es immer wieder einzelne Athleten gibt, die auch mit anderen Methoden erfolgreich sind, widerspricht diesen Erfahrungen nicht. Es gibt nachweislich ganz unterschiedliche genetische Voraussetzungen. Es gibt schließlich auch Leute, die jeden Abend Pizza essen und trotzdem nicht zunehmen. Aber das klappt leider nicht bei jedem. Ähnlich verhält es sich mit dem Muskeltraining. Die Muskelfaseranzahl, die Muskelfaserzusammensetzung, die Struktur der kontraktilen Eiweiße sowie die Erholungsfähigkeit und damit auch die Trainierbarkeit des Muskels sind genetisch festgelegt. Gemeint ist damit, daß von ihren Erbanlagen besonders bevorzugte Athleten auch dann einen enormen Muskelzuwachs haben können, wenn ihre Trainingsmethoden völlig daneben sind. So weiß ich beispielsweise von einem der erfolgreichsten Amateur-Bodybuilder, einem mehrfachen Weltmeister, daß er Kniebeugen immer mit dem Gewicht machte, welches sein Vorgänger auf der Hantel gelassen hatte. Die Last war ihm anscheinend egal. Lästig war das Auf- und Abladen der Gewichte. Versuchen Sie das mal! Weltmeister werden Sie so sicher nicht. Es sei denn, Sie gehören zu den wenigen Begnadeten, denen der liebe Gott den Erfolg in die Wiege gelegt hat.

Einer, der ganz sicher zu diesen genetischen Wunderkindern gezählt werden darf, ist mein ehemaliger Trainingskamerad Hayrettin Dinger. Auf die Frage, wie er so enorme Brustmuskeln entwickeln konnte, pflegte er immer zu sagen: „Mit Bankdrücken!" — Das haben Sie auch schon versucht? — Sehen Sie, noch ein sicheres

Zeichen dafür, daß zwei, die gleich trainieren, nicht auch zwangsläufig zum gleichen Ergebnis kommen. Ein identisches Trainingsprogramm, von zwei verschiedenen Athleten durchgeführt, kann eben zu erheblich unterschiedlichen Resultaten führen. Orientieren Sie sich deshalb nicht an den Trainingsgewohnheiten anderer Sportler, sondern an den grundlegenden Erkenntnissen der Sportwissenschaft.

Doping im Bodybuilding

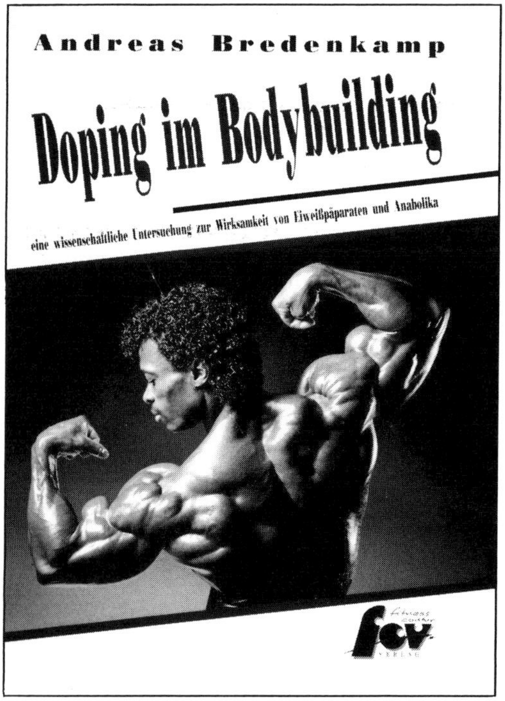

Eine der meistdiskutierten Fragen in der Sportlerernährung ist der Eiweißbedarf von Kraftsportlern. Die Empfehlungen reichen dabei von einem Gramm - nach einer neueren Studie von Tarnopolsky - bis hin zu Angaben von drei bis vier Gramm pro Kilogramm Körpergewicht am Tag. Bis heute kann die Diskussion noch nicht als abgeschlossen betrachtet werden. Einen Beitrag zu diesem Thema leistete Andreas Bredenkamp 1983 in einer Untersuchung über die Wirksamkeit von Eiweißpräparaten und Anabolika, die er im Rahmen seiner Hausarbeit für das Staatsexamen am Sportmedizinischen Institut Münster durchführte. Die Dauer des Versuchs betrug zehn Monate. Als Probanden stellten sich neun Bodybuilder im Alter von 18 bis 24 Jahren zur Verfügung.

Das Buch *Doping im Bodybuilding* enthält die Ergebnisse dieses Experiments sowie eine Diskussion des Nutzens und der Risiken von Eiweißpräparaten und Anabolika. Aufgrund des speziellen Themas ist es sicher in erster Linie interessant für Trainer und Leistungssportler.

ISBN-3-928148-05-2, Preis 29,80 DM, 128 Seiten, 45 Fotos, 13 Abbildungen, 10 Tabellen

Trainingsmittel und -übungen

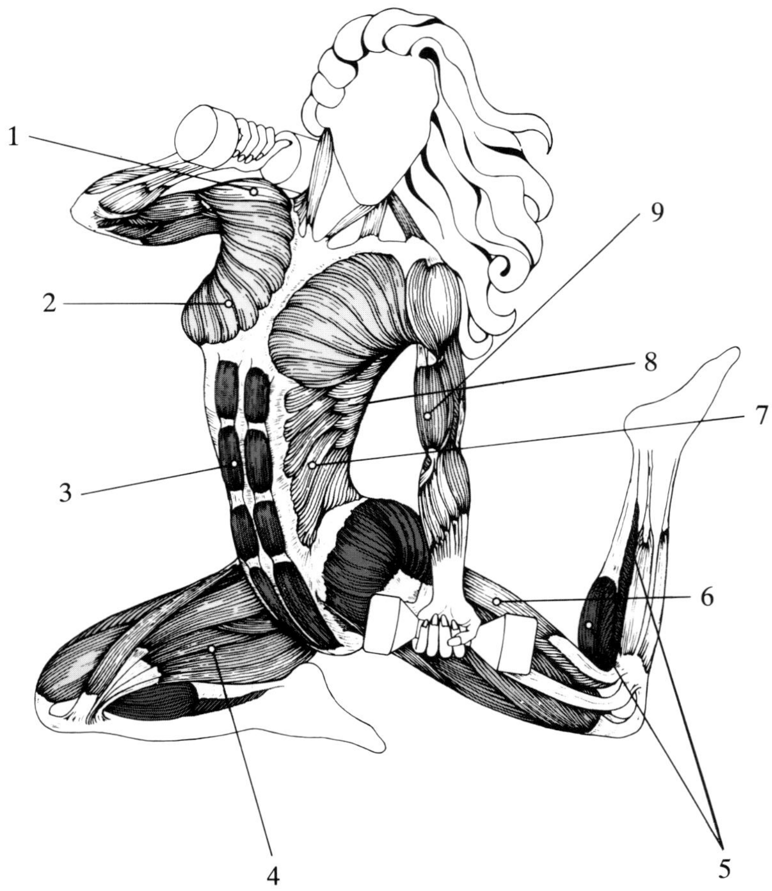

1.	m. deltoideus	Deltamuskel
2.	m. pectoralis major	großer Brustmuskel
3.	m. rectus abdominis	gerader Bauchmuskel
4.	Adduktoren	
	m. adductor magnus	großer Schenkelanzieher
5.	m. triceps surae	dreiköpfiger Wadenmuskel
	m. soleus	Schollenmuskel
	m. gastrocnemius	Zwillingswadenmuskel
6.	mm. ischiocrurales	Sitzbeinunterschenkelmuskeln
	m. semimembranosus	Plattsehnenmuskel
	m. semitendinosus	Halbsehnenmuskel
7.	m. obliquus externus abdominis	äußerer schräger Bauchmuskel

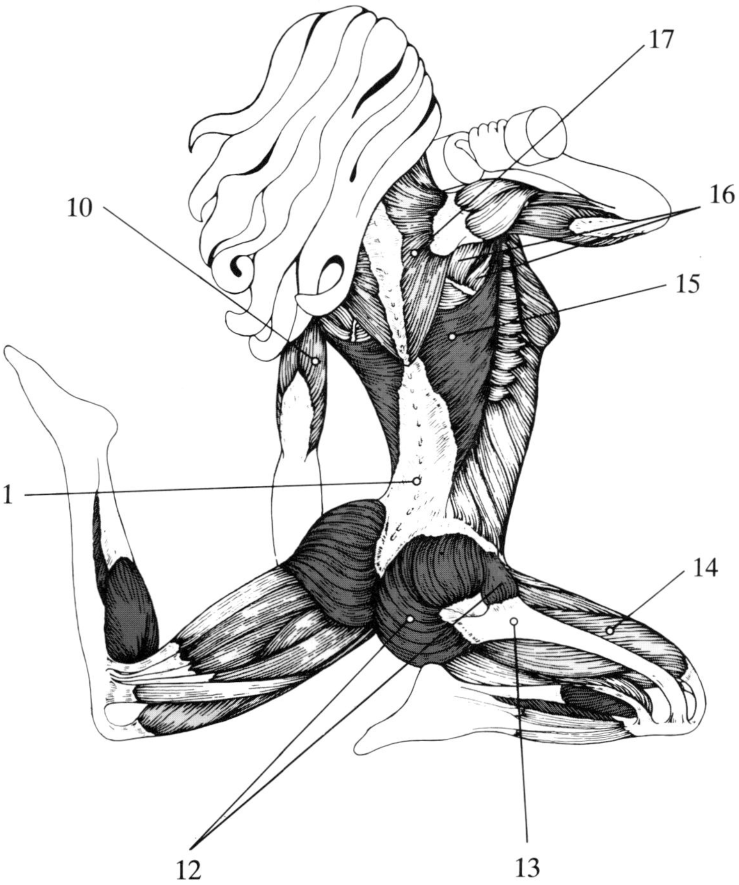

8.	m. serratus anterior	vorderer Sägemuskel
9.	m. biceps brachii	zweiköpfiger Armmuskel
	(darunter) m. brachialis	Armbeuger
	und m. coracobrachialis	Hakenarmmuskel
10.	m. triceps brachii	dreiköpfiger Armmuskel (Armstrecker)
11.	m. erector spinae (Rumpfaufrichter)	Rückenstrecker
12.	mm. glutaeus maximus u. medius	großer u. mittlerer Gesäßmuskel
13.	m. tensor fasciae latae	Oberschenkelbindenspanner
14.	m. quadriceps femoris	vierköpfiger Schenkelstrecker
15.	m. latissimus dorsi	breiter Rückenmuskel
16.	mm. teres major u. minor	großer u. kleiner Rundmuskel
17.	m. trapezius	Kapuzenmuskel

Bei Ihrem ersten Besuch in einem Fitneßstudio standen Sie wahrscheinlich etwas verwirrt vor der Vielzahl der Geräte. Keine Sorge, so schwierig die Geräte aussehen, so einfach sind die Übungen, die Sie daran ausführen. Einfach deshalb, weil es sich bei allen Übungen, gleichgültig ob Kraft- oder Ausdauerübungen, um ganz alltägliche Bewegungen des Alltags handelt. Für das Ausdauertraining gibt es beispielsweise Laufbänder, auf denen Sie laufen, Standräder, auf denen Sie Fahrrad fahren und Stepper, auf denen Sie Treppe laufen können. Weder das Laufen, noch das Fahrrad fahren, noch das Treppen steigen sind Übungen, die ich Ihnen in diesem Buch erklären muß. Selbst das Rudern auf dem Rudergerät ist nach einer kurzen Bewegungsanweisung einfach auszuführen. Schwieriger ist es da sicher, die inzwischen häufig computergesteuerten Geräte zu bedienen.

So einfach wie die Übungen für das Ausdauertraining sind, so einfach sind auch die Übungen für das Krafttraining. Auch hier handelt es sich um ganz alltägliche Bewegungen. Selbst die anspruchsvollsten Übungen, als die gemeinhin das Kreuzheben und die Kniebeuge gelten, sind Alltagsbewegungen. Worin unterscheidet sich schließlich das In-die-Hocke-gehen zuhause oder die Kniebeuge eines Patienten beim Arzt von der Kniebeuge eines Sportlers im Fitneßcenter, worin das Kreuzheben des Sportlers vom Heben einer Kiste Bier im Alltag? Im Prinzip ist jeder, der es sich zutraut, eine Kiste Bier aus dem Kofferraum seines Autos zu heben, in der Lage, jede der Kraftübungen in einem Fitneßcenter durchzuführen. Eines gilt es allerdings zu beachten: Führen Sie die Übungen nicht mit Schwung aus. Gewichte, die Sie mit der Kraft Ihrer Muskeln heben, müssen Sie auch mit der Kraft Ihrer Muskeln senken. Lassen Sie das Gewicht niemals der Kontrolle Ihres Muskels entgleiten. Ansonsten sind sämtliche Übungen, die Sie im Sportstudio ausführen, im Vergleich zu den Bewegungen des Alltags jedoch einfach und ihre korrekte Bewegungsausführung leicht und schnell zu erlernen.

Ausdauerübungen

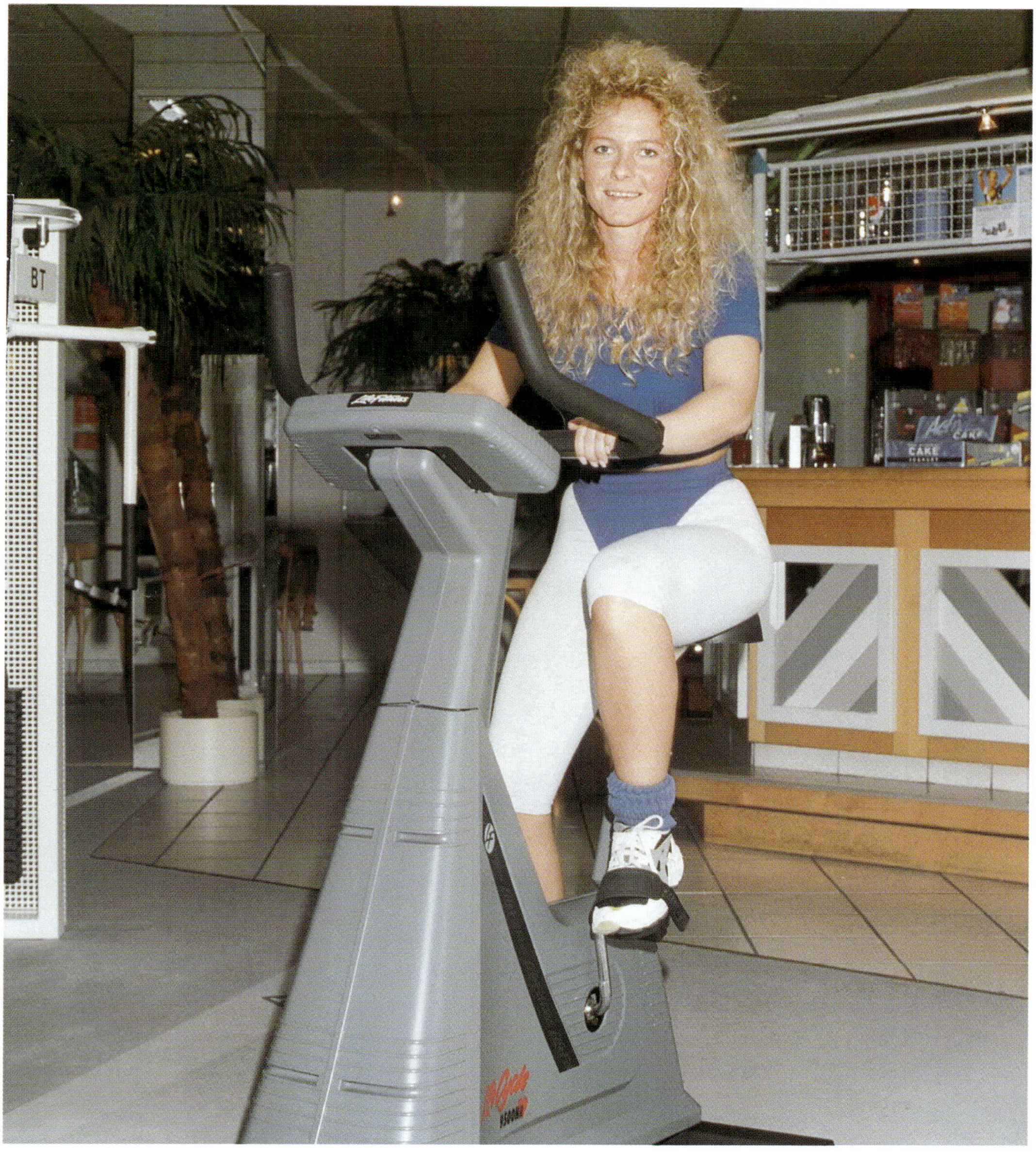

Bild 1: Fahrrad fahren auf dem Fahrradergometer

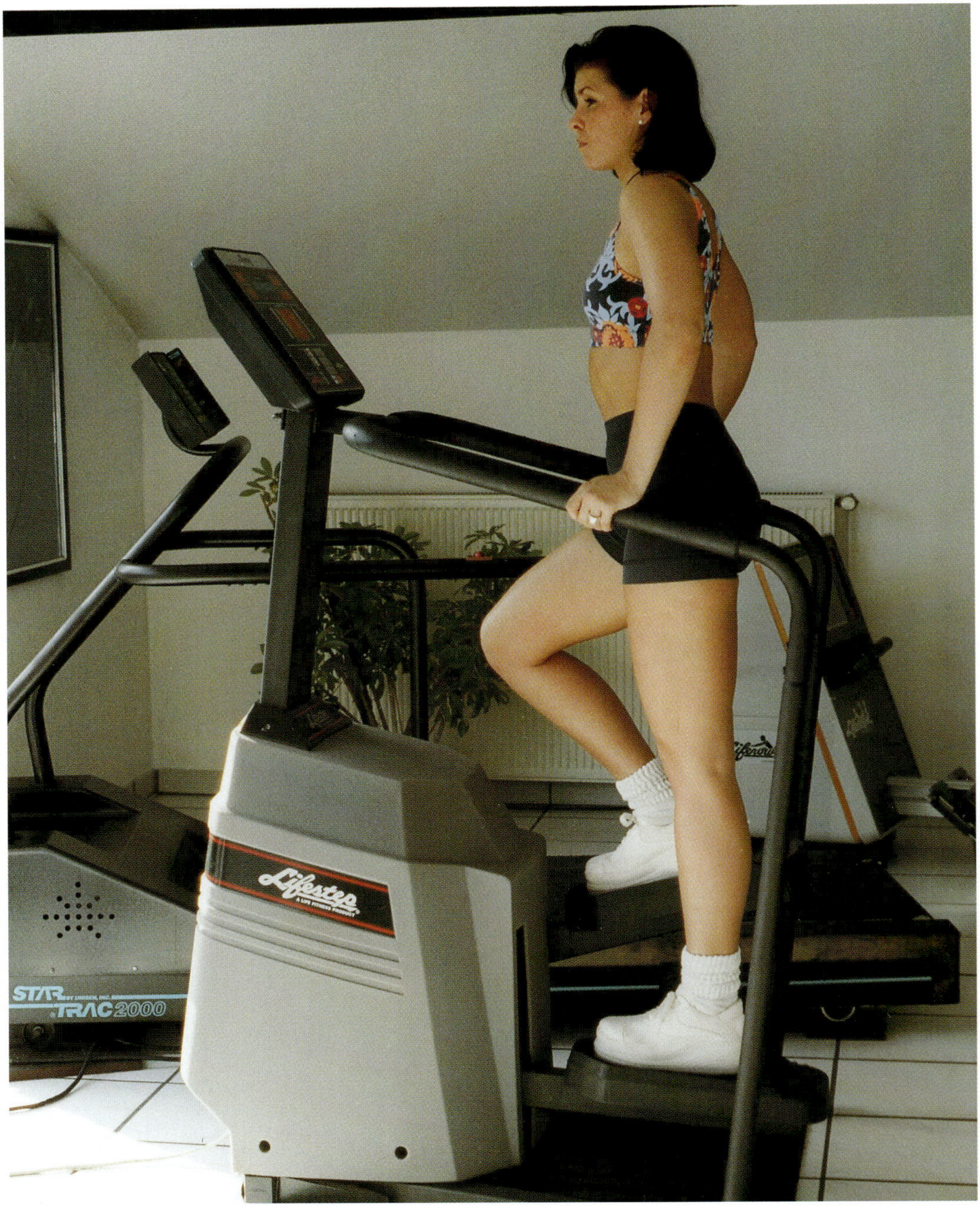

Bild 2: Treppen steigen auf dem Stepper

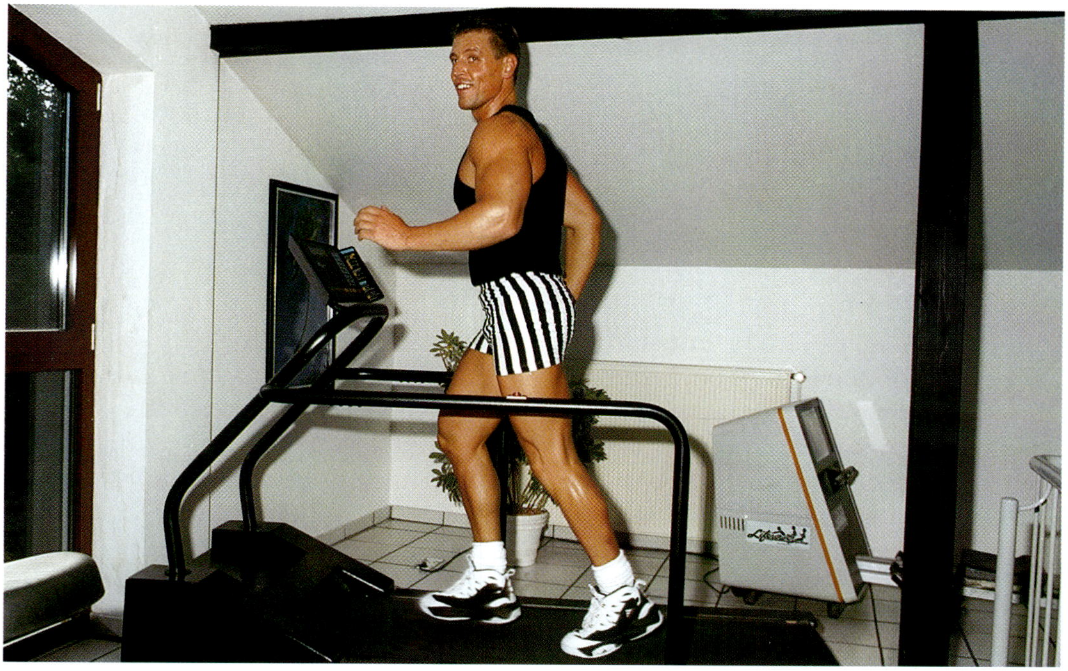

Bild 3: Laufen auf dem Laufband

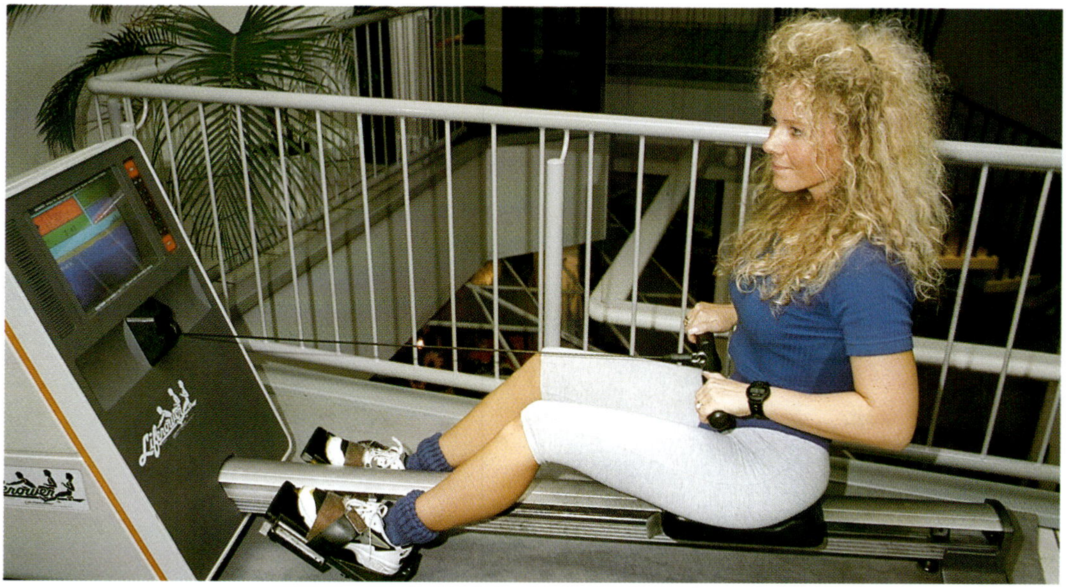

Bild 4: Rudern auf dem Rudergerät

Kraftübungen

Übungen für die Rumpfmuskulatur

Unter dem Begriff „Rumpfmuskulatur" fassen wir alle die Muskeln zusammen, mit denen wir den Rumpf bewegen. Das erforderliche Gelenksystem für die Bewegungen des Rumpfes ist die Wirbelsäule. Die Wirbelsäule können wir im wesentlichen beugen und strecken. Das Beugen erfolgt mittels der Bauchmuskulatur, das Strecken vollzieht der Muskel, der auch nach seiner Funktion benannt ist: der Rückenstrecker. Schauen wir uns also nachfolgend die Übungen an, mit denen wir unsere Rumpfmuskeln kräftigen können.

Bauchmuskelübungen

Bauchpressen (Crunches)

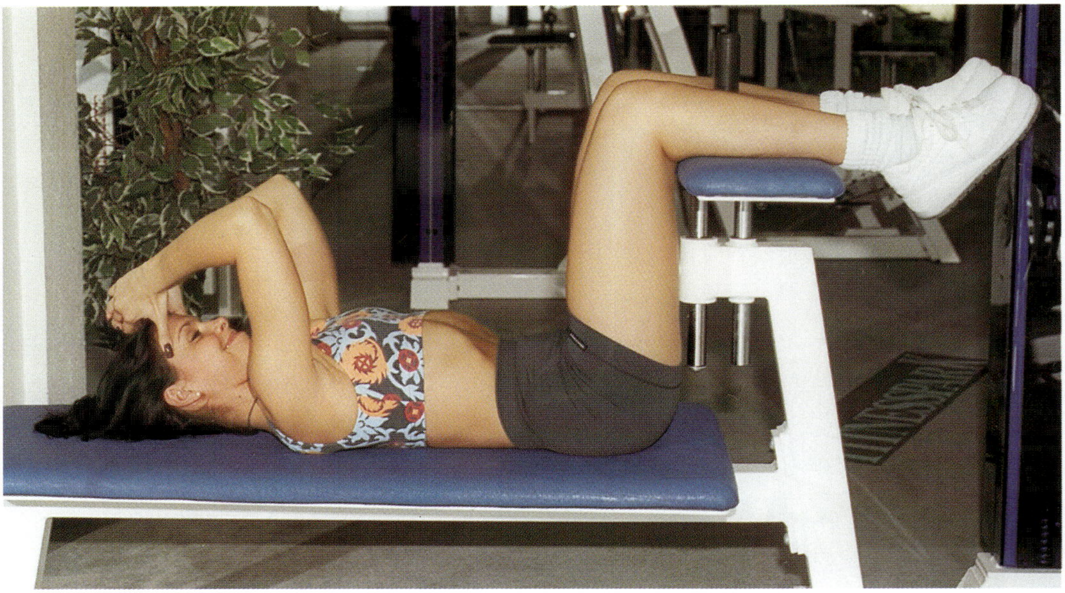

Bild 5a: Bauchpressen (Anfangsposition)

Das Bauchpressen stand schon immer im Schatten der beliebten „Situps". Völlig zu Unrecht, denn das Bauchpressen ist die wohl effektivste Übung für die Bauchmuskulatur überhaupt – und dazu unkompliziert in der Durchführung. Legen Sie sich auf den Rücken und Ihre Unterschenkel auf eine Bank. Dort liegen sie frei auf. Kein Festklemmen der Beine und auch kein Festhalten durch einen Partner! Es ist bei den „Crunches" nicht erforderlich, den gesamten Oberkörper aufzurichten. Damit würde der Hüftbeuger in die Bewegung einbezogen und insbesondere der untere Anteil der Bauchmuskulatur entlastet. Heben Sie lediglich den Schultergürtel vom Boden ab, und bewegen Sie Ihren Kopf zum Becken. Auf diese Weise trainieren Sie Ihren Bauchmuskel völlig isoliert.

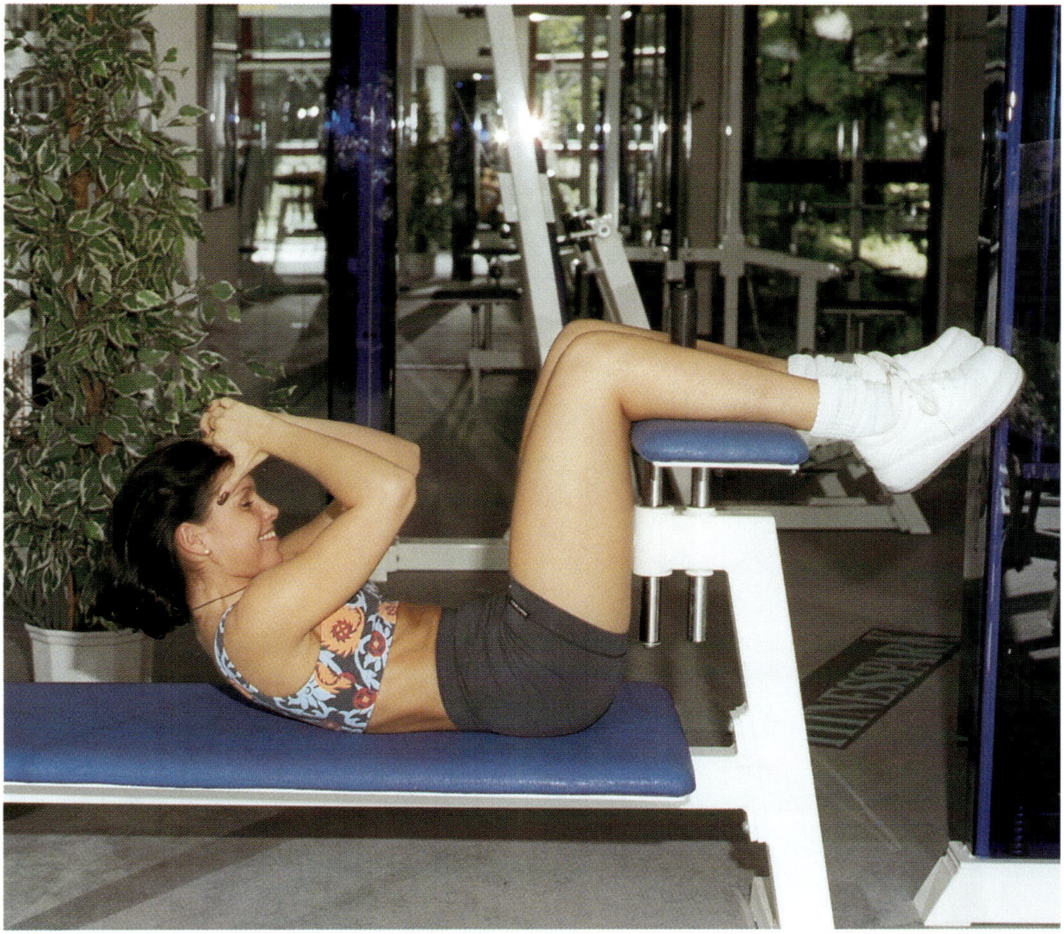

Bild 5b: Bauchpressen (Endposition)

Oberkörper aufrichten (Situps)

Das „Oberkörper aufrichten an der Schrägbank", auch „Situps" genannt, ist wohl die populärste Bauchmuskelübung im Fitneßcenter, aber deshalb nicht auch unbedingt die beste. Die vornehmliche Bewegungsfunktion der Bauchmuskulatur ist die Beugung der Wirbelsäule. Im Stand unterstützt sie außerdem die aufrechte Haltung des Beckens. Das bedeutet andererseits natürlich auch, daß eine zu schlaffe Bauchmuskulatur das Becken nach vorne abkippen läßt (siehe Zeichnung unten links). Die Folge wäre ein Hohlkreuz. Demnach ist ein sinnvoll aufgebautes Bauchmuskeltraining ganz sicher ein geeignetes Mittel, der Entstehung eines Hohlkreuzes vorzubeugen beziehungsweise ein bereits bestehendes Hohlkreuz zu beseitigen. Dummerweise ist jedoch das Aufrichten des Oberkörpers mit fixierten Beinen (Situps) eine Bewegung, die vorwiegend im Hüftgelenk stattfindet. Der dabei hauptsächlich arbeitende Muskel ist der Hüftbeuger, auch Iliopsoas genannt, der bei Personen mit einem Hohlkreuz bereits verkürzt ist. Ein zusätzliches Training dieses starken Muskels wäre für Personen mit einem Hohlkreuz nicht sonderlich nützlich. Sollte bei Ihnen also bereits ein Hohlkreuz vorliegen, wäre das Bauchpressen sicher die geeignetere Alternative.

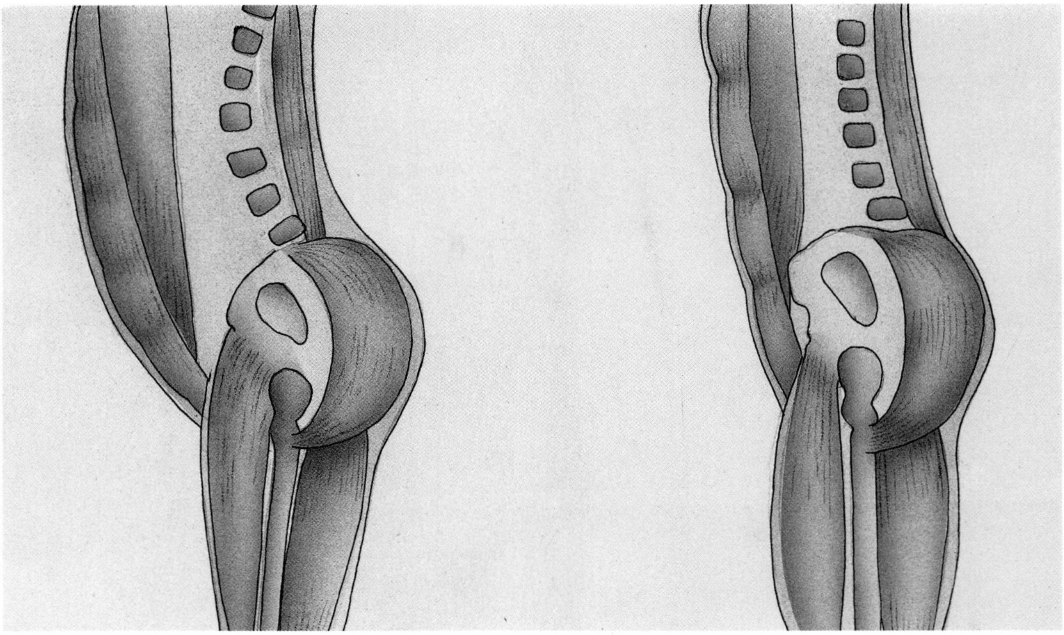

Abb. 1: Hüftbeuger und Bauchmuskulatur

Ungeübte Personen gehen darüber hinaus in der Einleitung der Aufwärtsbewegung häufig ruckartig ins Hohlkreuz, um durch die dabei auftretende Vordehnung der Bauchmuskeln Kraft zu gewinnen. Diese Bewegung stellt ein Verletzungsrisiko dar. „Situps“ sind deshalb eher eine Übung für Fortgeschrittene.

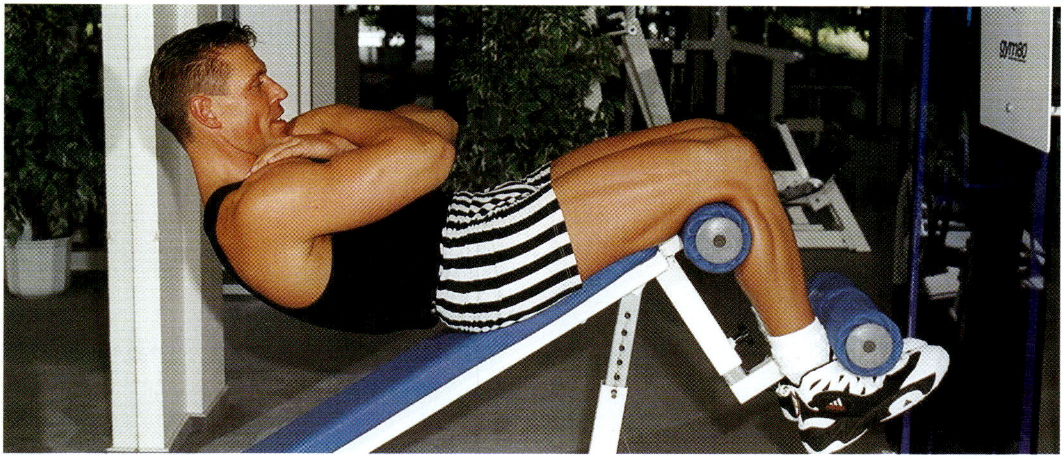

Bild 6a: Situps (Anfangsposition)

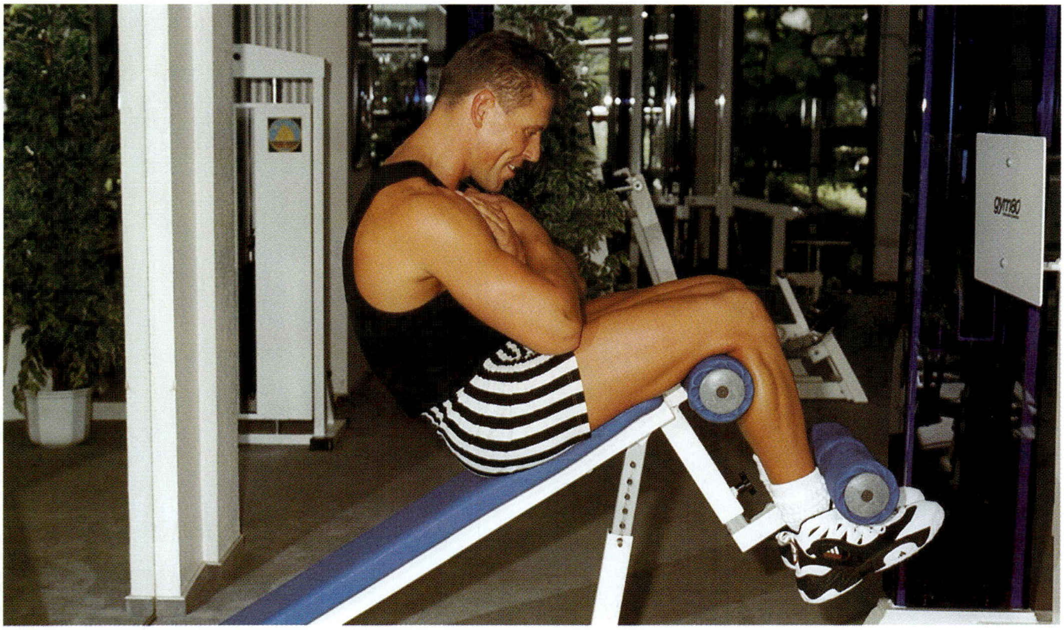

Bild 6b: Situps (Endposition)

Beineheben

Das Beineheben belastet noch intensiver den unteren Anteil Ihrer Bauchmuskulatur. Gerade bei dieser Übung muß noch einmal betont werden, daß es sich nicht um eine Schwungübung, sondern um eine Kraftübung handelt. Die Bewegung erfolgt deshalb langsam und gleichmäßig. Trainiertere Sportler können auch die gestreckten Beine heben und senken.

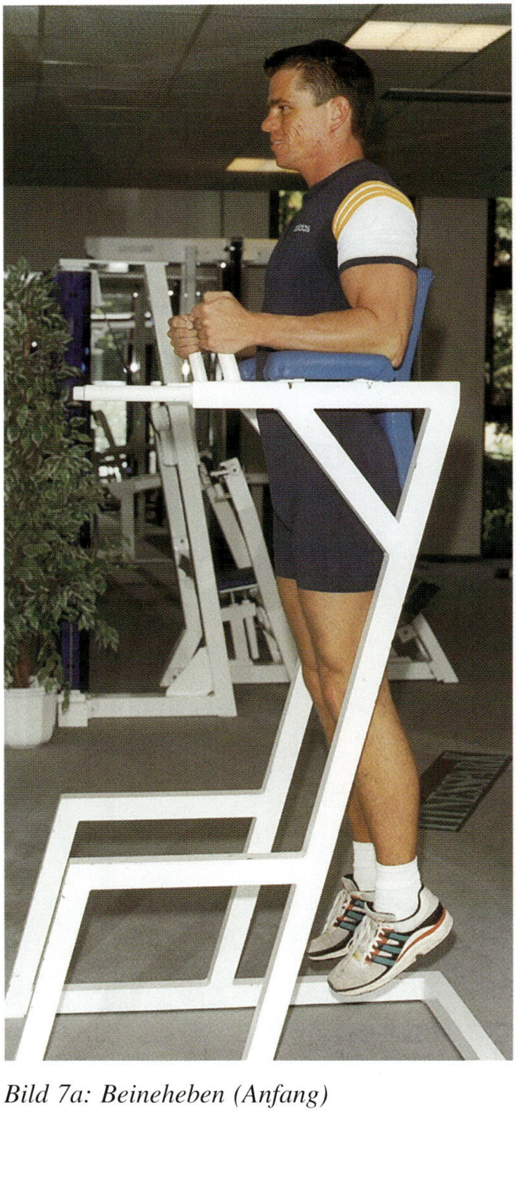

Bild 7a: Beineheben (Anfang)

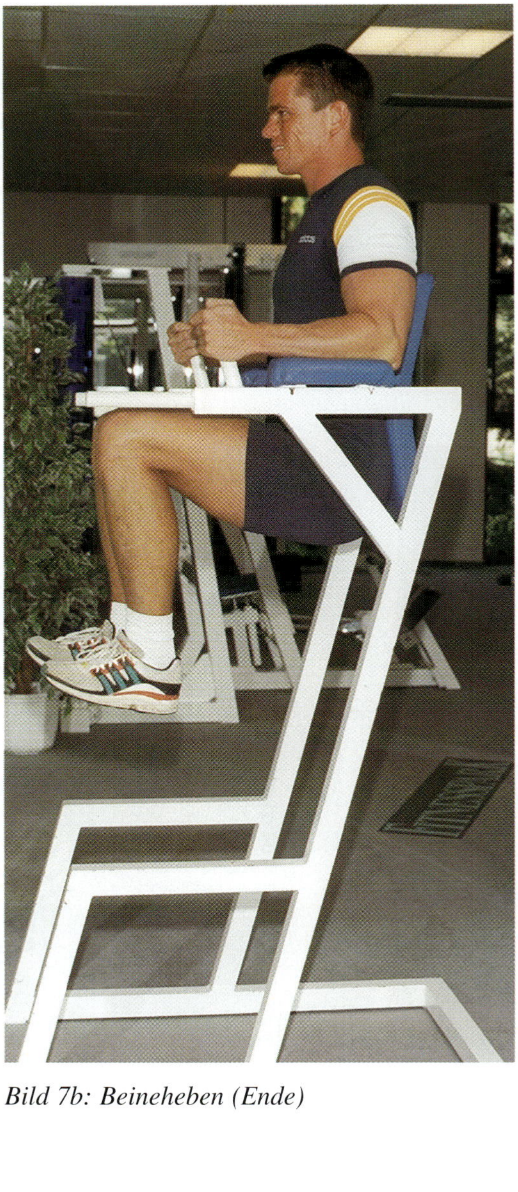

Bild 7b: Beineheben (Ende)

Seitbeugen

Das „Seitbeugen" dient der Kräftigung der seitlichen Bauchmuskulatur. Der Bewegungsspielraum ist dabei gering. Ein Seitbeugen über 30 Grad hinaus deutet in der Regel auf eine unkorrekte Bewegungsausführung hin. Zur Entwicklung einer starken Rumpfmuskulatur sollten Sie auf das „Seitbeugen" nicht verzichten. Sie werden durch die Kräftigung dieses Muskels übrigens nicht breiter in der Taille, wie häufig befürchtet wird, sondern aufgrund des Gürteleffektes der seitlichen Bauchmuskulatur sogar eher schlanker.

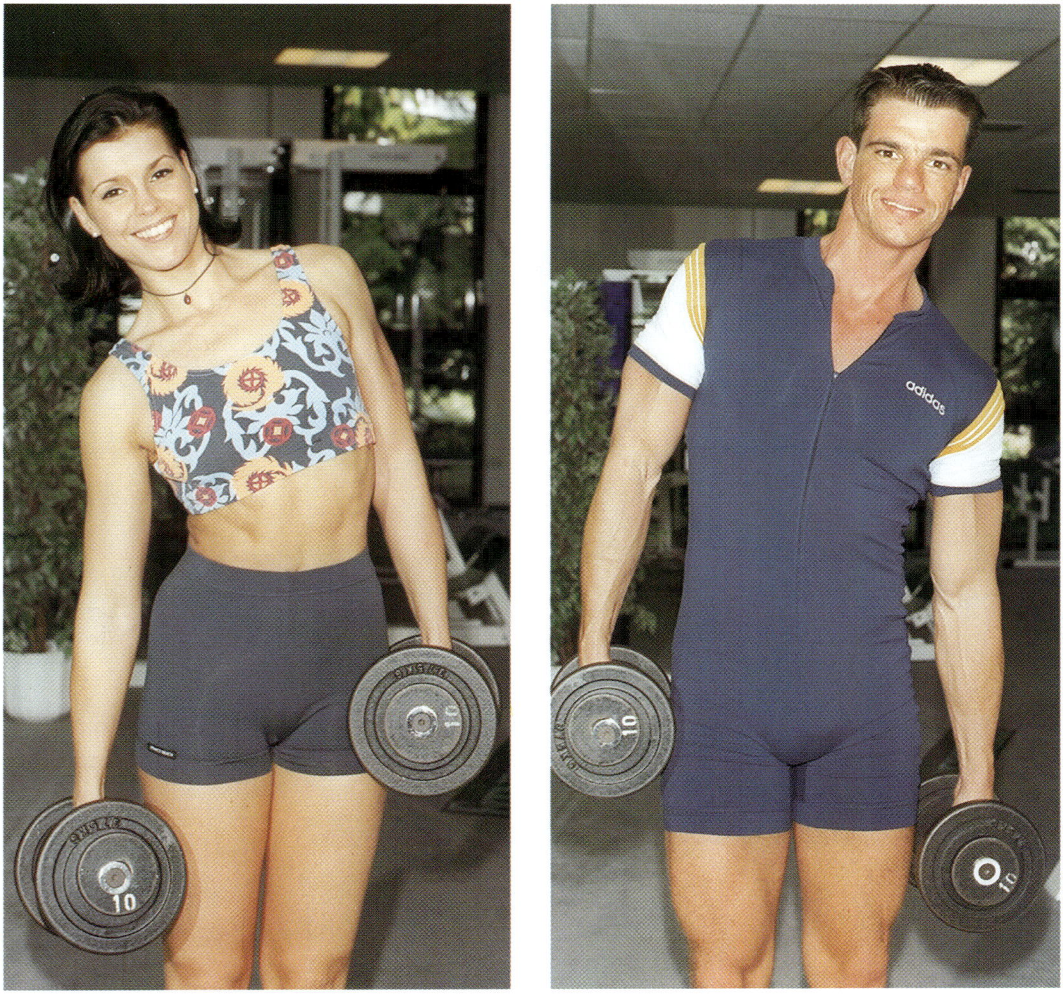

Bild 8a + b: Seitbeugen stehend

Rumpfdrehen

Die Übung „Rumpfdrehen" wird wie das Beineheben häufig mit Schwung ausgeführt. Das ist nicht ungefährlich. Sie sollten wissen, daß kleine Wirbelgelenke die seitliche Verwringung Ihrer Wirbelsäule begrenzen. Diese Gelenke sind recht empfindlich und sollten durch ein gar zu schwungvolles „Rumpfdrehen" nicht überstrapaziert werden. Der kräftigende Aspekt dieser Übung ist darüber hinaus zu vernachlässigen. Die Übung „Bauchpressen" mit einer leichten Rotationsbewegung ausgeführt, erfüllt diese Aufgabe sicher besser.

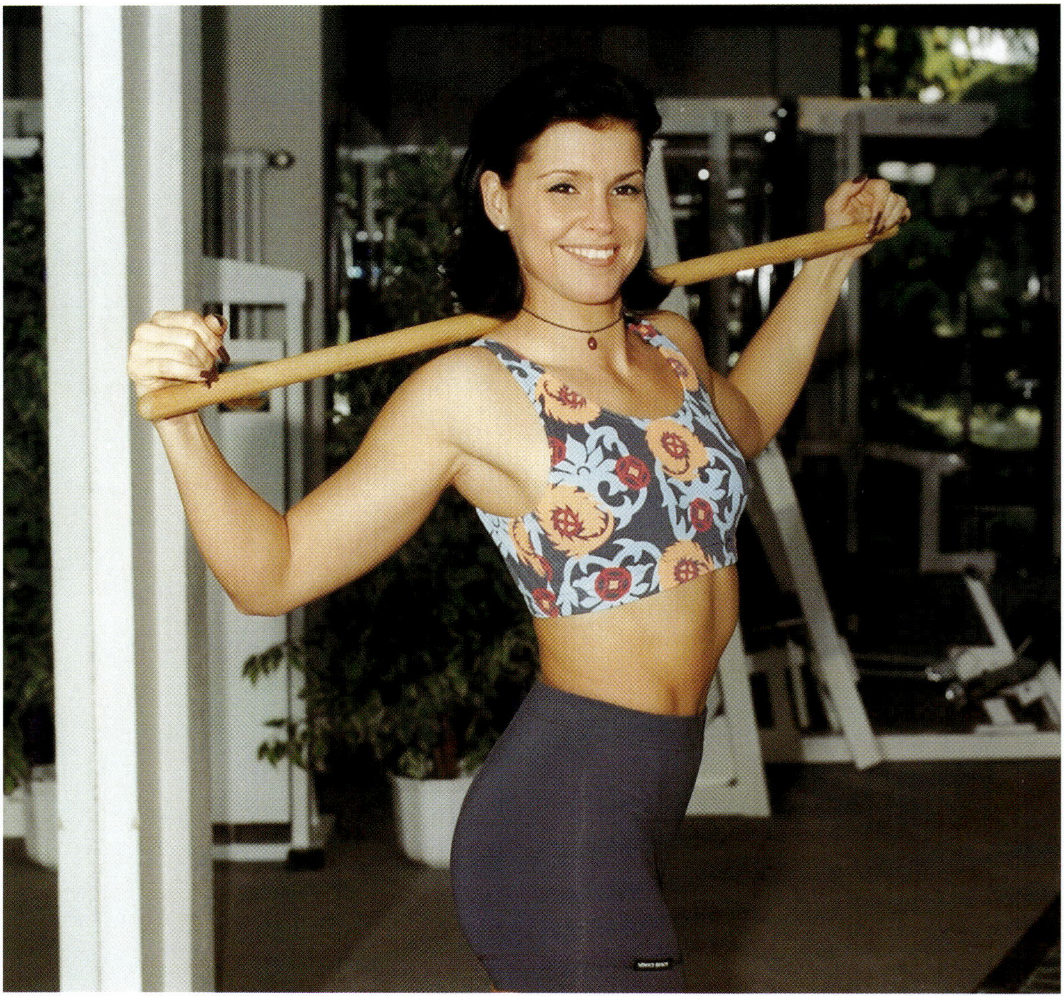

Bild 9: Rumpfdrehen

Übungen für den Rückenstrecker

Rückenstrecken (Hyperextensions)

Für die Kräftigung des unteren Rückens sollte der gesamte Beckengürtel auf der Unterstützungsfläche aufliegen, da sonst der Gesäßmuskel und die hintere Beinmuskulatur in die Bewegung einbezogen werden. Für eine Entwicklung nicht nur des Rückenstreckers, sondern auch der tieferliegenden Muskeln, die die einzelnen Wirbel umspannen und zusammenhalten, sollten Sie die Bewegung mit einem „Katzenbuckel“ beginnen (siehe Foto unten). Rollen Sie nun den Oberkörper langsam und gleichmäßig auf bis in die Streckung.

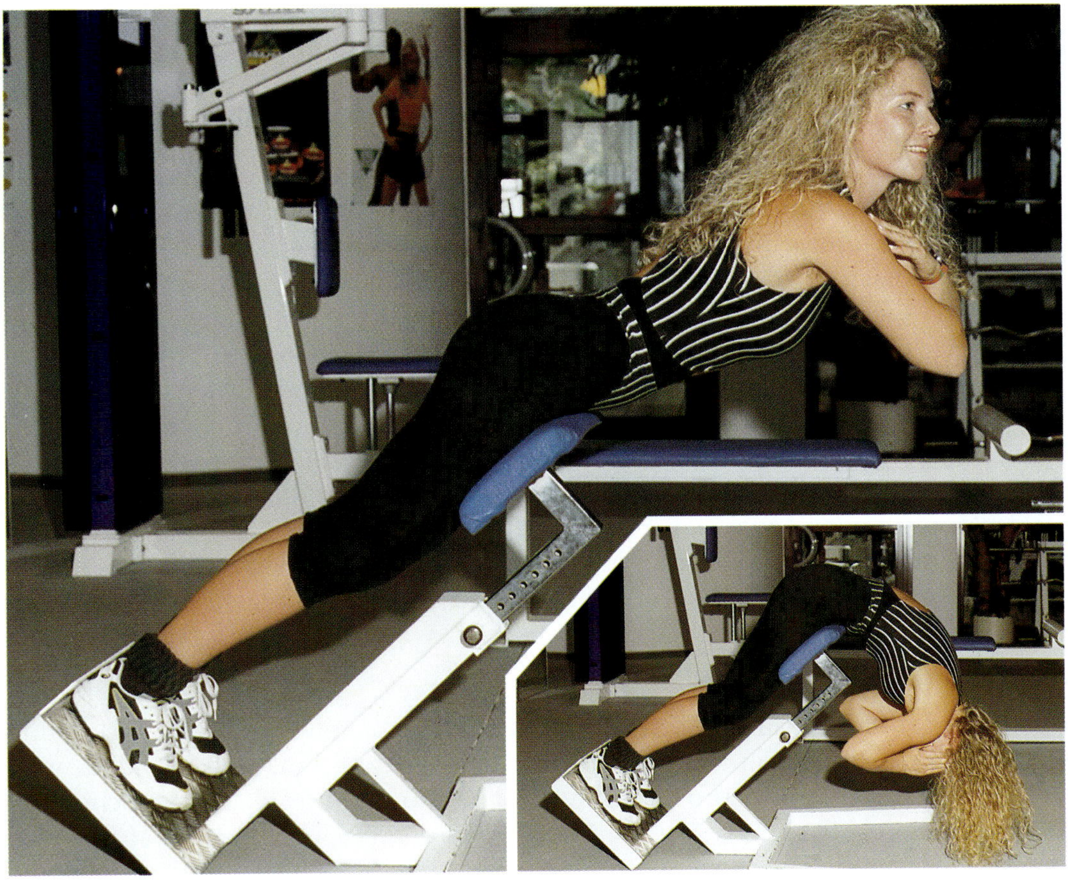

Kleines Bild 10a: Backextensions (Anfangsposition) *Bild 10b: Backextensions (Endposition)*

Kreuzheben mit rundem Rücken

Das Kreuzheben mit rundem Rücken ist eine riskante Übung. Jede Selbstüberschätzung kann zu Verletzungen führen. Trotzdem möchte ich sie hier vorstellen, da es nicht zuletzt gerade die gefährlichsten Übungen sind, die, richtig dosiert eingesetzt, die Schwachstellen des Körpers kräftigen und schützen, vergleichbar mit einer Schutzimpfung. Auch hier werden gefährliche Erreger in kleinen Dosen verabreicht, so daß der Organismus über die Entwicklung seines Abwehrsystems der Gefahr vorbeugen kann. Ähnlich sollte die Kräftigung der Rückenmuskulatur als Anpassung an das „Kreuzheben mit rundem Rücken" verstanden werden. Sie heben bei dieser Übung ein Gewicht genauso, wie Sie es eigentlich nicht tun sollten: mit rundem Rücken. Damit entwickeln Sie insbesondere die Muskulatur, die Sie bei unerwarteten Belastungen im Alltag vor Verletzungen schützen soll. Führen Sie das „Kreuzheben mit rundem Rücken" jedoch niemals bis zur völligen Ermüdung durch, und wählen Sie ein Gewicht, wenn überhaupt eins nötig sein sollte, das Ihren Kraftfähigkeiten angemessen ist. Erfühlen Sie, wie Ihnen diese Übung bekommt, und stimmen Sie daraufhin Ihre Belastung ab.

Bei der Übung „Kreuzheben mit rundem Rücken" gehen die Meinungen in der Sportwissenschaft und der Medizin auseinander. Viele Sportwissenschaftler und Orthopäden lehnen ein Heben mit rundem Rücken generell ab. Hin und wieder hat es den Anschein, als solle im Training möglichst jede Beugung der Wirbelsäule vermieden werden. Im Alltag jedoch sind unphysiologische Haltungen und Bewegungen häufig unvermeidlich, denn wer hebt Ihnen schon die Kiste Bier aus dem Auto, wenn Sie es nicht selbst tun? – Die Beugung des Rückens im Training unterbinden zu wollen hieße, dem Fitneßsportler die letzte Möglichkeit zu nehmen, seinen Körper auf die zumeist unvermeidlichen Belastungen des Alltags vorzubereiten. Häufig empfohlene Übungen, die bei geradem Rücken eine Kräftigung der entsprechenden Muskulatur versprechen, stellen ausnahmslos statische Belastungsformen dar, die zwar im krankengymnastischen Bereich durchaus sinnvoll sind, deren Effekt auf höherem Trainingsniveau jedoch zu vernachlässigen ist. Hier müssen für weitere Anpassungen dynamische Bewegungen folgen. Aber wie, ohne den Rücken zu beugen?

Noch vor gar nicht so langer Zeit wurde Herzinfarktpatienten Ruhe zur Schonung ihres Herzens empfohlen. Heute wissen wir, daß diese Empfehlung falsch war. Nur richtig dosierte Belastungen führen zur Kräftigung und damit zur Schonung des Herzens (vgl. Kapitel „Sport ist Mord"). Wird von Sportwissenschaftlern und Medizinern nun mit dem Versuch, die Wirbelsäule zu entlasten und zu schonen, der gleiche Fehler begangen? Sicher ist, daß die Empfehlung „Halten Sie den Rükken gerade!" – kurzfristig gesehen – nur schwer angreifbar ist. „Beugen Sie Ihren Rücken" dagegen heißt Mut zum Risiko. Ebenso, wie jegliche Ausdauerbelastung eines Herzinfarktpatienten des Mutes bedarf. In diesem Zusammenhang stellt sich auch die Frage, ob es im Hinblick auf die Belastung der Wirbelsäule vertretbar ist, Joggen zu empfehlen – von anderen Sportarten wie Turnen, Turmspringen und vielen Ballspielen ganz abgesehen –, „Kreuzheben mit rundem Rücken" als Kräftigungsübung jedoch abzulehnen. Ist das eine richtige Einschätzung von Belastung und Überlastung? In der Wissenschaft sollte dieses Thema noch diskutiert werden. Vertrauen Sie derweil auf die praktische Erfahrung vieler Fitneßsportler, die wissen, daß sie eine zweistündige Autofahrt, acht Stunden Haareschneiden oder einen Tag am Computer – denn das ist Überlastung – mit einer gut trainierten Rumpfmuskulatur besser überstehen.

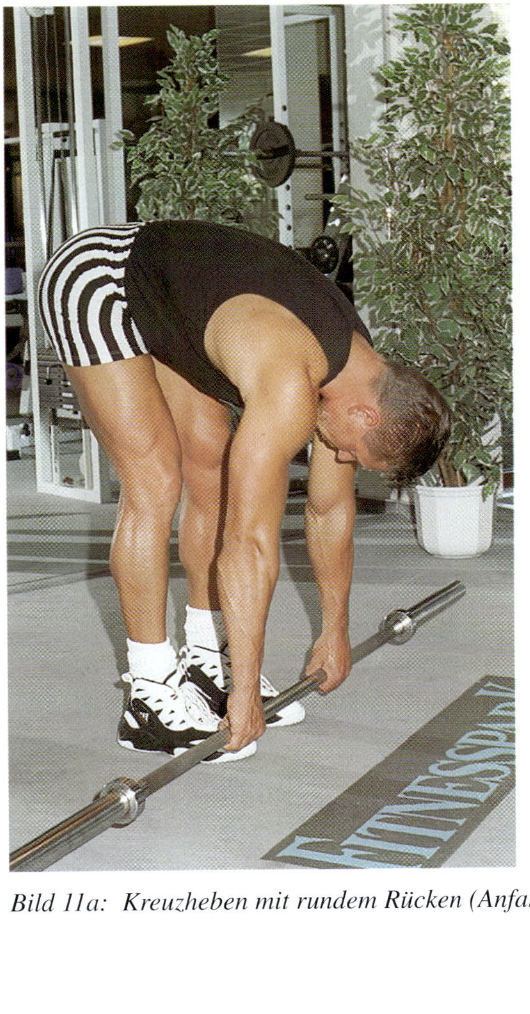

Bild 11a: Kreuzheben mit rundem Rücken (Anfang)

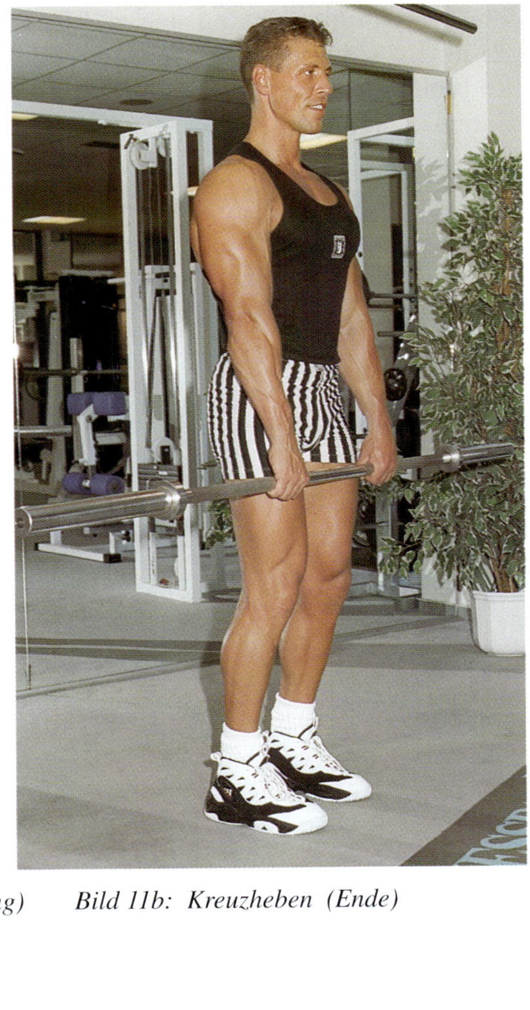

Bild 11b: Kreuzheben (Ende)

Eingelenkige Übungen

Aufgrund ihrer stabilisierenden Funktion kommt der Rumpfmuskulatur eine besondere Bedeutung zu. Deshalb werden beim Erlernen im Sportstudio die entsprechenden Rumpfmuskelübungen zumeist vorangestellt. Dem Prinzip *Vom Einfachen zum Komplexen* folgend, ist es sinnvoll, im Anschluß an die Rumpfmuskelübungen die einfachen eingelenkigen Übungen zu erlernen. Die eingelenkigen Übungen sind deshalb so einfach zu erlernen, weil man bei ihrer Ausführung nur ein Gelenk (eventuell Paarweise) bewegt.

Die eingelenkigen Übungen für die Brustmuskulatur

Die Brustmuskulatur bewegt die Arme im Schultergelenk nach vorn. Die entsprechenden Übungen lassen sich an Maschinen und freien Hanteln durchführen. Die „Butterfly"-Maschine beispielsweise (siehe Fotos unten) erfreut sich überall großer Beliebtheit, weil sie besonders einfach und sicher zu handhaben ist. Darüber hinaus gestattet sie ein intensives und isoliertes Training des Brustmuskels.

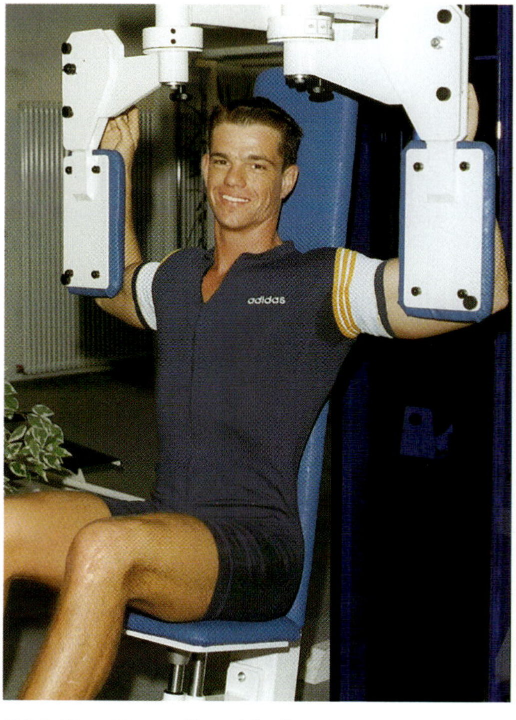

Bild 12a: Butterflyes (Anfang)

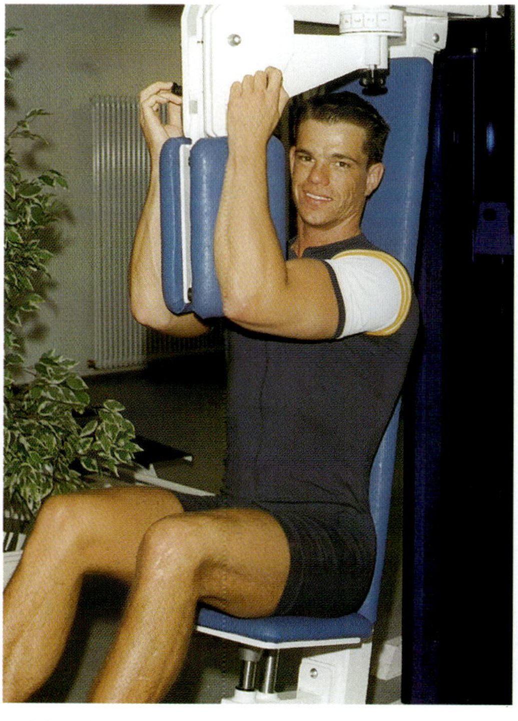

Bild 12b: Butterflyes (Ende)

Seitheben liegend

Die Übung „Seitheben liegend" wird auch „Fliegende Bewegungen" oder „Flyes" genannt. Sie ist die Alternative zur Butterfly an der freien Hantel. Allerdings fehlt in der Endposition die Belastung, da das Gewicht hier von den Knochen der Arme geragen wird. Sollten Sie jedoch nach dem Prinzip der Vorermüdung (siehe Kapitel „Trainingsprinzipien") trainieren, ist das Seitheben als vorgeschaltete Übung zum Bankdrücken besonders interessant, weil Sie den Brustmuskel trainieren können, ohne den Armstrecker zu ermüden. Auf diese Weise kehren Sie das Kräfteverhältnis innerhalb der Muskelkette Brust, Schultern, Trizeps um und ermöglichen mit Hilfe des frischen Armstreckers im Anschluß an das Seitheben ein noch intensiveres Brustmuskeltraining. Führen Sie die Übung dabei mit einer leichten Beuge in den Ellbogengelenken aus.

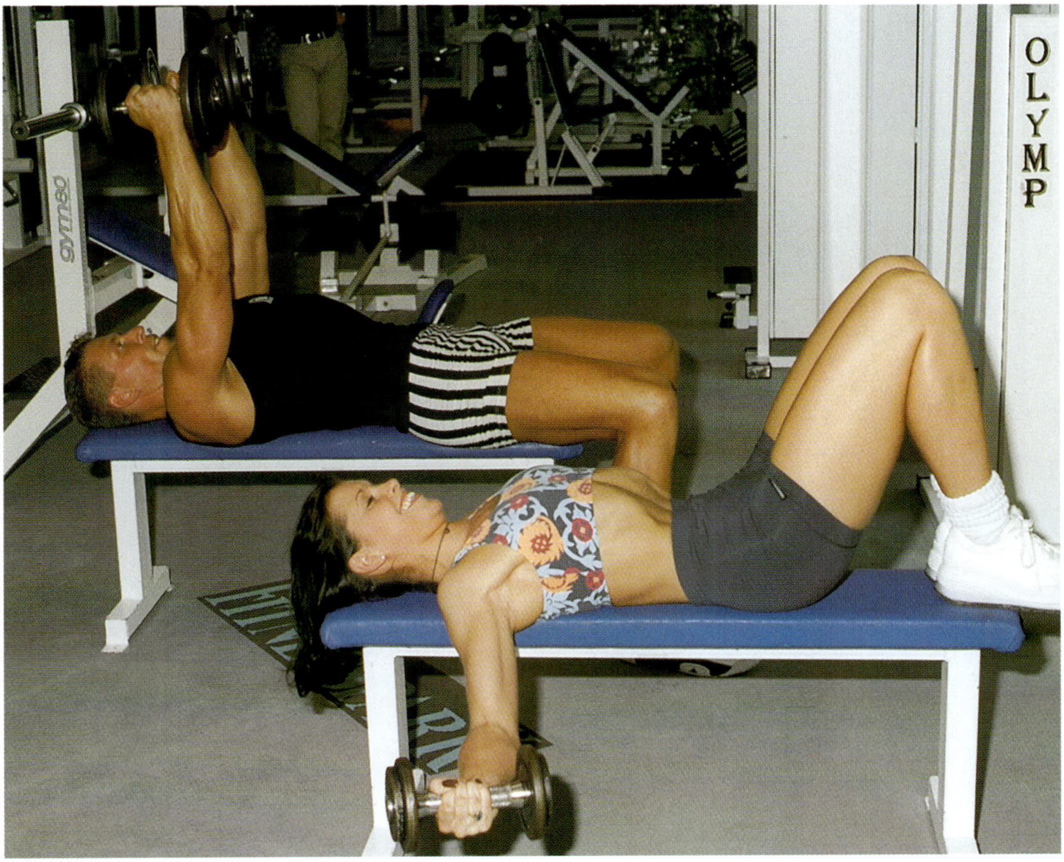

Bild 13: Seitheben liegend („Fliegende")

Kabelziehen

Das „Kabelziehen" bietet dem Seitheben liegend gegenüber den Vorteil, daß der Brustmuskel auch in der Endphase der Bewegung angespannt ist, während die freien Hanteln in dieser Position hauptsächlich von den Knochen der Arme getragen werden und deshalb die Belastung fehlt.

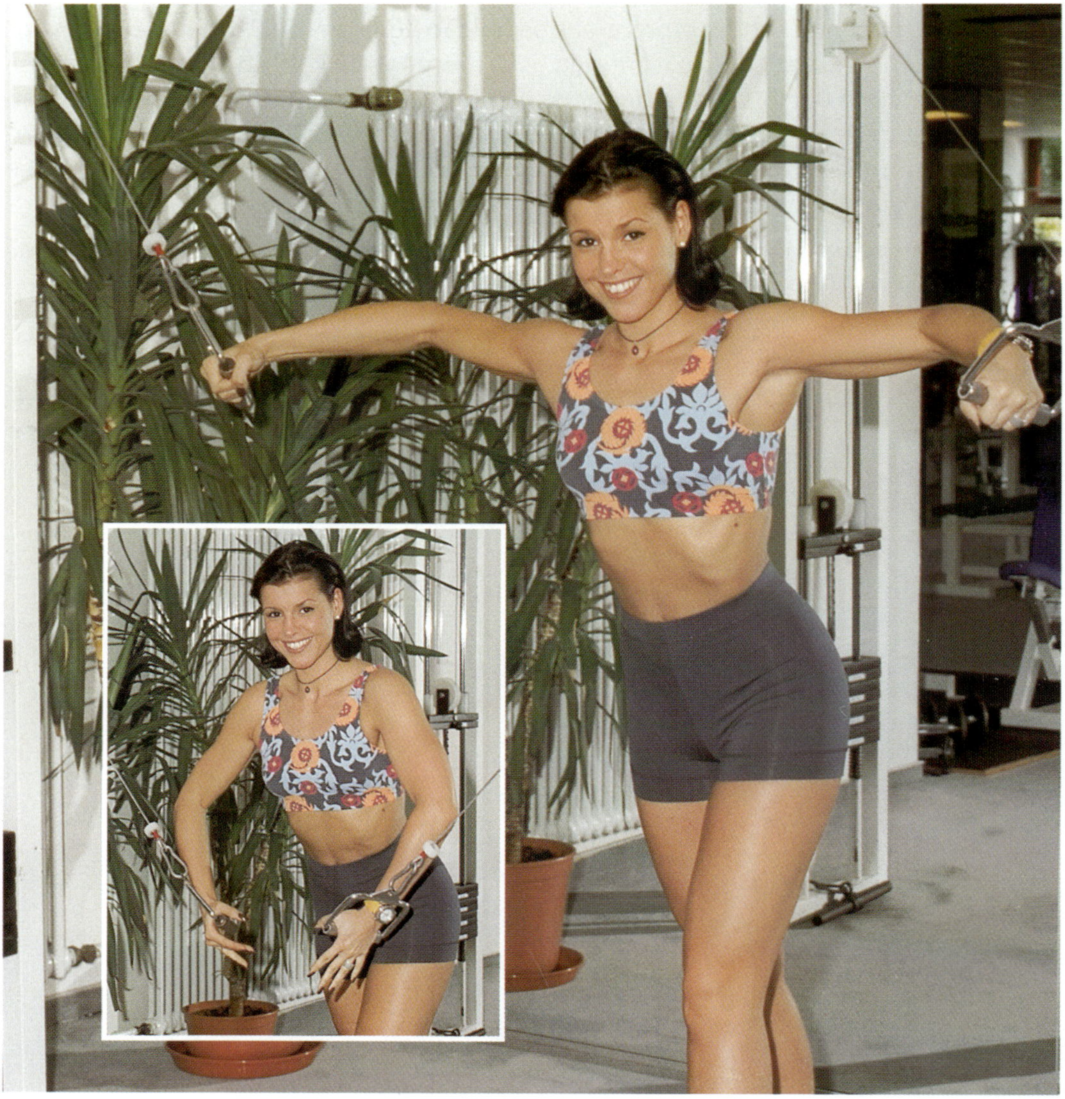

Großes Bild 14a: Kabelziehen (Anfang) *Kleines Bild 14b: Kabelziehen (Ende)*

Die eingelenkigen Übungen für die Schultermuskulatur

Mit der Schultermuskulatur heben wir die Arme im Schultergelenk. Auch hierfür finden Sie im Sportstudio Möglichkeiten an freien Hanteln und Maschinen. Die folgende Abbildung zeigt das Kabelziehen. Dabei ist die volle Kontraktion erreicht, wenn sich die Arme in der Waagrechten befinden.

Kabelziehen

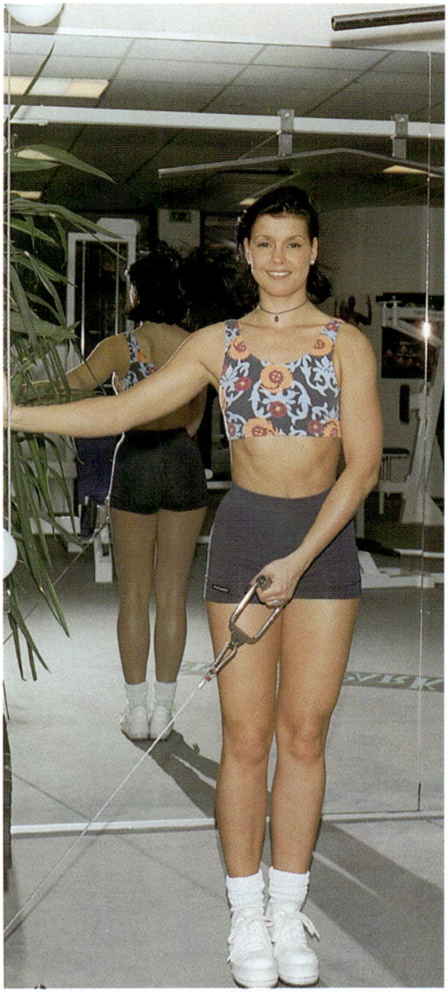

Bild 15a: Kabelziehen (Anfang)

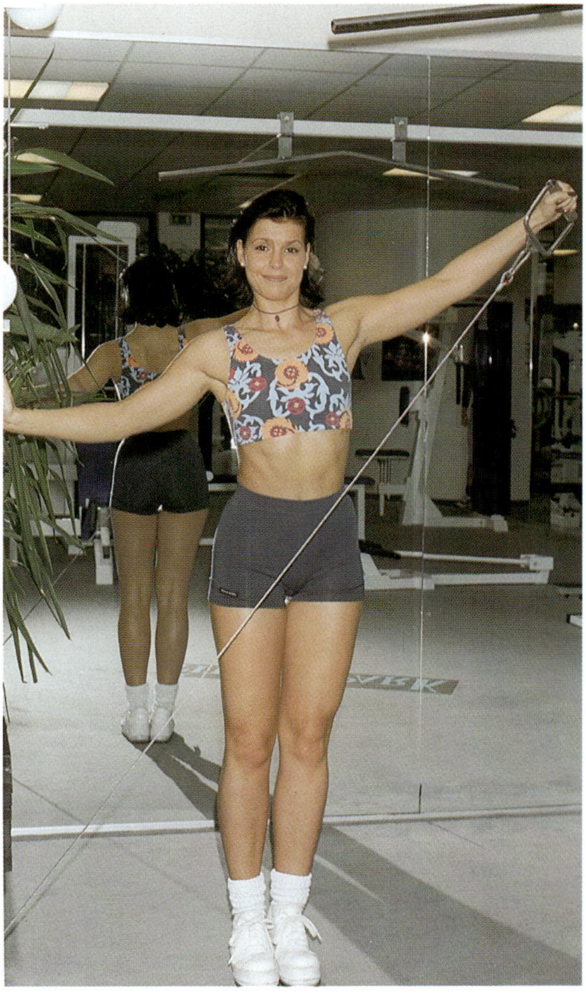

Bild 15b: Kabelziehen (Ende)

Seitheben an der Maschine und Seitheben mit Kurzhanteln

Weitere Varianten des Kabelziehens sind das Seitheben an der Maschine sowie das Seitheben mit Kurzhanteln.

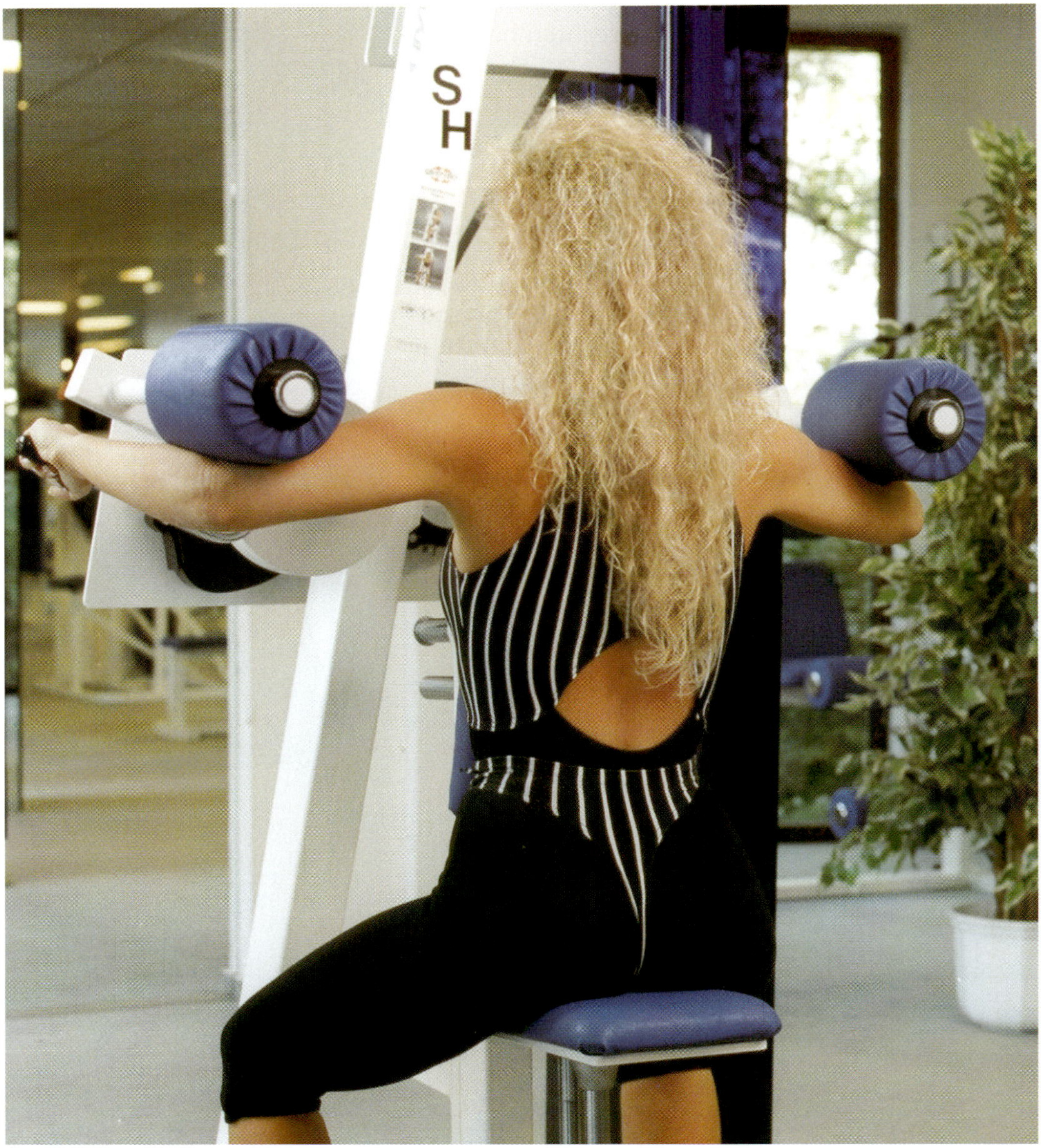

Bild 16: Seitheben an der Maschine (Endposition)

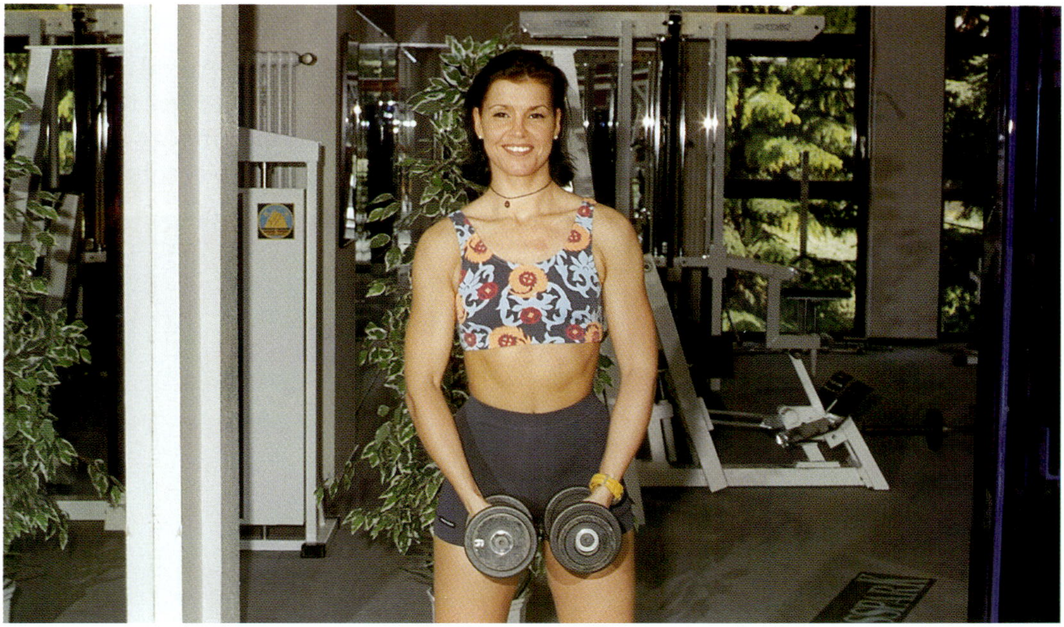

Bild 17a: Seitheben mit Kurzhanteln (Anfang)

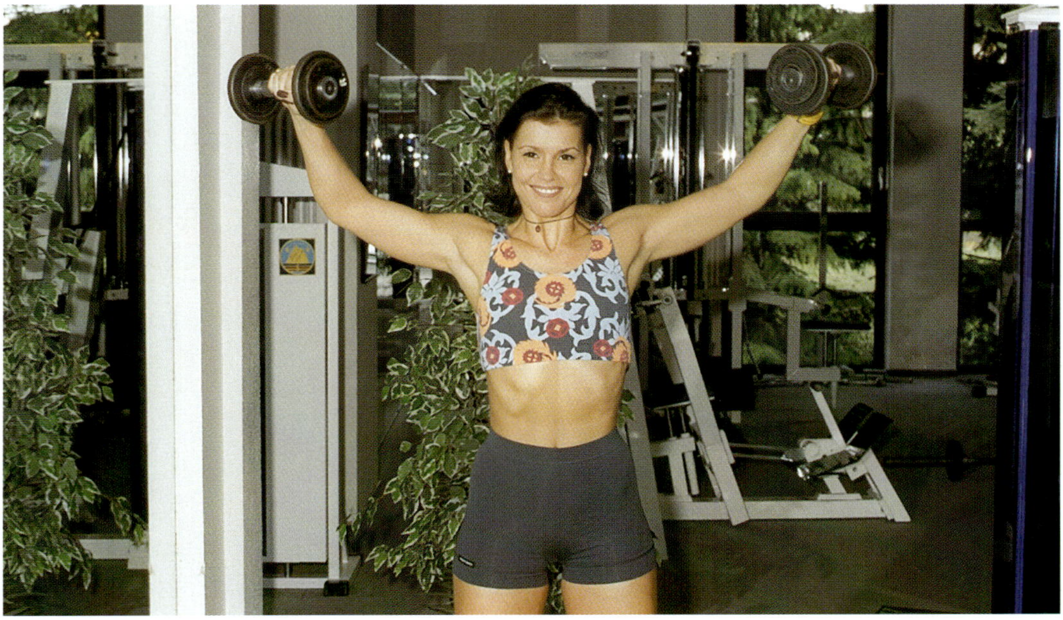

Bild 17b: Seitheben mit Kurzhanteln (Ende)

Frontheben und Kabelziehen

Mit der Übung „Frontheben" kräftigen Sie vor allem den vorderen Anteil des Schultermuskels und den oberen Brustmuskel. Heben Sie das Gewicht über die Waagrechte, werden auch der Serratus und Trapezius in die Bewegung einbezogen. Auch diese Übung ist alternativ am Kabelzug durchführbar (siehe Foto rechts).

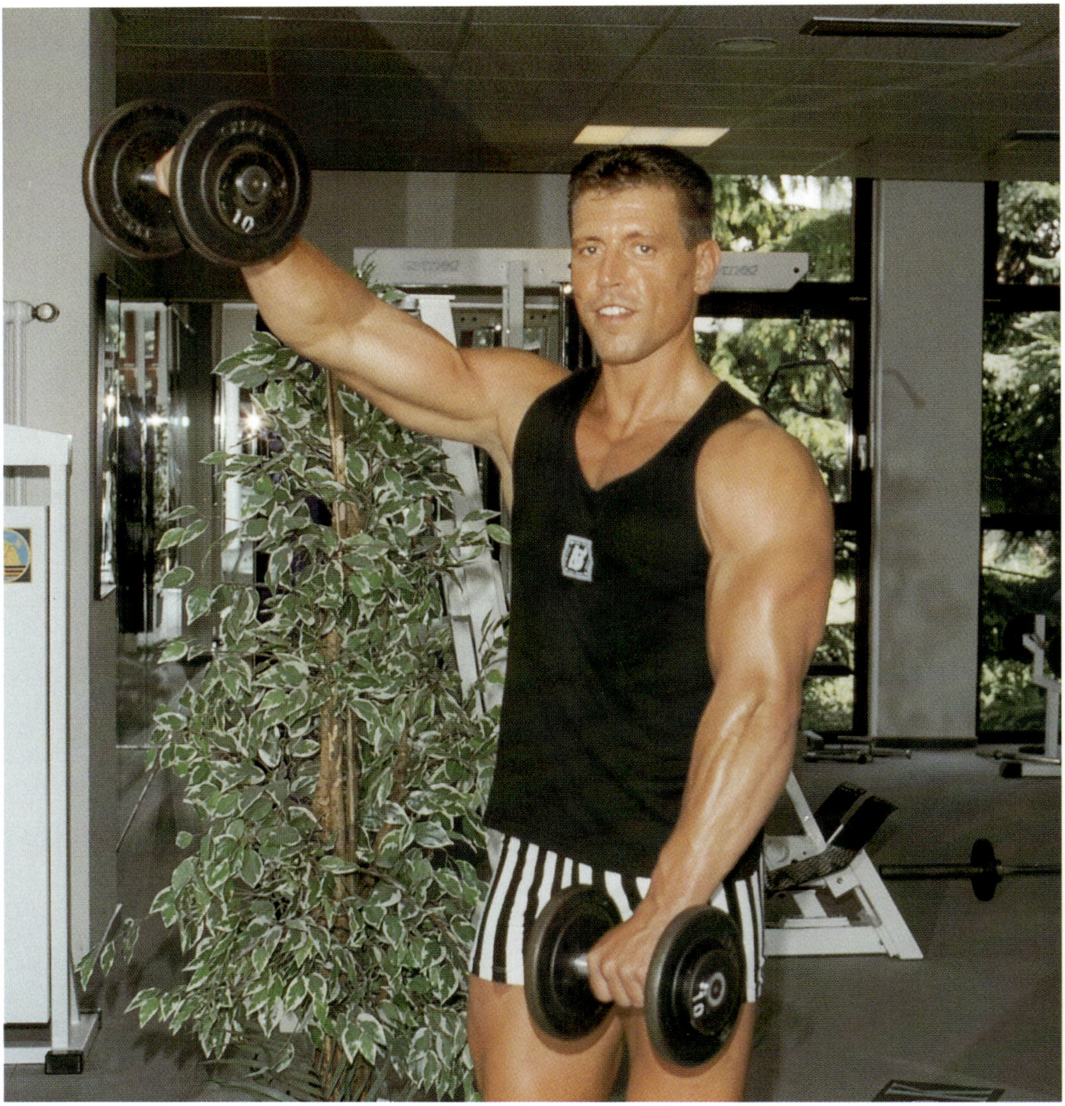

Bild 18: Frontheben mit Kurzhanteln

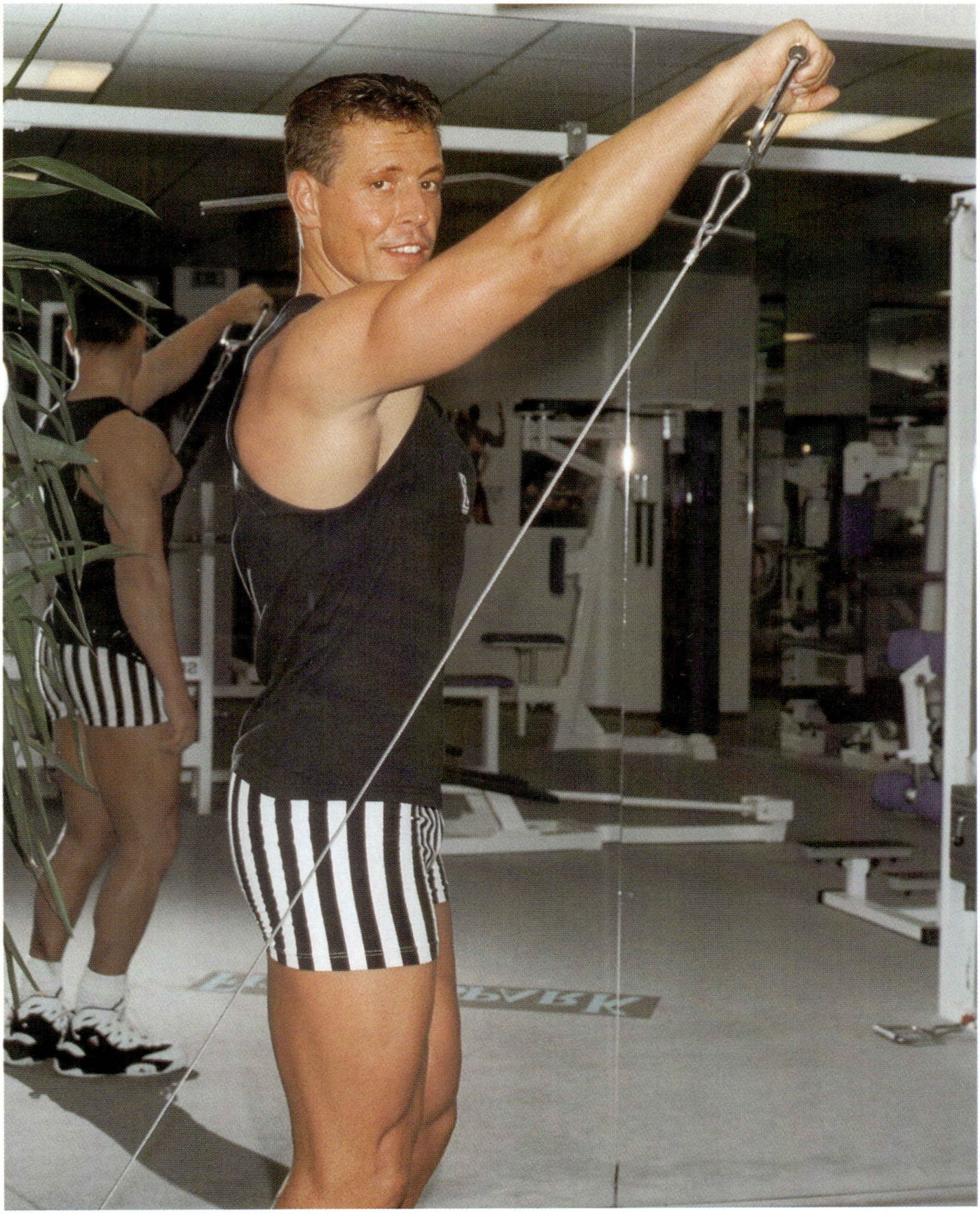

Bild 19: Kabelziehen (Endposition)

Die eingelenkigen Übungen für den Rücken

Unsere obere Rückenmuskulatur, also die Muskeln, die wir besonders benötigen, um einen Rundrücken zu vermeiden, trainieren wir vor allem, wenn wir den Arm im Schultergelenk nach hinten führen. Dafür eignen sich die sogenannten Butterflyes rückwärts. In Ermangelung eines speziellen Gerätes setzen Sie sich umgekehrt auf die Butterfly-Maschine.

Butterflyes rückwärts (Reverse butterflyes)

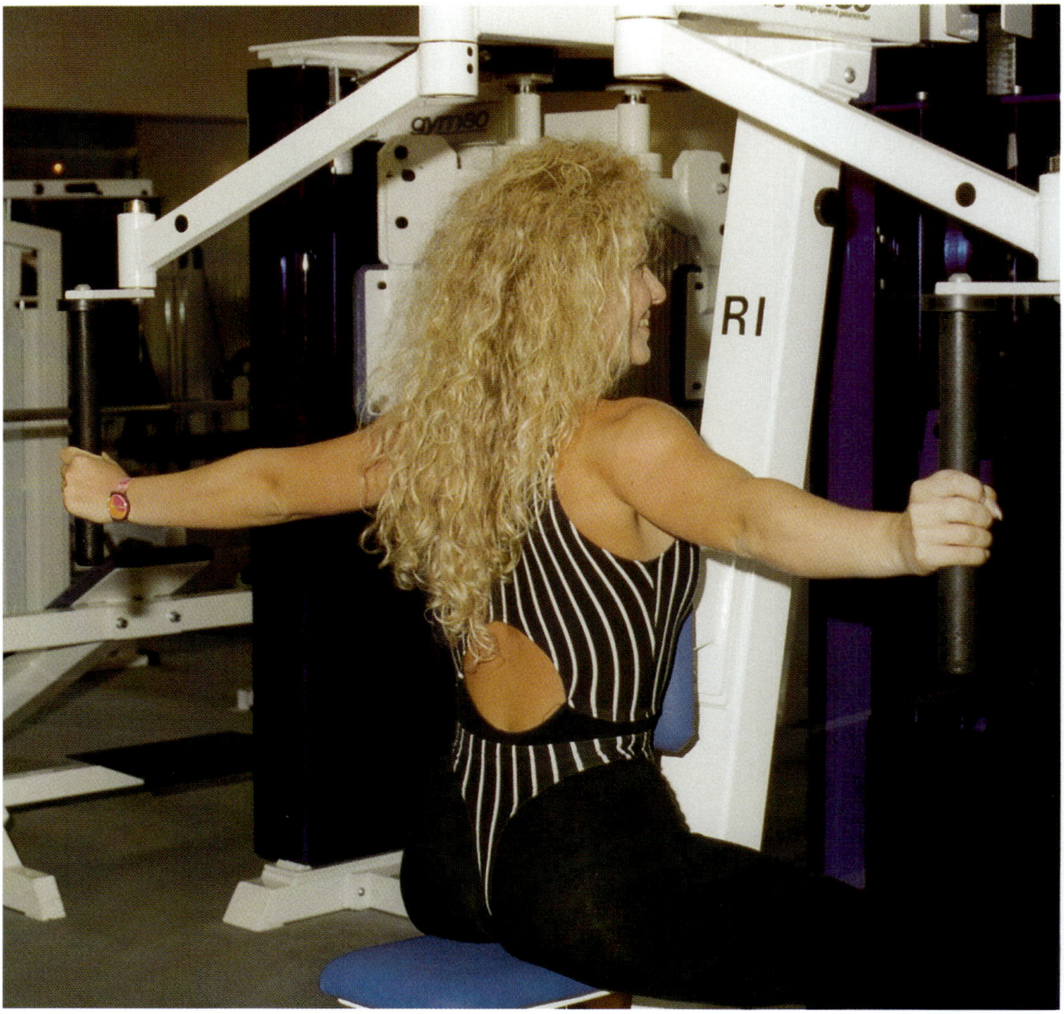

Bild 20: Butterflyes rückwärts (Ende)

Schulterheben

Das „Schulterheben" trainiert in erster Linie den oberen Anteil des Trapezius. Die Bewegung findet in den Schlüsselbeingelenken statt und ist denkbar einfach. Ziehen Sie die Schultern hoch, so als wollten Sie sagen: „Ich weiß es nicht!". Ihre Arme bleiben bei dieser Übung passiv. Sie halten lediglich das Gewicht. Lassen Sie sich von Ihrem Trapezmuskel den Kopf nicht in den Nacken ziehen, sondern halten Sie ihn gerade. Andernfalls ist der weitere Bewegungsablauf eingeschränkt. Sie können sich die Kopfhaltung erleichtern, indem Sie mit den Augen einen Punkt fixieren, der direkt vor Ihnen liegt.

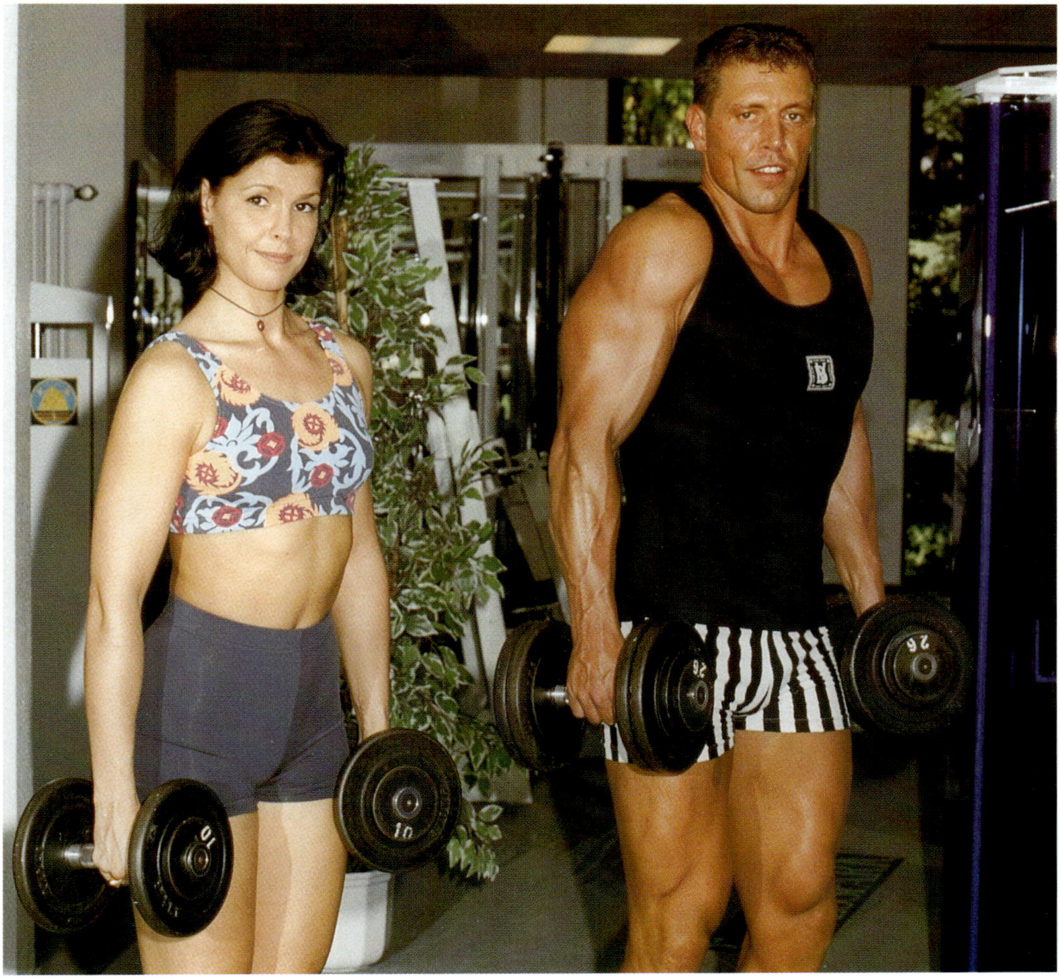

Bild 21: Schulterheben (Anja Anfangsposition und Joachim Endposition)

Die eingelenkigen Übungen für die Beinmuskulatur

Übungen, bei denen wir das Knie strecken, trainieren die vordere Oberschenkelmuskulatur. Übungen, bei denen wir das Knie beugen, trainieren die hintere Oberschenkelmuskulatur. Übungen, bei denen wir das Bein im Hüftgelenk abspreizen, trainieren die Oberschenkelmuskulatur auf der Außenseite (Abduktoren). Ein Zusammenführen der Knie trainiert die Oberschenkelmuskulatur auf der Innenseite (Adduktoren).

Beinstrecken

„Beinstrecken" erlaubt die größtmögliche Isolation des Beinstreckers (Quadrizeps). Besonders vorteilhaft ist dieses Gerät, wenn aufgrund einer Rückenverletzung andere Beinübungen ausscheiden.

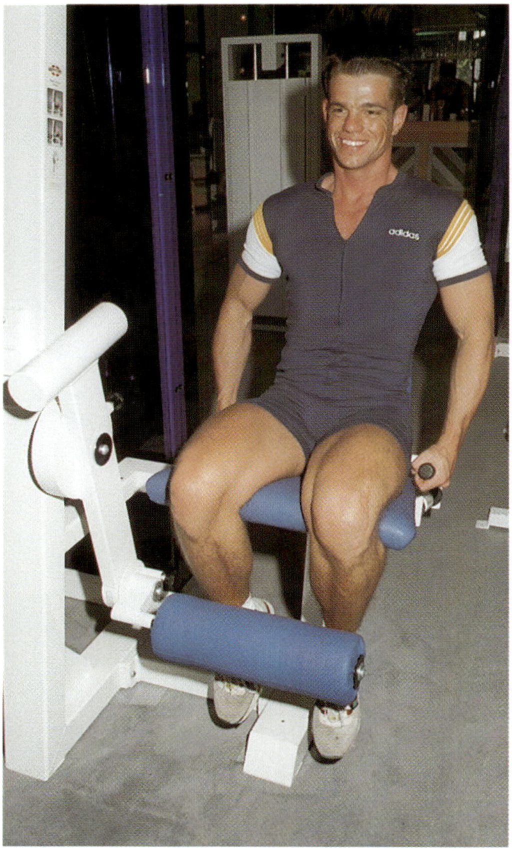

Bild 22a: Beinstrecken (Anfang)

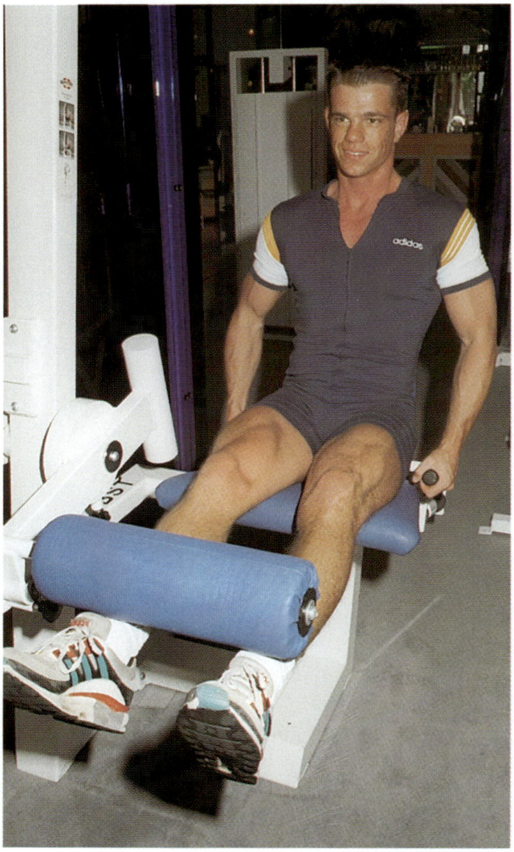

Bild 22b: Beinstrecken (Ende)

Beinbeugen (Beincurls)

Für das Beinbeugen können Sie zwischen der liegenden, der stehenden und der sitzenden Variante wählen, falls Ihr Sportstudio alle Möglichkeiten anbieten sollte. Vermeiden Sie bei der liegenden Variante (siehe Foto unten) ein Anheben des Gesäßes, da diese Bewegung mit einer Überstreckung der Wirbelsäule verbunden ist. Die Konzeption neuerer Trainingsgeräte trägt diesem Umstand bereits Rechnung. Der Winkel in der Auflagefläche dient der Entlastung Ihres Rückens. Die sitzende Variante zeigt das Foto auf der nächsten Seite.

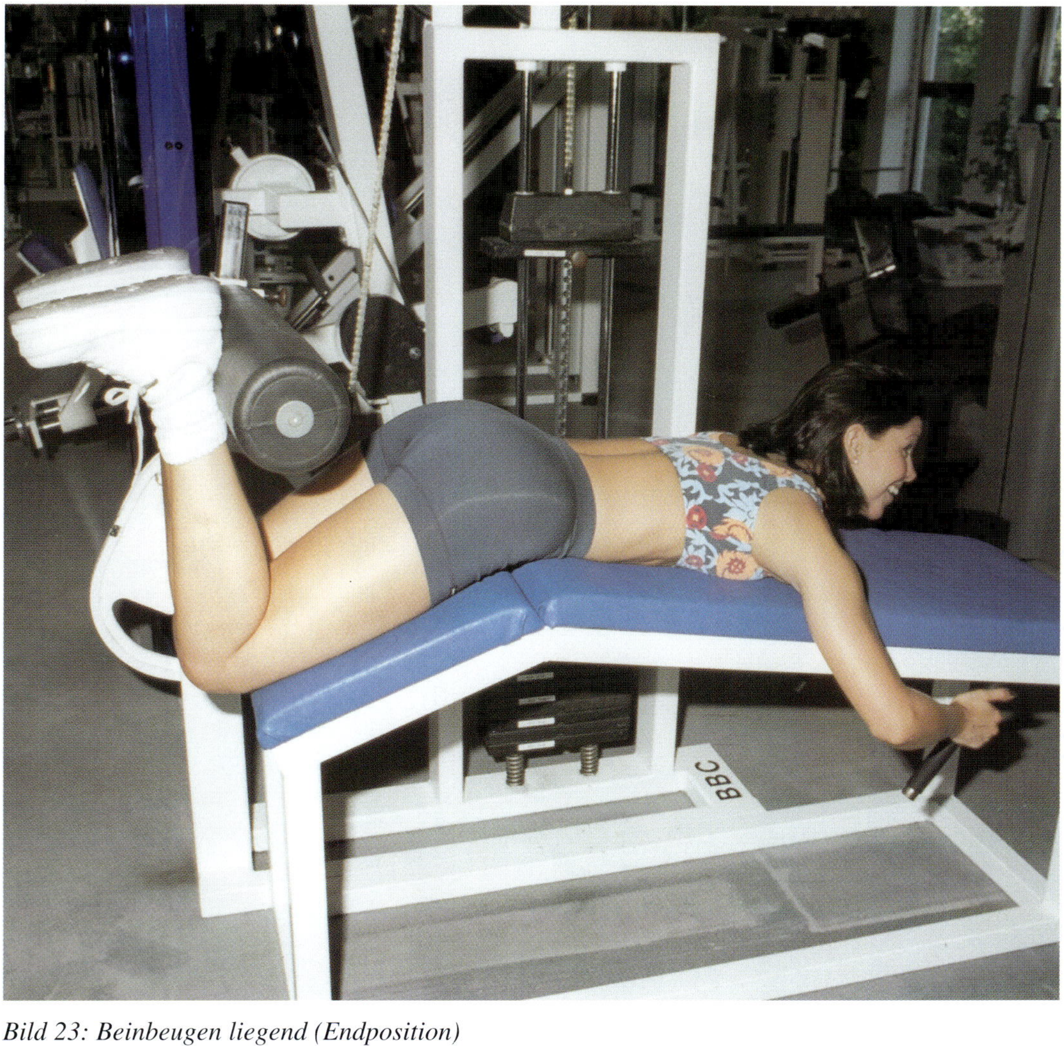

Bild 23: Beinbeugen liegend (Endposition)

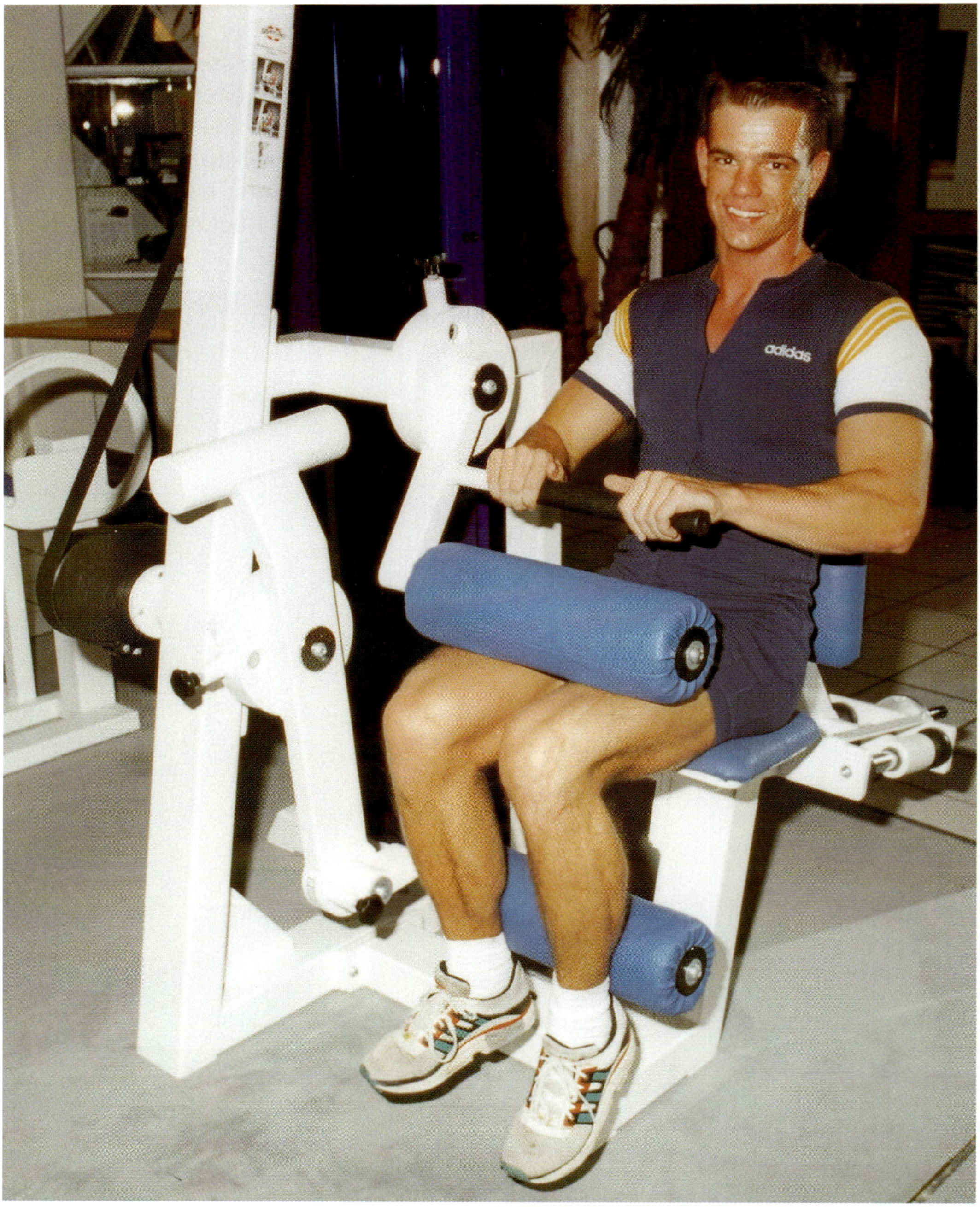

Bild 24: Beinbeugen sitzend (Endposition)

Abduktoren/Adduktoren

Dem Abduktoren-/Adduktoren-Training wurde eigentlich erst Beachtung geschenkt, seit die Frauen die Fitneßcenter erobert haben. Während früher nur die Möglichkeit bestand, Übungen für das äußere und innere Bein mit Hilfe von Kabelzügen und Gewichtsschuhen durchzuführen, ist die Industrie inzwischen der großen Nachfrage von seiten der Damen mit speziellen Trainingsmaschinen nachgekommen. Sie werden aber lange und geduldig warten müssen, bevor Sie einmal einen Mann an diesen Geräten trainieren sehen. Schließlich sind das spezielle „Damen-Trainingsgeräte“. Natürlich ist das genauso lächerlich wie die Behauptung, Krafttraining sei Männersache. Zu einem umfassenden Beintraining gehört auch die Entwicklung der Abduktoren und Adduktoren, gleichgültig, ob es sich um ein „Herren-“ oder ein „Damenbein“ handelt. Hohe Gewichte sind bei diesen Übungen jedoch nicht erforderlich. Vermeiden Sie außerdem ruckartige Bewegungen, da insbesondere der Gracilis-Muskel (siehe Zeichnung „Die Muskeln des Menschen“ auf Seite 30 bis 31) verletzt werden könnte.

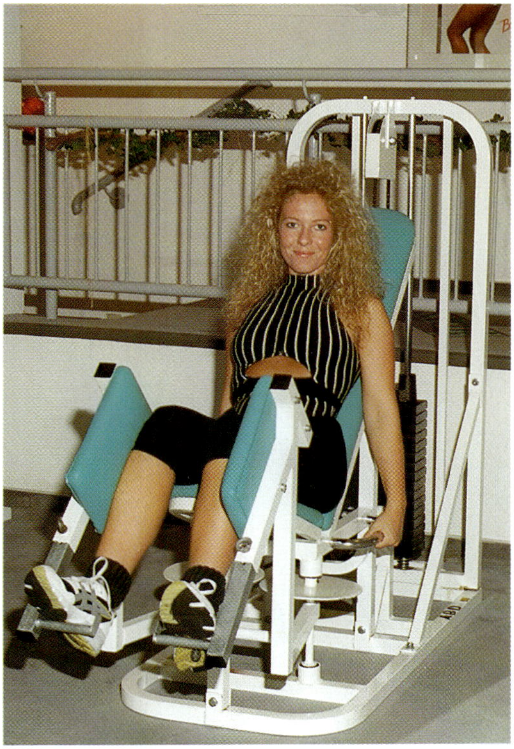

Bild 25: Abduktoren (Anfangsposition)

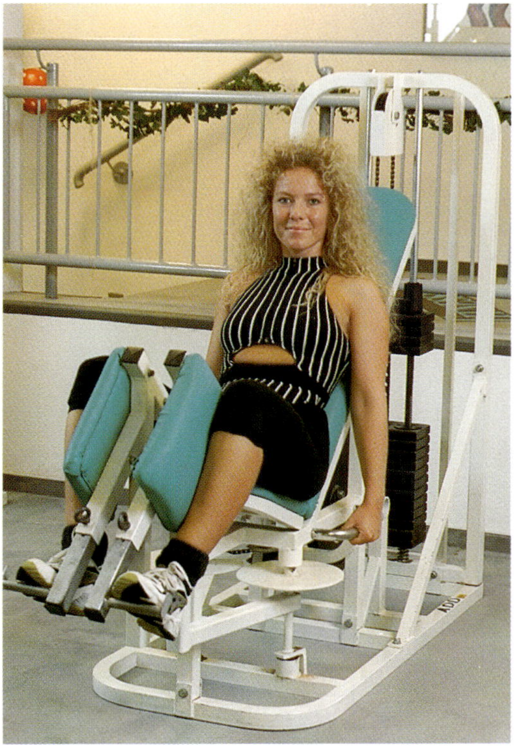

Bild 26: Adduktoren (Endposition)

Wadenheben sitzend, stehend und an der Beinpresse

Übungen, bei denen wir die Fersen heben, trainieren die Wadenmuskulatur. Wir nennen diese Übungen „Wadenheben“. Sie können das Wadenheben stehend, sitzend oder an der Beinpresse durchführen. Vom Trainingseffekt her nimmt dabei nur das Wadenheben sitzend (siehe Foto rechts) eine Sonderstellung ein, da bei gebeugtem Knie der Gastrocnemius von der Bewegung ausgeschlossen ist. Sollten Sie also aus irgendeinem Grund, zum Beispiel Rückenbeschwerden, das Wadenheben stehend nicht ausführen können, bietet die sitzende Version allein keinen vollwertigen Ersatz. Wählen Sie in diesem Fall, wenn möglich, die Ausführung an der Beinpresse (siehe Foto unten).

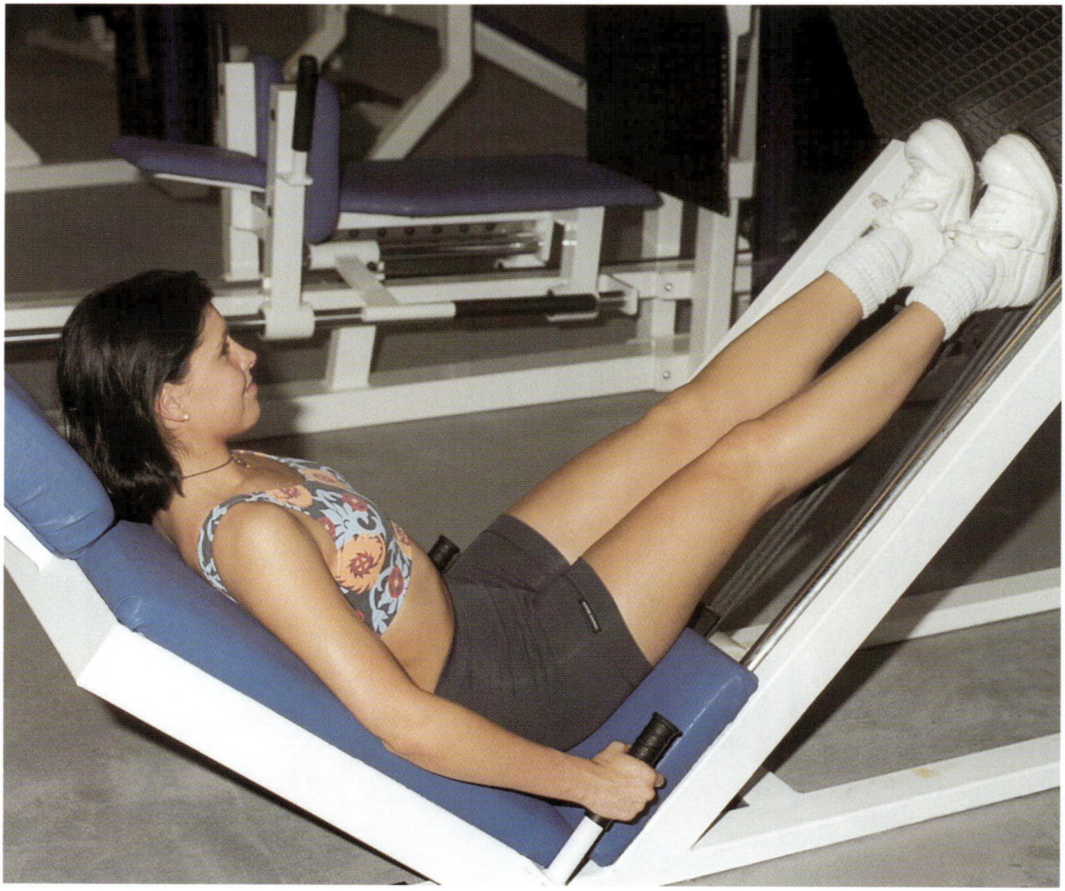

Bild 27: Wadenheben an der Beinpresse (Endposition)

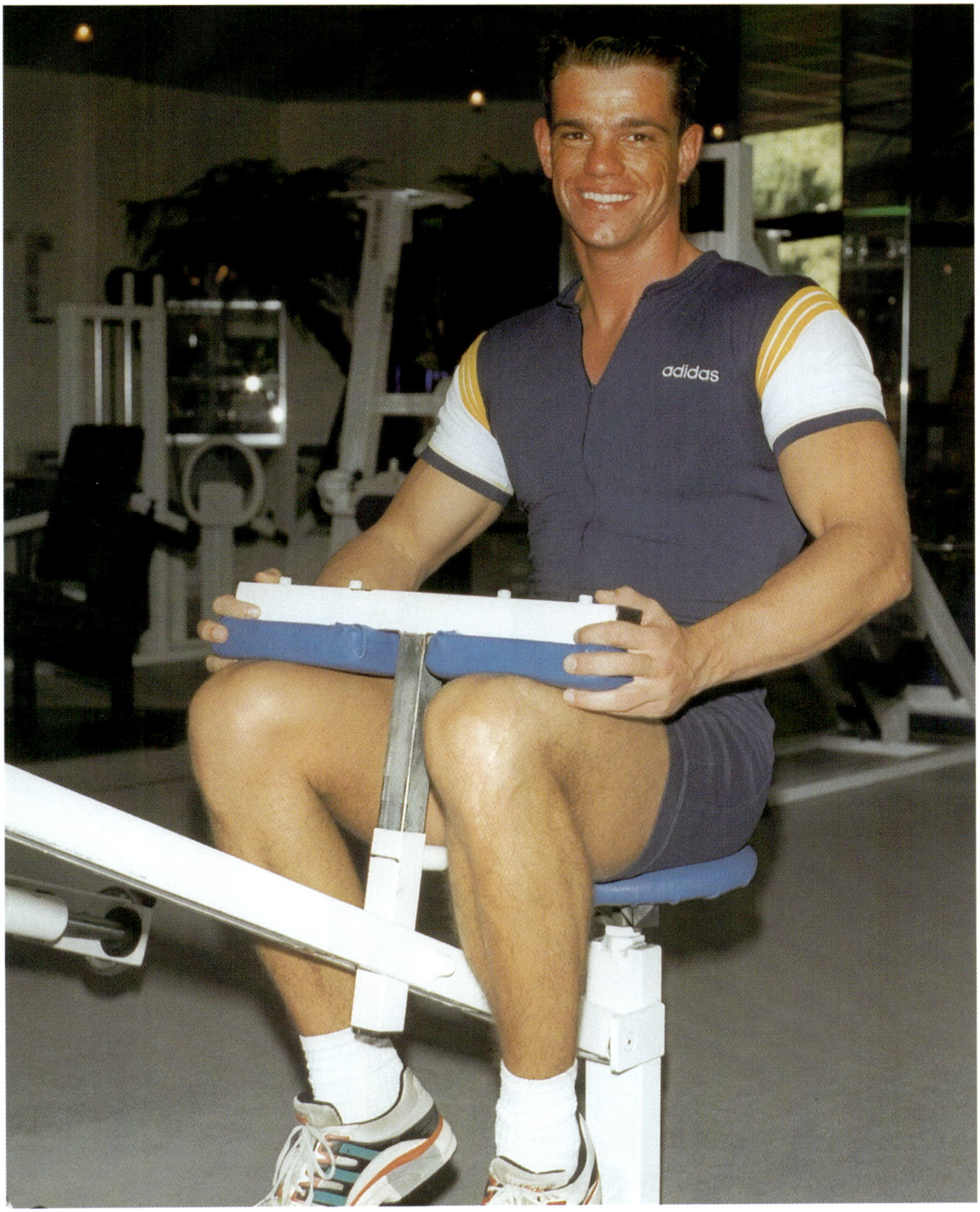

Bild 28: Wadenheben sitzend (Endposition)

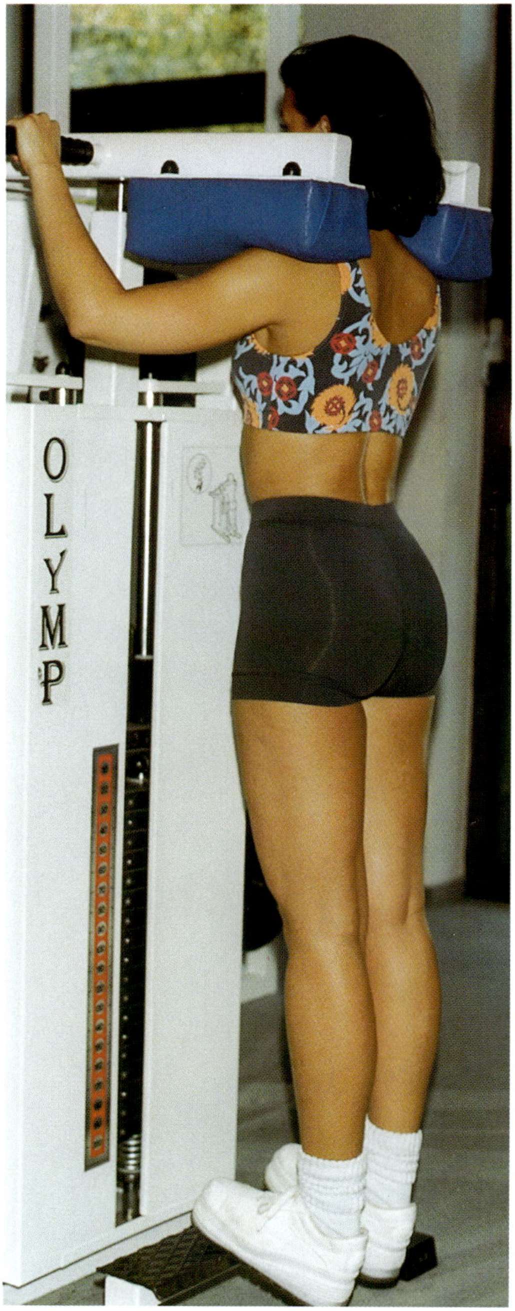

Bild 29a: Wadenheben stehend (Anfangsposition)

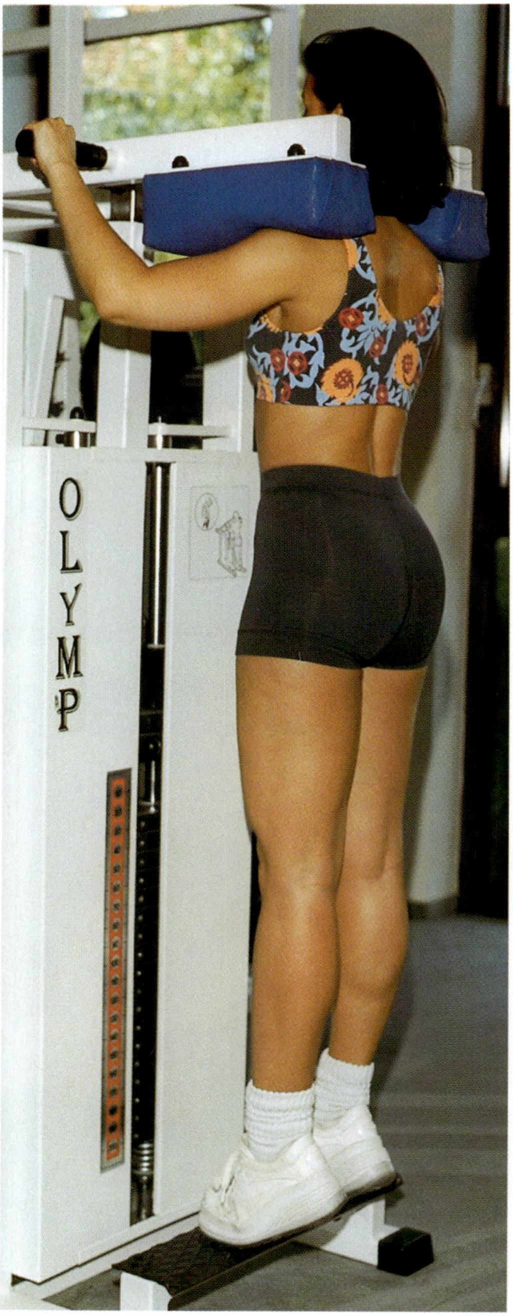

Bild 29b: Wadenheben stehend (Ende)

Eingelenkige Übungen für die Armmuskulatur

Die Armmuskulatur trainieren wir, wenn wir die Arme im Ellbogengelenk beugen (Armbeuger bzw. Bizeps), und wenn wir die Arme im Ellbogengelenk strecken (Armstrecker bzw. Trizeps). Auch dafür bieten sich Möglichkeiten an Hanteln und Maschinen.

Armbeugen (Bizepscurls)

Das Armbeugen können Sie unter anderem an der Kurzhantel, an der Langhantel und an der Maschine ausführen. Mit dieser Übung trainieren Sie Ihren Bizeps. Allerdings nur, wenn Sie sie auch korrekt ausführen (siehe Fotos unten).

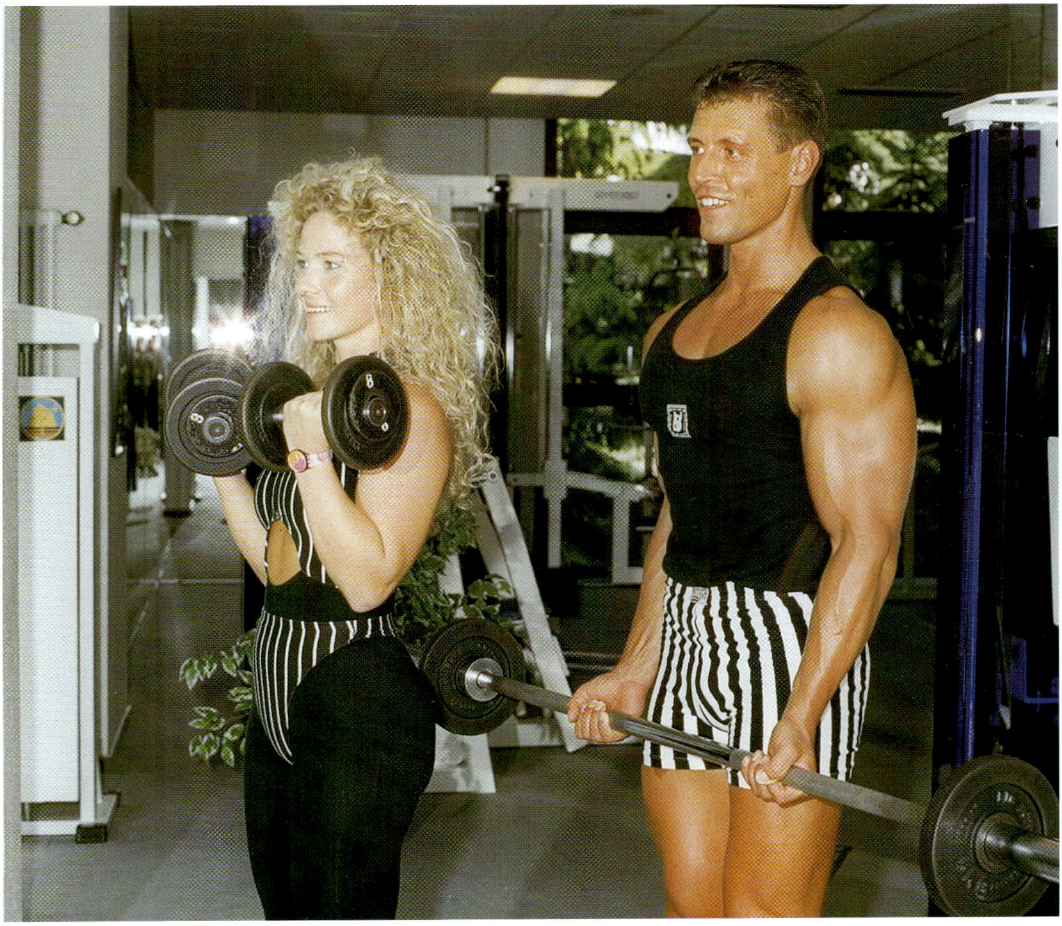

Bild 30: Kurzhantelcurls und Langhantelcurls (Birgit Endposition und Joachim Anfangsposition)

Abfälschen gilt nicht! Es gibt Sportler, die trainieren mit riesigen Gewichten, ohne den Bizeps dabei zu belasten. Zwei dieser Antibizepsvarianten möchte ich Ihnen hier vorstellen:

1. Antibizepsvariante: Nehmen Sie eine Langhantel in die Hand und heben Sie sie an, indem Sie die Oberarme – aufgepaßt! – nach hinten hochziehen. Es ergibt sich automatisch ein Winkel im Ellbogengelenk, den Sie nicht durch eine aktive Beugung unter Einsatz des Bizeps herbeigeführt haben, sondern passiv durch Ihre Rücken- und Schultermuskulatur. Diesen Winkel behalten Sie nun einfach bei und schwingen den Oberarm, unterstützt durch einen kleinen Hüftschwung, nach vorn. Schwupp, das Gewicht ist oben, und Ihr Bizeps hat kaum etwas gemerkt.

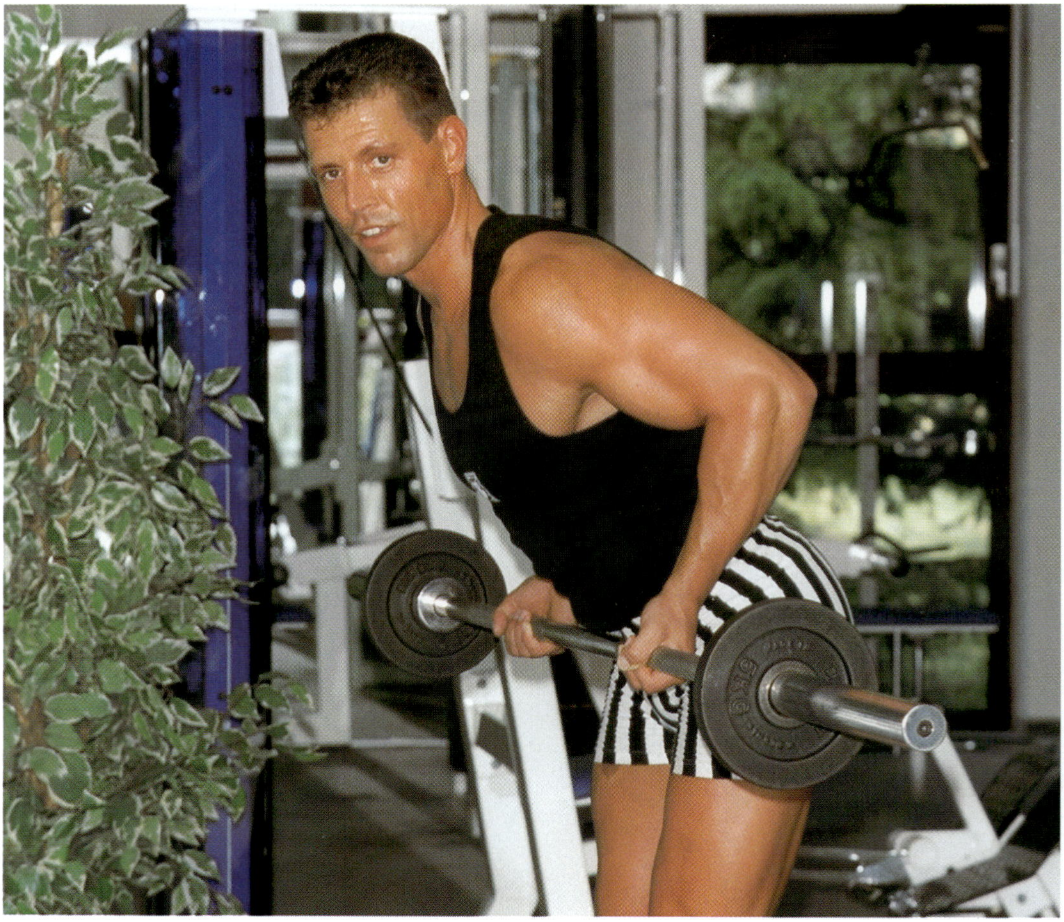

Bild 31: 1. Antibizepsvariante (Negativbeispiel)

2. Antibizepsvariante: Holen Sie reichlich Schwung aus der Hüfte, und werfen Sie das Gewicht am langen Arm nach vorn oben. Bevor es zurückfallen kann, gehen Sie leicht in die Knie und fangen es mit gebeugtem Ellbogen wieder auf. Auch mit dieser Variante haben Sie das Ellbogengelenk gebeugt, ohne den Bizeps zu belasten. Den Rest besorgt nun die Schulter, wiederum unterstützt durch ein wenig Schwung aus der Hüfte. Sie sind so zwar in der Lage, unglaublich hohe Gewichte zu heben, aber Sie trainieren Ihren Bizeps nicht.

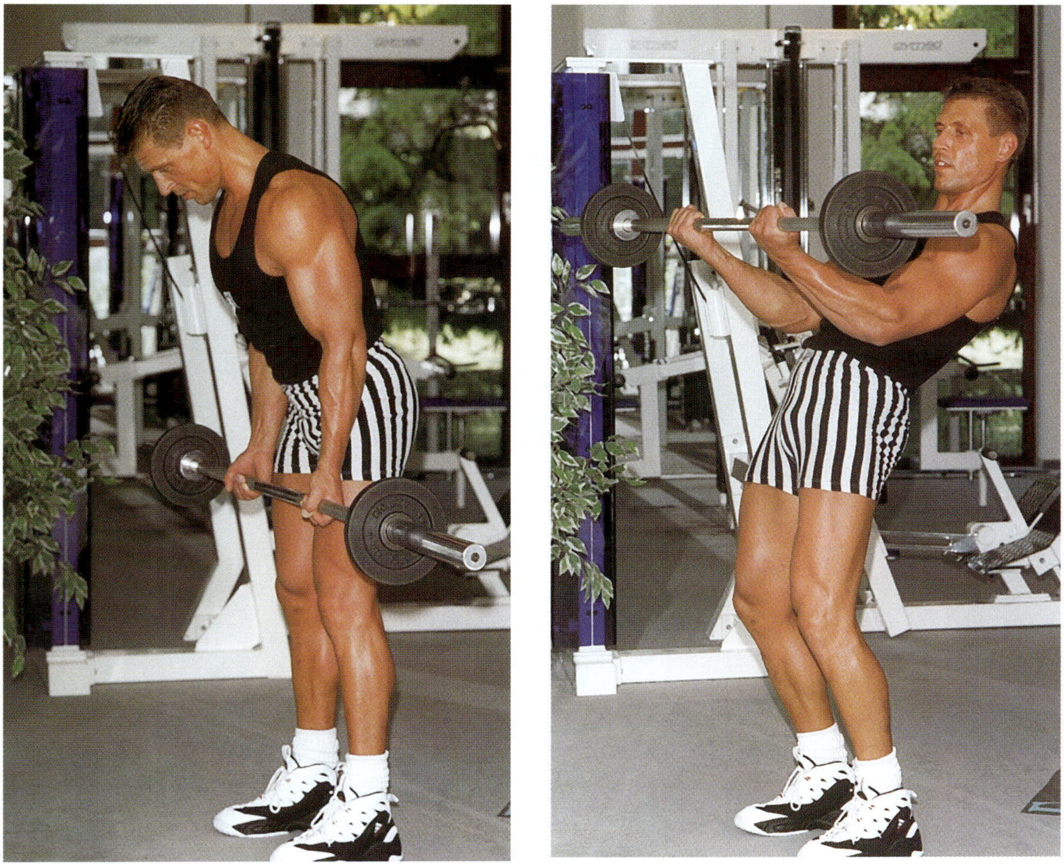

Bild 32a + b: 2. Anitbizepsvariante (Negativbeispiel)

Verwenden Sie lieber ein angemessenes Gewicht, und führen Sie die Übung korrekt durch. Zum einen schonen Sie Ihre Lendenwirbelsäule, und zum anderen trainieren Sie tatsächlich Ihren Bizeps. Auf der folgenden Seite finden Sie die Alternative an der Maschine.

Bei Ellbogenpositionen vor dem Körper (Armbeugen an der Maschine) wird die Arbeit hauptsächlich vom inneren, kurzen Muskelkopf des Bizepses verrichtet. Der äußere, lange Bizepskopf ist an dieser Bewegung kaum beteiligt, da er nicht nur das Ellbogengelenk umspannt, sondern auch das Schultergelenk. Beim Armbeugen an der Maschine befindet sich der Ellbogen vor dem Körper. In dieser Position ist die das Schultergelenk umspannende Sehne schlaff.

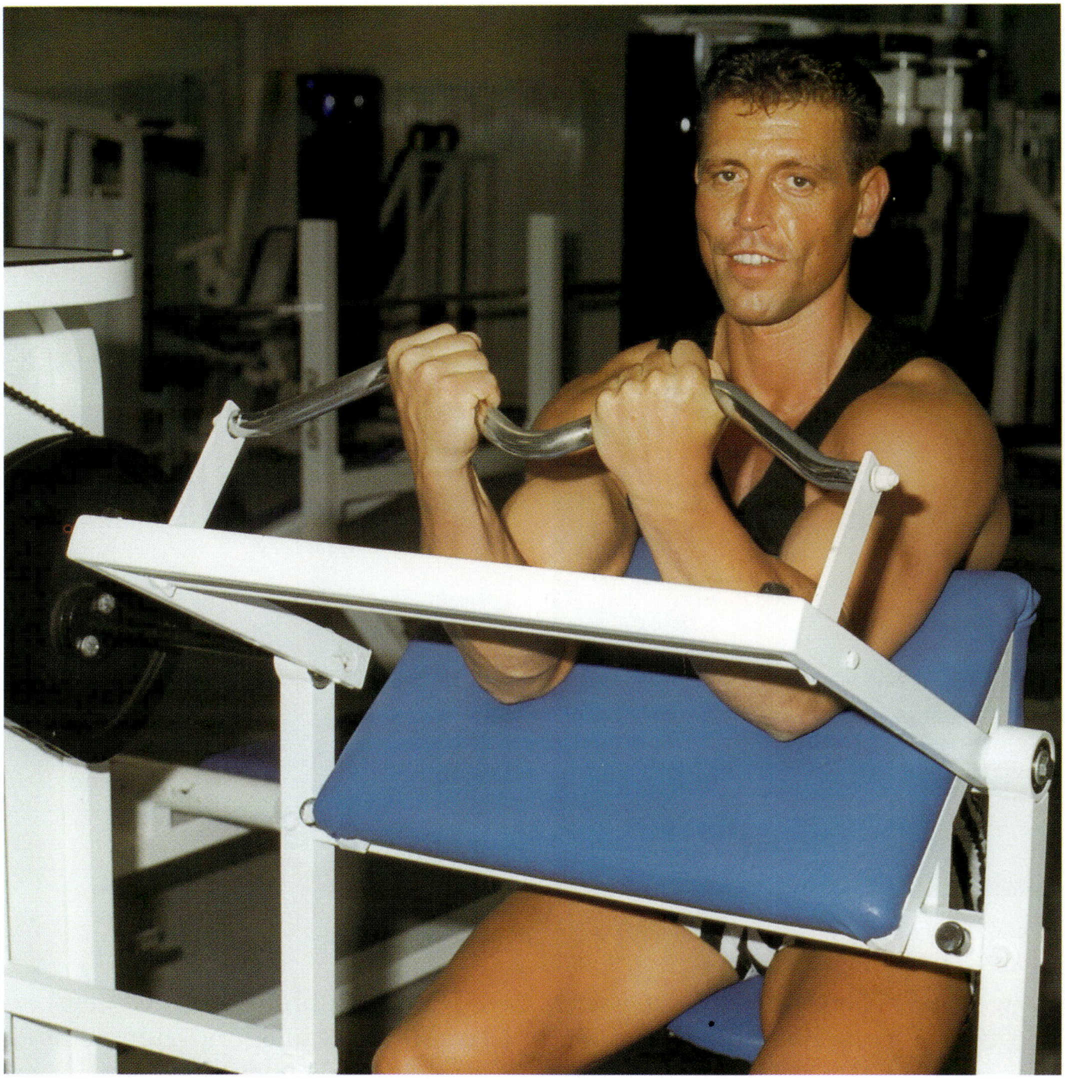

Bild 33: Armbeugen an der Maschine (Endposition)

Armstrecken

Das „Armstrecken" ist am Kabelzug und mit Hanteln durchführbar. Die Variante an der Hantel können Sie stehend oder liegend ausführen. Auf dem Bild unten zeigen Anja und Bodo jeweils die Anfangspositionen beider Varianten, und zwar einmal mit der Kurzhantel und einmal mit der SZ-Hantel. Die stehende Version ist dabei besonders effektiv für den inneren Trizepskopf. Fixieren Sie jedoch bei beiden Varianten Ihre Schultern und führen Sie die Bewegung nur durch eine Streckung Ihrer Arme aus, da sonst die Brust- und Schultermuskulatur sowie der Serratus in die Bewegung einbezogen werden. Das Kabelziehen zeigt das Foto auf der folgenden Seite.

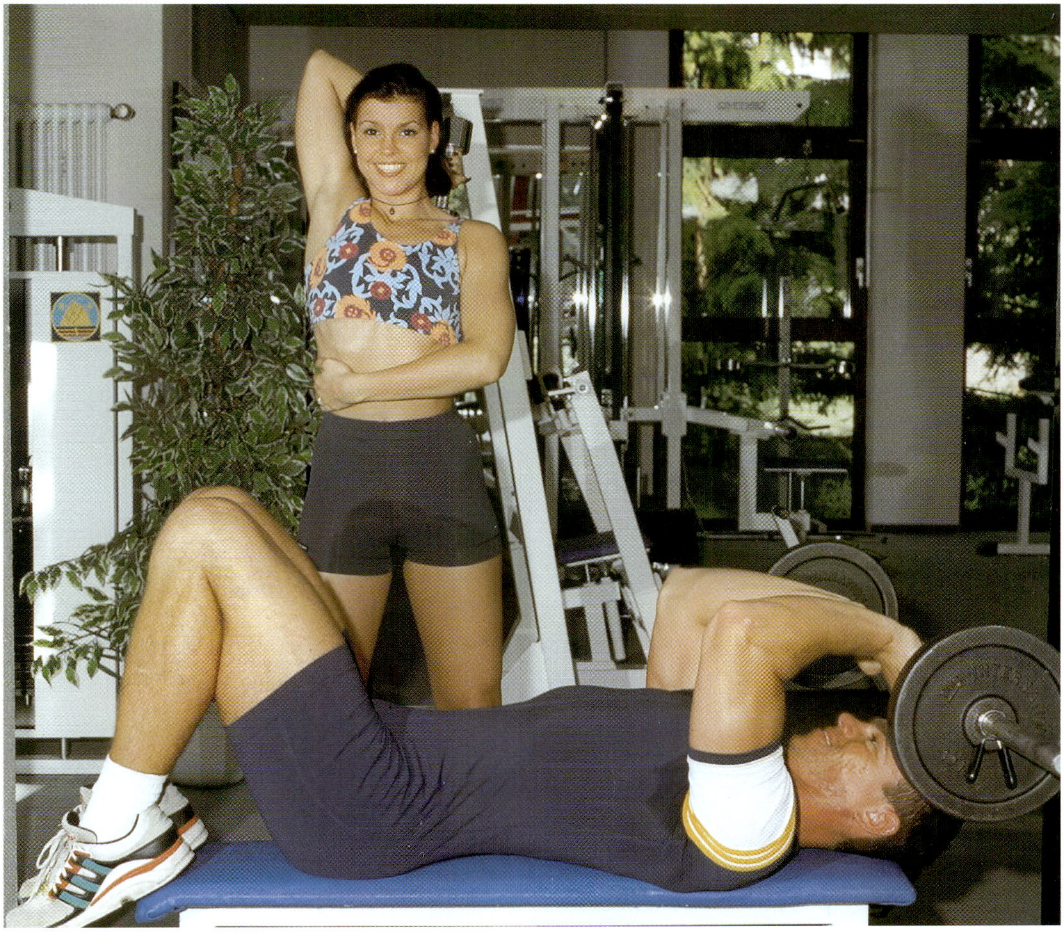

Bild 34: Armstrecken stehend und liegend (Anfangspositionen)

Halten Sie beim Kabelziehen die Ellbogen dicht am Körper, wie auf dem Foto unten dargestellt. Strecken Sie das Ellbogengelenk, aber halten Sie das Schultergelenk ruhig. Denken Sie daran: Bisher handelte es sich ausschließlich um eingelenkige Übungen, das heißt um Übungen, bei denen man nur ein Gelenk bzw. ein Gelenkepaar bewegt, in diesem Fall die Ellbogengelenke.

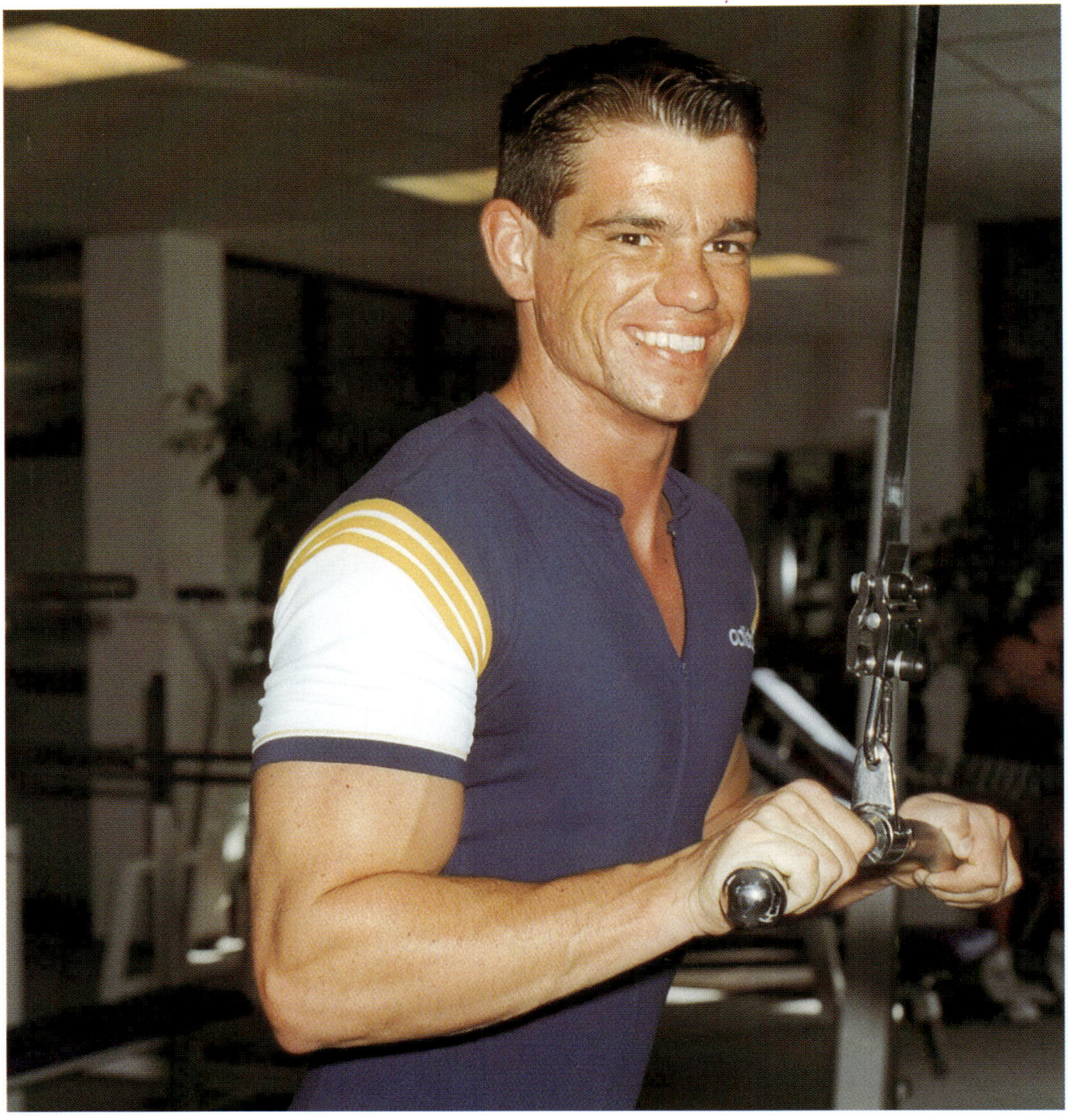

Bild 35: Kabelziehen (Anfangsposition)

Mehrgelenkige Übungen

Die mehrgelenkigen Übungen sind nichts anderes als Kombinationen aus den eingelenkigen Übungen, beispielsweise das Vorführen des Oberarms, eine Bewegung, die, wie wir bereits wissen, hauptsächlich unser Brustmuskel ermöglicht, kombiniert mit einer Streckung des Ellbogengelenkes, ausgeführt durch den Armstrecker. Die mehrgelenkige Übung, die nun aus den beiden eingelenkigen Übungen Seitheben liegend und Armstrecken liegend entstanden ist, heißt Bankdrücken. So trainieren sie mit den mehrgelenkigen Übungen zumeist auch nicht nur eine Muskelgruppe, sondern eine ganze Muskelkette, im Falle des Bankdrückens die Brust- und Armstreckmuskulatur sowie den vorderen Anteil der Schulter.

Bankdrücken

Das Bankdrücken können Sie durchführen als Kurzhanteldrücken (siehe unten), mit der Langhantel oder auch an der Maschine.

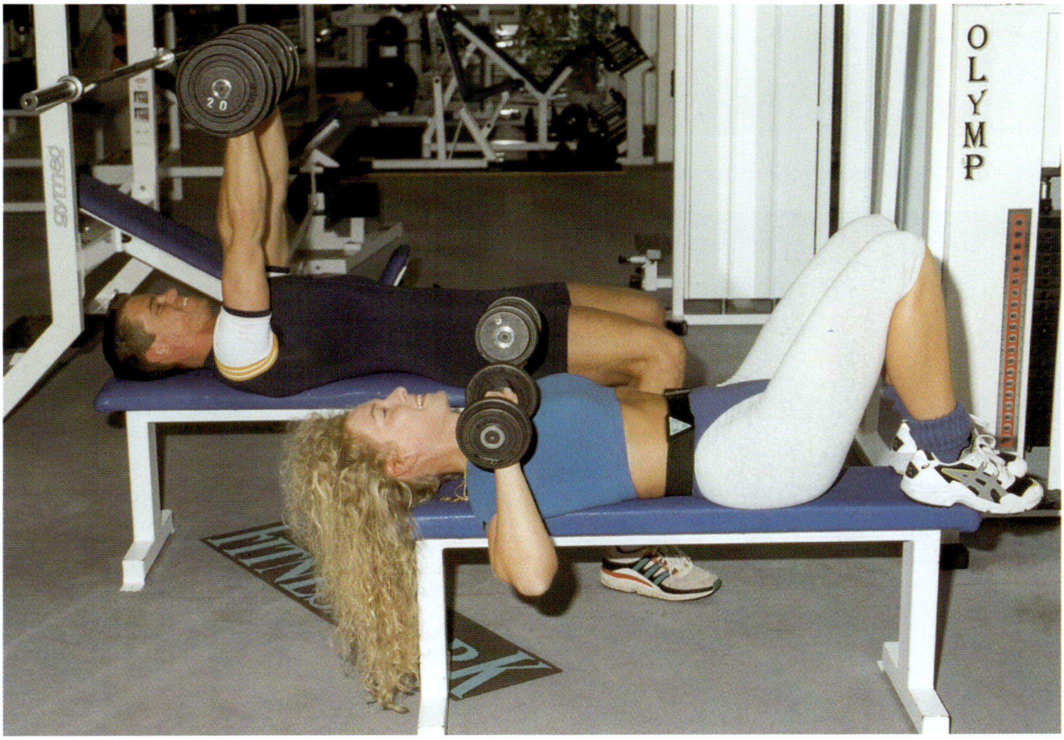

Bild 36: Kurzhanteldrücken (Anfangsposition Birgit, Endposition Bodo)

Wie gesagt trainieren Sie mit dem Bankdrücken Ihre Brust- und Schultermuskulatur sowie den Armstrecker (Trizeps). Führen Sie dabei Ihre Ellbogen weit vom Körper entfernt nach oben, handelt es sich eher um eine Übung für den Brustmuskel. Bei einer Ellbogenführung dicht am Körper wird der Armstrecker deutlich mehr belastet.

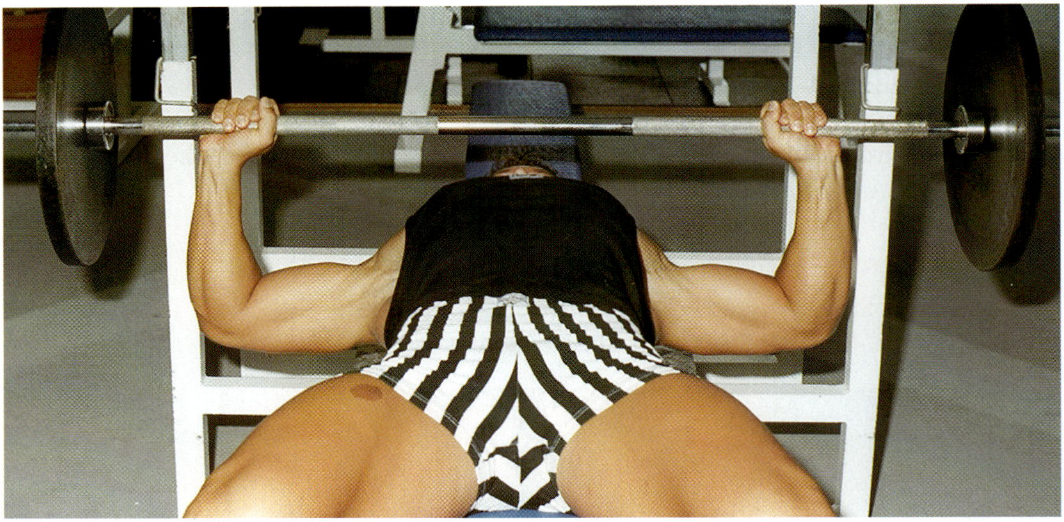

Bild 37a + b : Weite Armführung (oben) und enge Armführung (unten) beim Bankdrücken

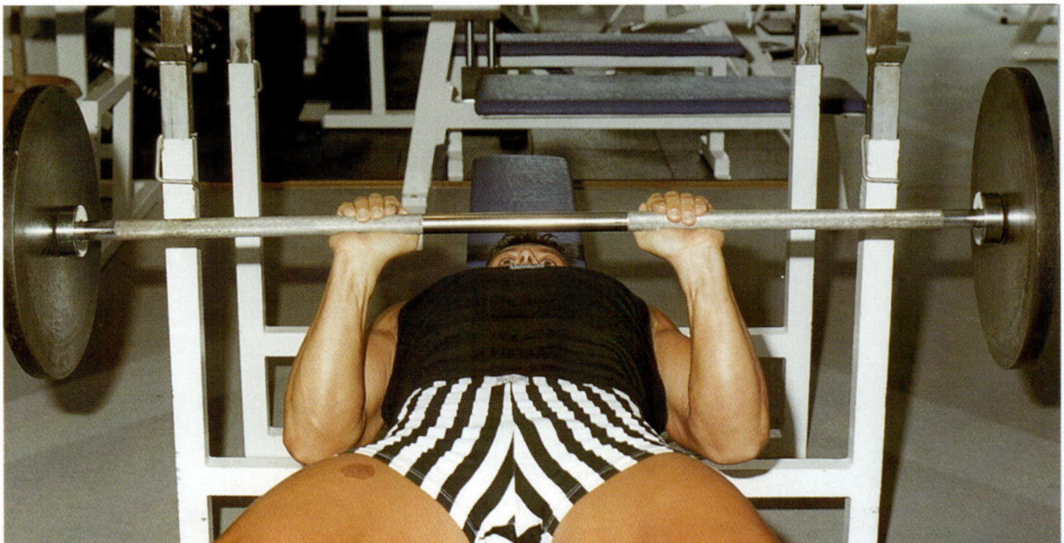

Gleichgültig jedoch, ob weite oder enge Ellbogenführung, der Schultermuskel muß die Hantel balancieren. Ihm fällt beim Bankdrücken deshalb auch eine tragende Rolle zu, wahrscheinlich mehr noch als dem Brustmuskel. Sein Anteil an der Bewegung schwindet erst, wenn die Arme geführt werden. Das geschieht bei Ausführungen an der Maschine.

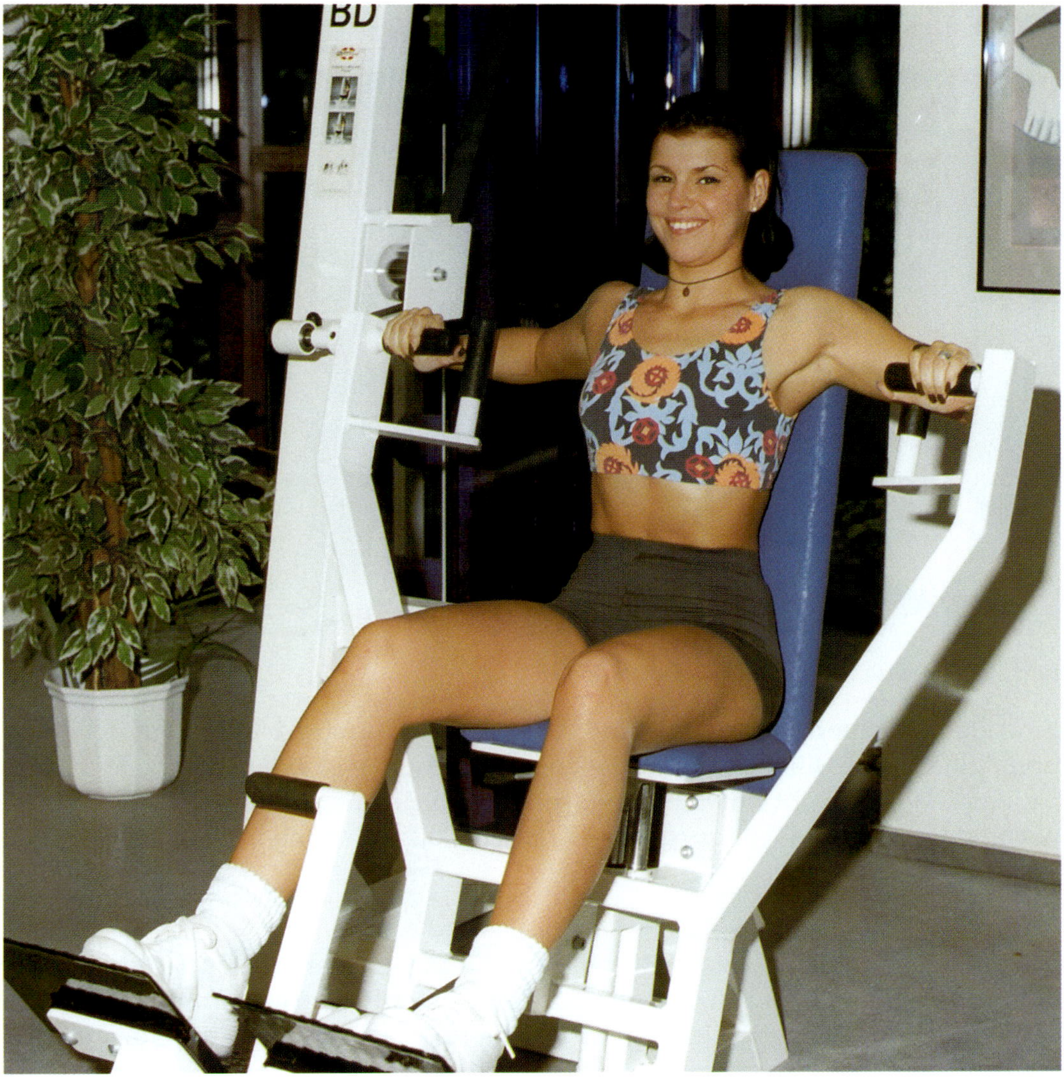

Bild 38: Bankdrücken an der Maschine (Anfangsposition)

Kleinere Athleten, die auf einer relativ hohen Bank liegen, befinden sich bei Ausführung der Übung zumeist unnötig stark im Hohlkreuz. Ein Heben der Füße auf die Bank schafft in einem solchen Fall Abhilfe (siehe Abbildung unten). Hin und wieder sieht man in Sportstudios eine aus der Krankengymnastik hergeleitete Ausführung des Bankdrückens mit angewinkelten Beinen, bei der sich die Füße frei in der Luft befinden. Achten Sie bitte, insbesondere bei einer schmalen Bank, auf eine stabile Lage, denn eine stabile Körperlage ist beim Training mit Gewichten auf jeden Fall vorrangig.

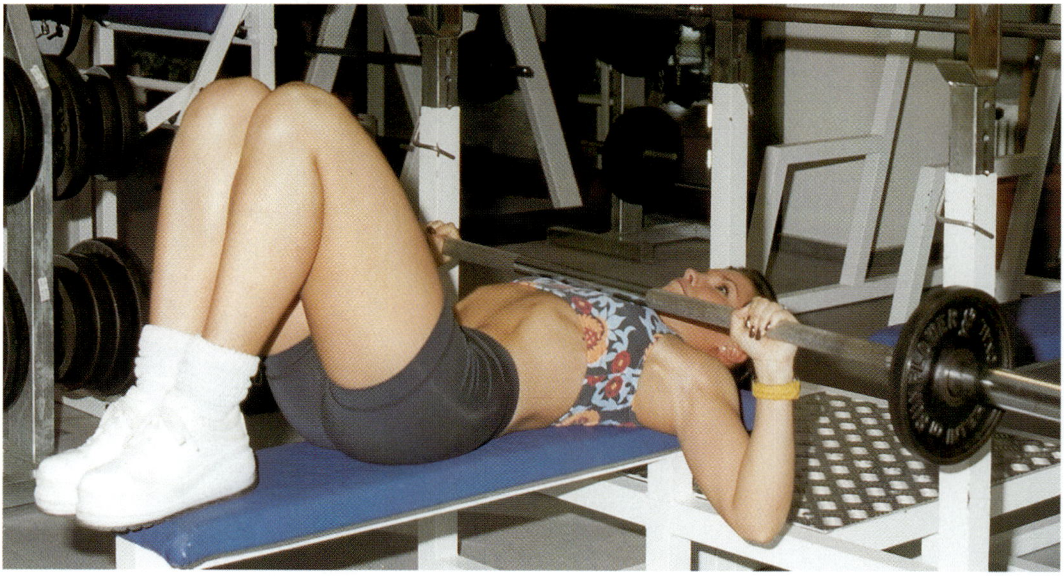

Bild 39: Bankdrücken mit angewinkelten Beinen

Eine kleine Anmerkung zum Schluß: Das Gewicht durch Abfedern auf der Brust und Anheben des Gesäßes zu bewegen, wäre falschverstandener Ehrgeiz. Heben Sie das Gewicht nicht mit Schwung, sondern mit Kraft. Wählen Sie also ein Gewicht, das Sie auch allein durch Ihre Kraft bewältigen können.

Schrägbankdrücken

Auch das „Schrägbankdrücken" (siehe Abbildung auf der rechten Seite) läßt sich mit der Langhantel, an Kurzhanteln oder an der Multipresse ausführen. Sie erreichen mit dieser Variante des Bankdrückens eine stärkere Belastung des oberen Brustmuskels. Die Neigung der Bank sollte 30 Grad jedoch nicht überschreiten, da das Schrägbankdrücken sonst zu einer Übung für die Schultermuskulatur wird.

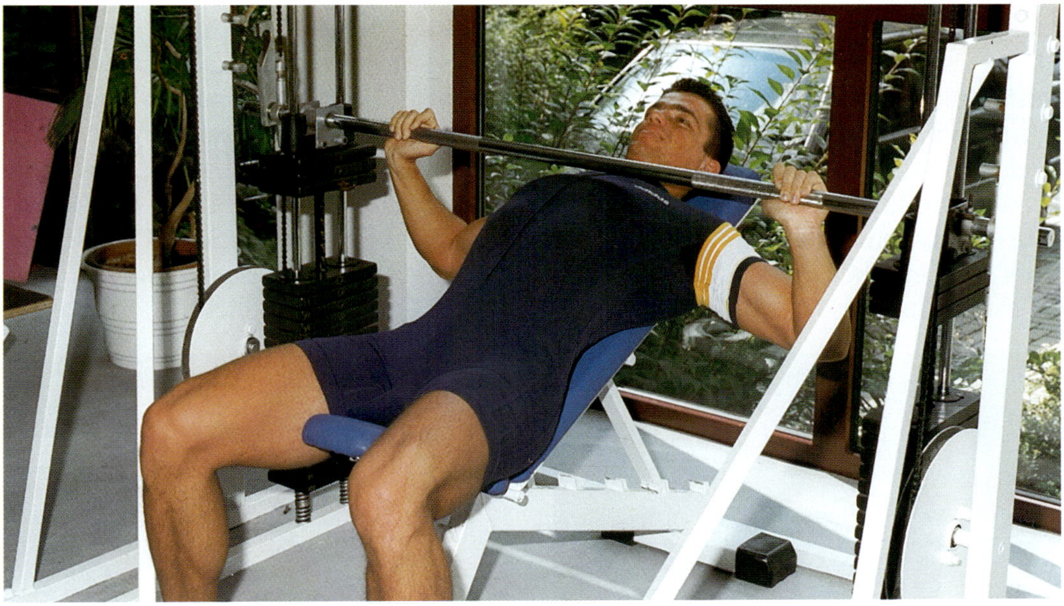

Bild 40a + b: Schrägbankdrücken an der Multipresse (Anfangsposition oben; Endposition unten)

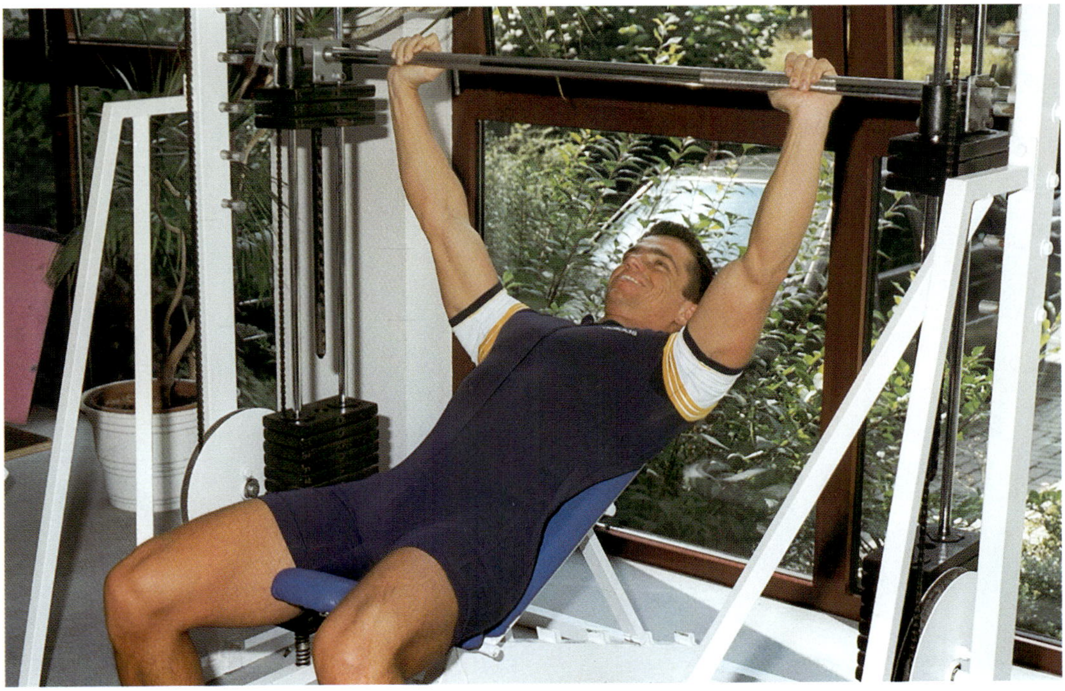

Dips

„Dips" ist mehr noch als das Bankdrücken eine komplexe Übung für den gesamten Schultergürtel. Neben der Brust- und Schultermukulatur sowie dem Trizeps ist bei dieser Übung auch noch die Rückenmuskulatur an der Bewegung beteiligt. Welche Muskeln hauptsächlich belastet werden, entscheiden Sie durch Ihre Griffbreite. Mit einem engen Griff beispielsweise trainieren Sie vor allem den Brustmuskel, die vordere Schulter und den Trizeps, weniger den Rücken. Der Latissimus wird erst bei weitem Griff in die Bewegung einbezogen. Eine Steigerung der Belastung ist durch Anhängen von zusätzlichem Gewicht möglich.

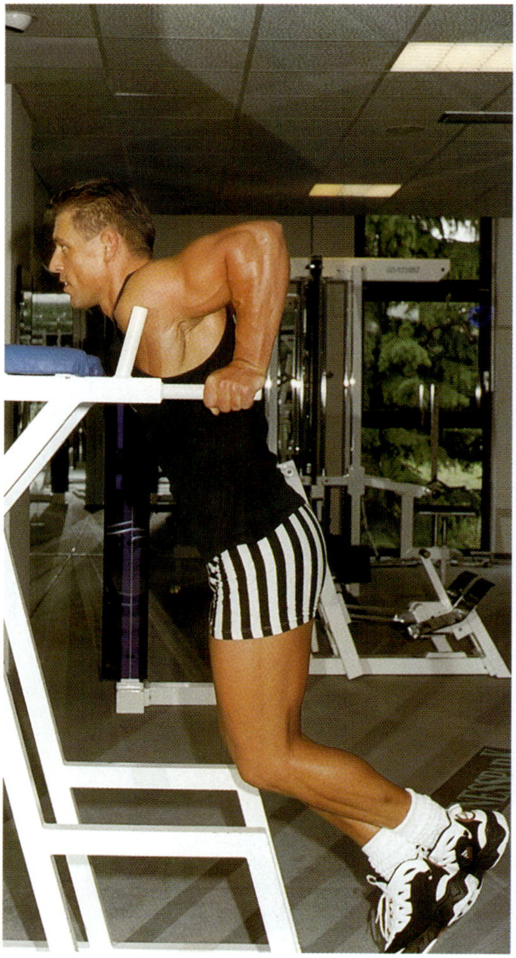

Bild 41a: Dips (Anfangsposition)

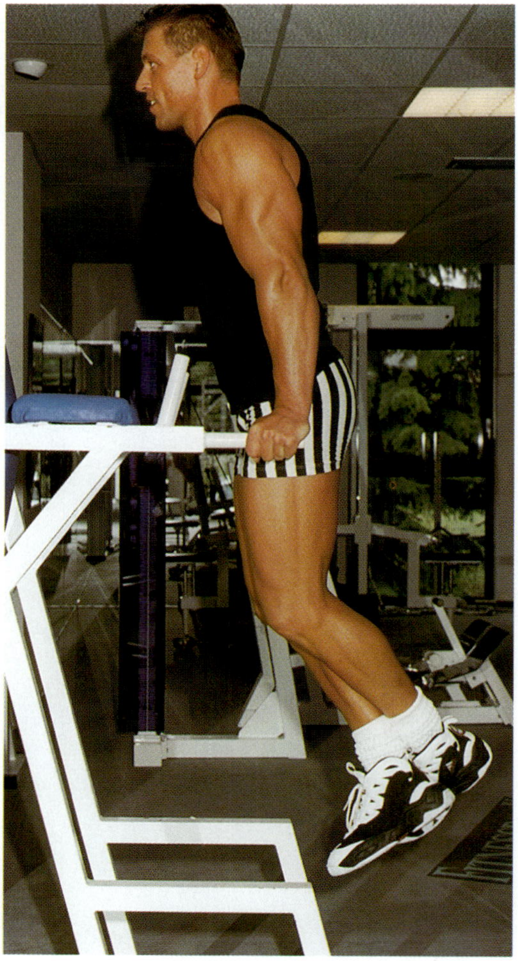

Bild 41b: Dips (Endposition)

Schulterdrücken (Military Press)

Neben dem vorderen und mittleren Anteil des Schultermuskels (Deltoideus) trainieren Sie mit dem „Schulterdrücken" den oberen Brustmuskel, den Trapezius und Serratus (siehe Darstellung der Muskeln auf Seite 30 bis 31) sowie den Trizeps. Wie das Bankdrücken, so können Sie auch das Schulterdrücken an der Maschine, an der Langhantel oder an den Kurzhanteln (siehe Foto unten) ausführen.

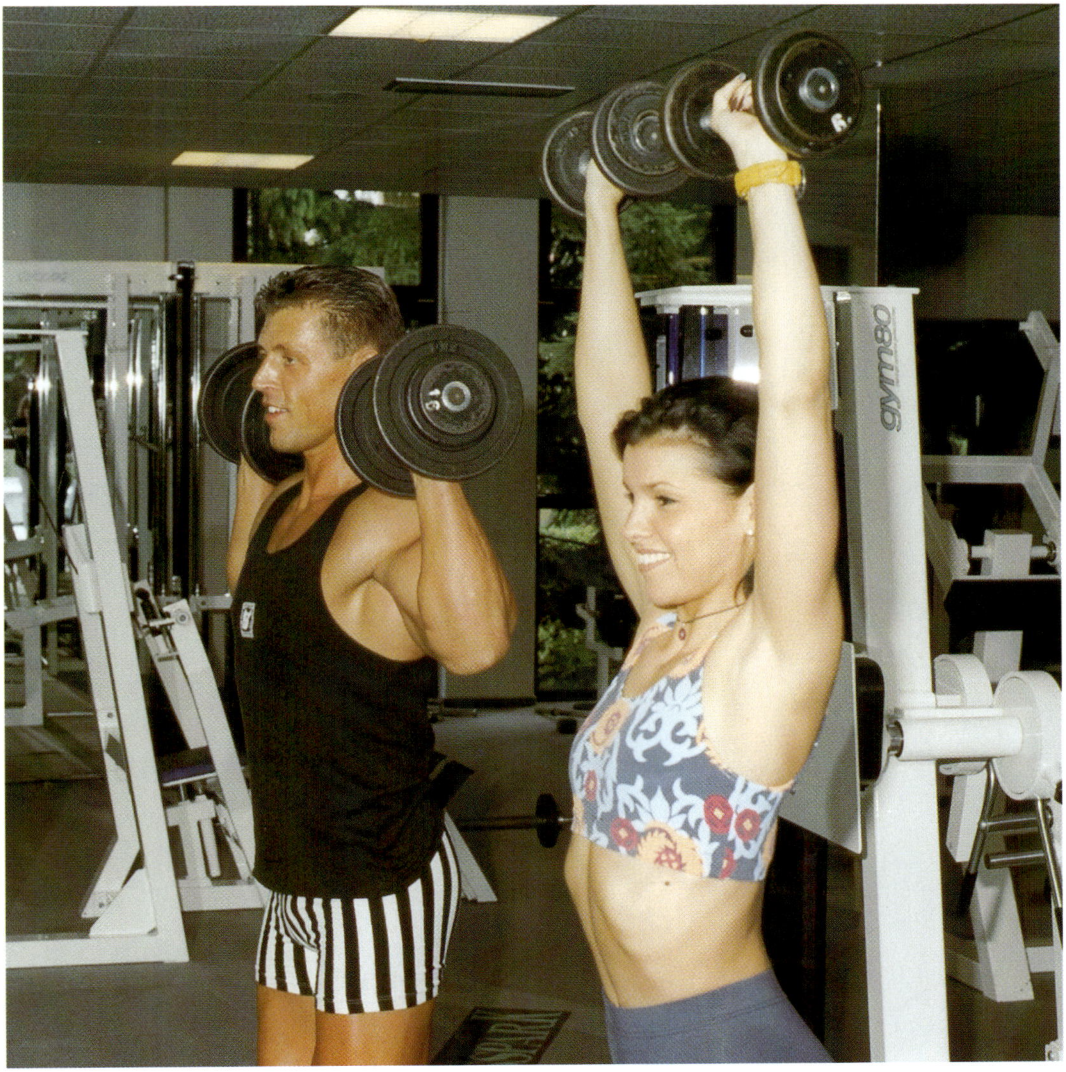

Bild 42: Schulterdrücken mit Kurzhanteln (Anfangsposition Joachim, Endposition Anja)

Nackendrücken

Eine Variante des Schulterdrückens ist das „Nackendrücken". Dabei senken Sie die Hantel statt vor dem Kopf hinter dem Kopf in den Nacken. Sowohl das Schulterdrücken als auch das Nackendrücken können sitzend (siehe Foto unten) oder stehend ausgeführt werden. Sollten Sie die stehende Version bevorzugen, haben Sie ähnlich den Gewichthebern die Möglichkeit, aus den Beinen heraus Schwung zu holen (Cheatings, siehe „Überlastungsprinzipien"). Diese Form des Abfälschens ist im Sitzen ausgeschlossen. Schauen Sie weder bei der sitzenden noch bei der stehenden Version nach oben, da Sie dabei automatisch zu stark ins Hohlkreuz gehen, im Stehen eventuell sogar das Gleichgewicht verlieren.

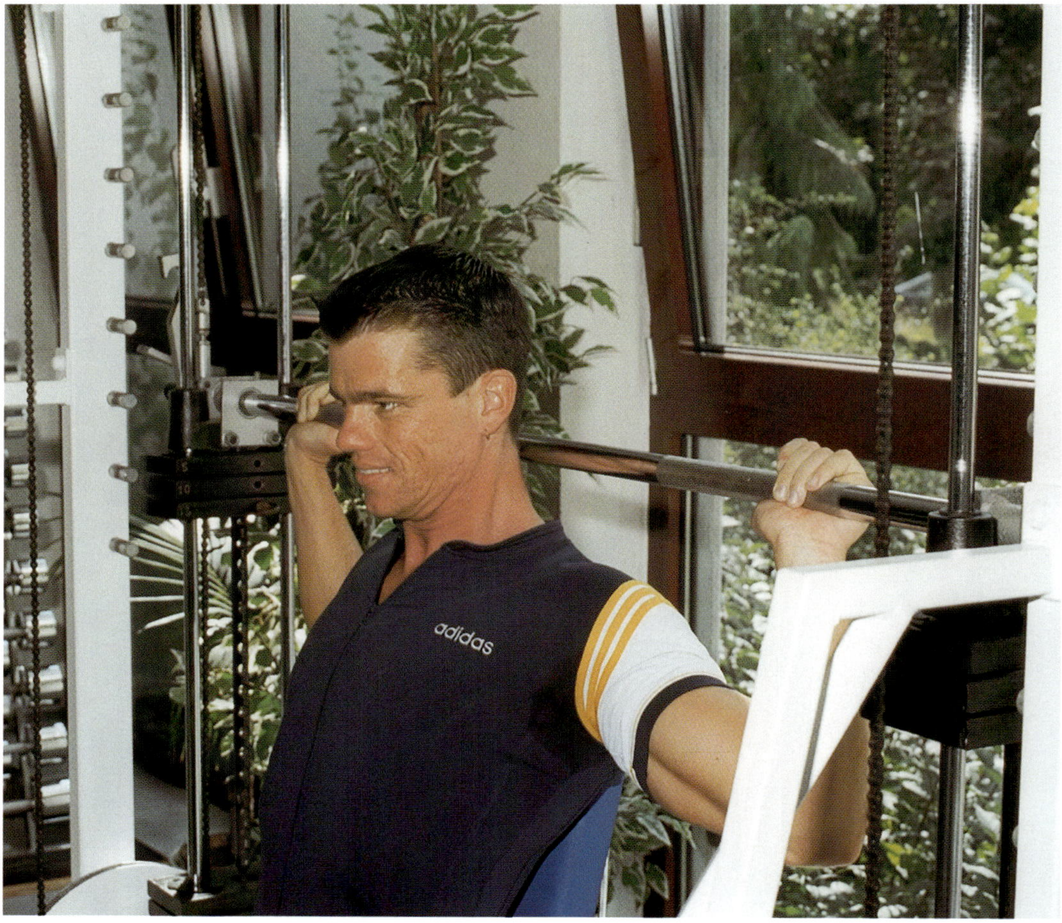

Bild 43: Nackendrücken sitzend (Anfangsposition)

Überzüge

Mit „Überzügen" trainieren Sie Ihre Brust und Ihren Rücken. Legen Sie Wert auf die Dehnung des Brustkorbes, führen Sie die Bewegung mit gestreckteren Armen aus. Aufgrund des langen Hebelarms ist das jedoch nur mit relativ leichten Gewichten möglich.

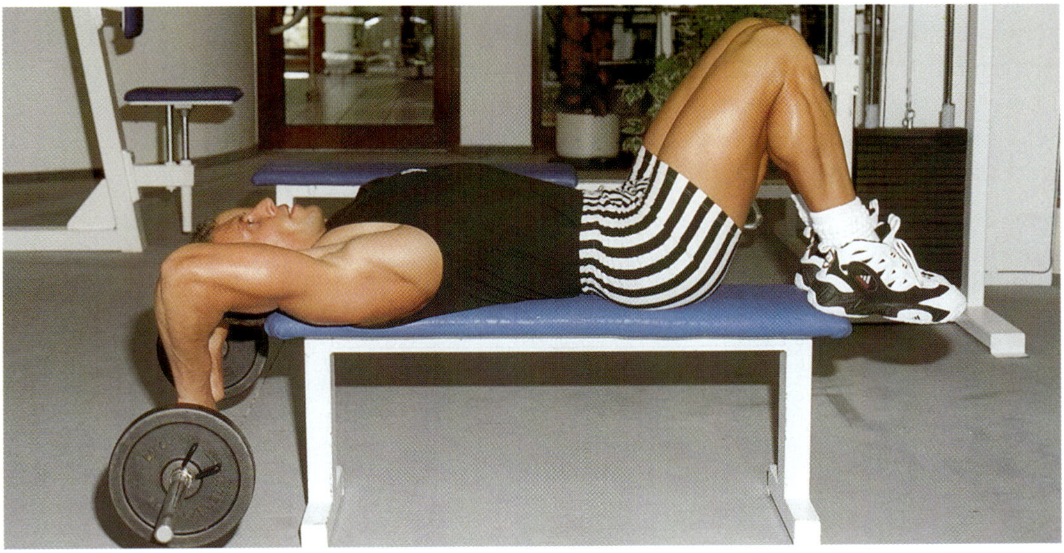

Bild 44a + b: Überzüge (Anfangsposition oben und Endposition unten)

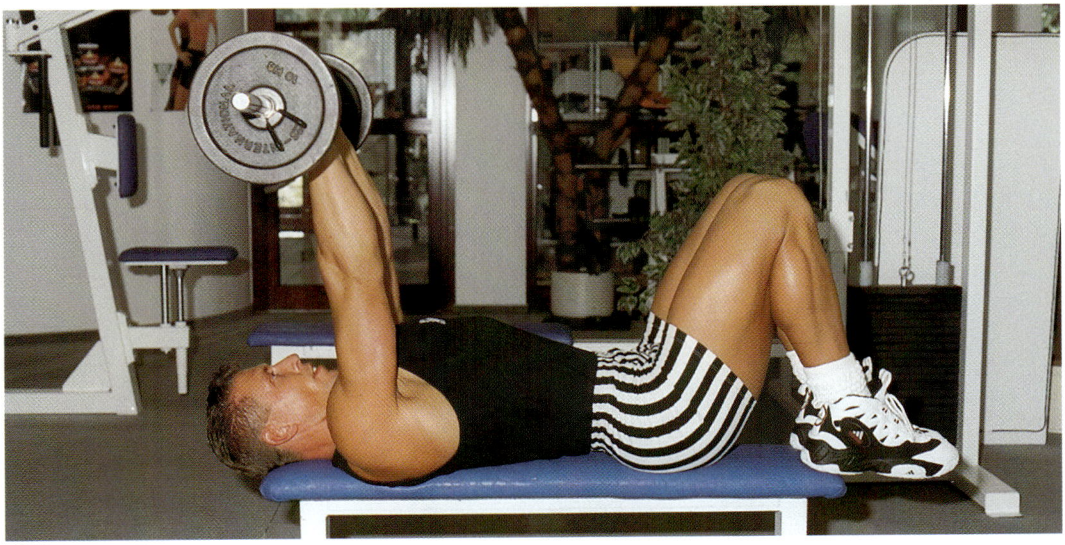

Front- und Nackenziehen

Das „Front- und Nackenziehen" unterscheiden sich durch einen Zug zur Brust (Frontziehen) und einen Zug hinter den Kopf (Nackenziehen). Mit beiden Varianten entwickeln Sie Ihre Rücken- und Brustmuskulatur sowie die Armbeuger (Bizeps). Ihre Rückenmuskulatur hat dabei den günstigeren Wirkungsgrad beim Frontziehen. Das Nackenziehen bietet andererseits jedoch den Vorteil, daß ein Abfälschen der Bewegung durch ein Zurückwerfen des Oberkörpers, wie es beim Frontziehen häufig zu beobachten ist, so gut wie ausgeschlossen werden kann. Zu einer korrekten Bewegungsausführung gehört ein kontrolliertes Herablassen der Gewichte bei angespannter Muskulatur. Vermeiden Sie ein Hochschnellen der Stange und das automatisch folgende „Einschnappen" Ihrer Ellbogengelenke.

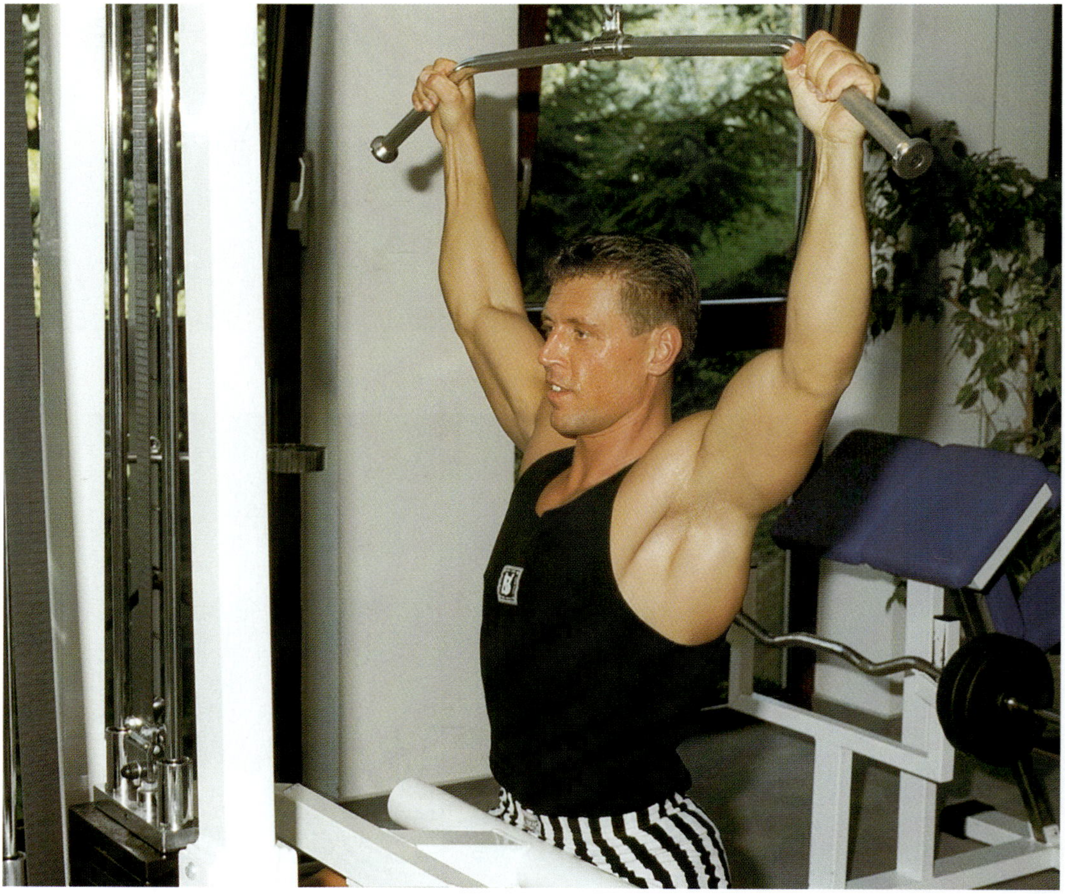

Bild 45: Frontziehen und Nackenziehen (Anfangsposition)

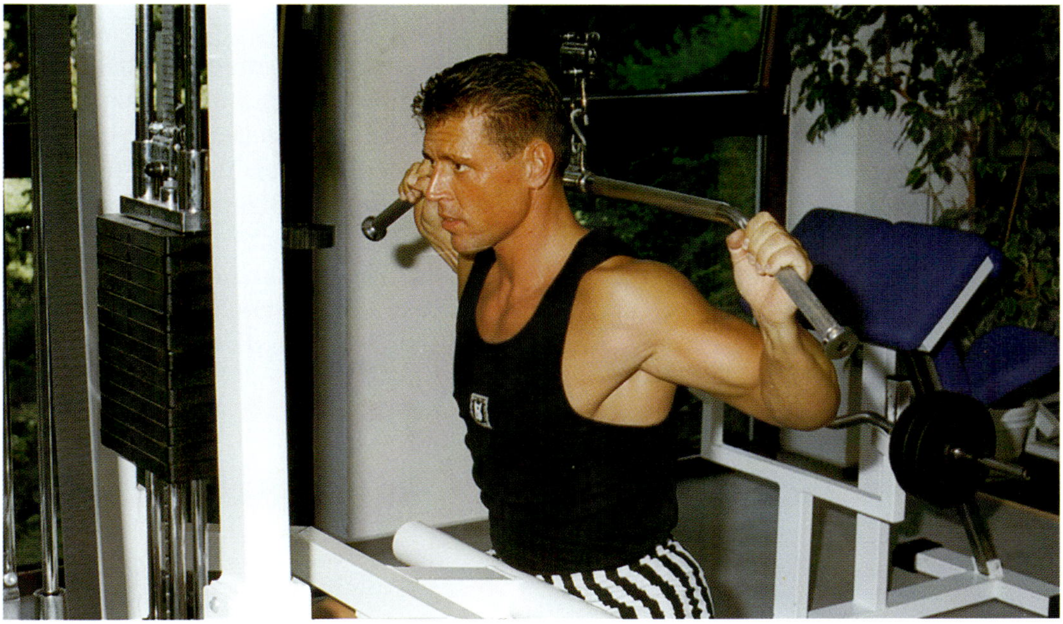

Bild 46a + b: Endposition Nackenziehen oben, Endposition Frontziehen unten

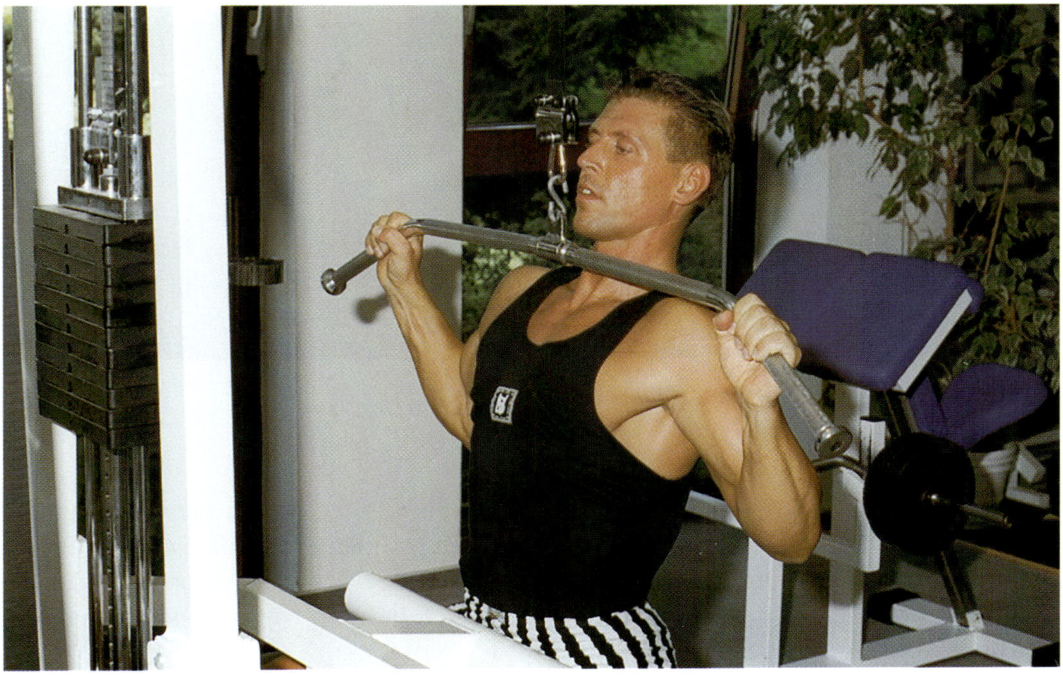

Klimmzüge

Mit „Klimmzügen" trainieren Sie Ihre Rücken-, Brust- und Armbeugemuskulatur. Sollten Sie anders als in unserer Abbildung die Klimmzugstange im Untergriff halten – Sie sehen dabei auf Ihre Fingernägel –, ist der Bizeps noch wesentlich stärker an der Bewegung beteiligt. Die Übung fällt dann leichter, weil sich die Belastung aufgrund des günstigeren Wirkungsgrades des Bizeps besser verteilt. Während diese Übung für Anfänger mangels Kraft noch nicht in Frage kommt, können Fortgeschrittene zur Abstufung der Belastung Zusatzgewichte verwenden. Klemmen Sie sich beispielsweise eine Kurzhantel zwischen die Fußgelenke oder hängen Sie sich eine Hantelscheibe an einem Gürtel um die Taille.

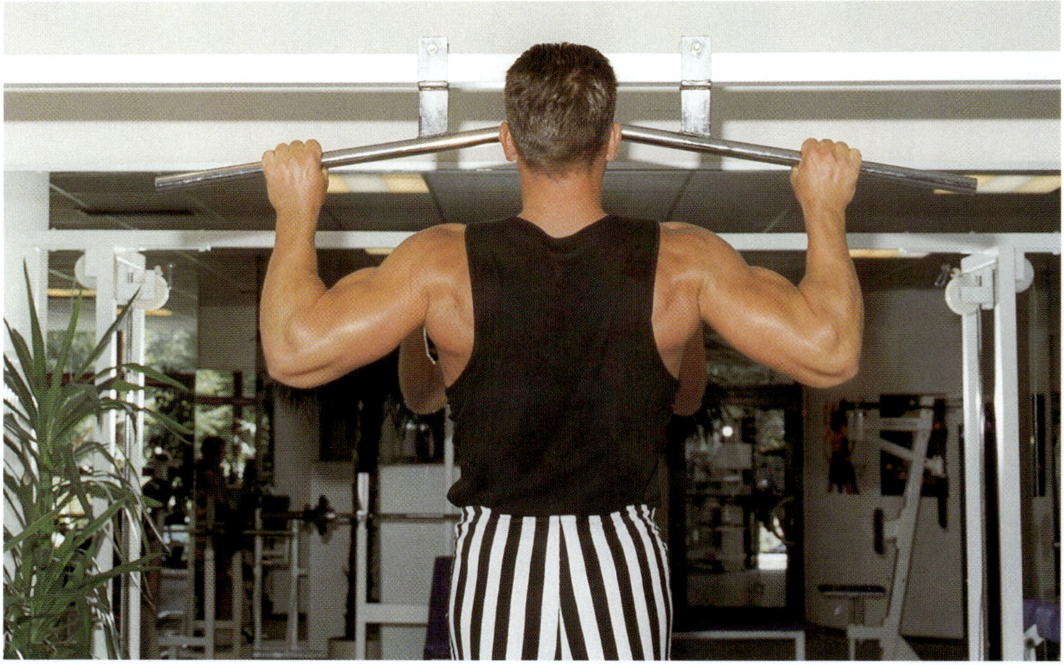

Bild 47: Klimmzüge mit weitem Griff (Endposition)

Klimmzüge mit engem Griff

Eine Variante zu den Klimmzügen sind die Klimmzüge mit engem Griff (siehe rechte Seite). Im Gegensatz zu den Klimmzügen mit weitem Griff werden die Ellbogen nicht seitlich, sondern vor dem Körper herabgeführt. Aufgrund des günstigeren Wirkungsgrades der beteiligten Muskeln fallen die Klimmzüge mit engem Griff etwas leichter als die Klimmzüge mit weitem Griff.

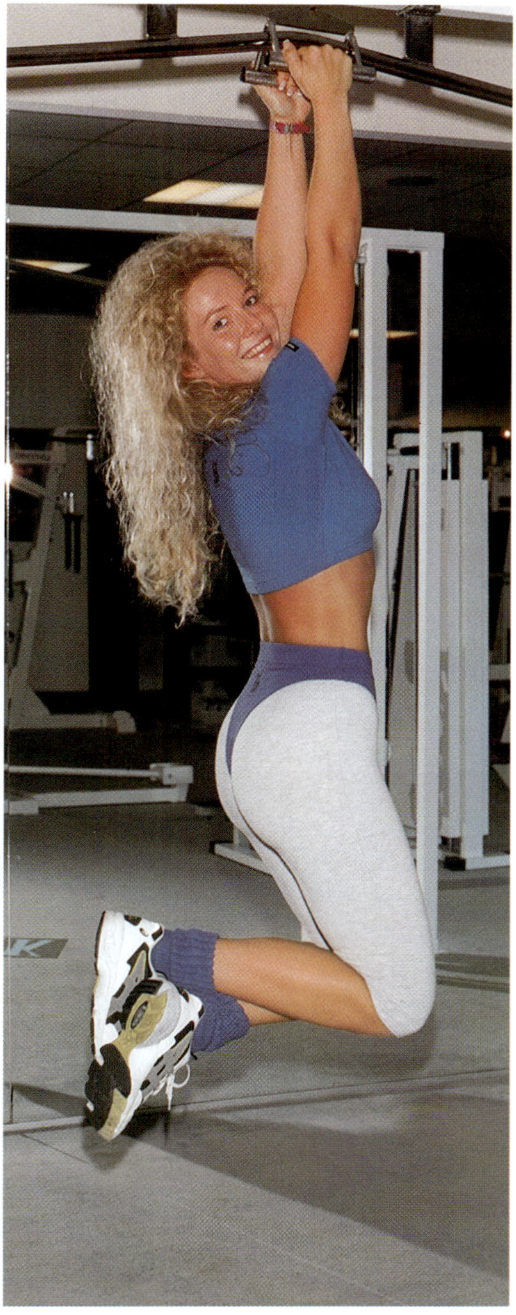

Bild 48a: Klimmzüge mit engem Griff (Anfang)

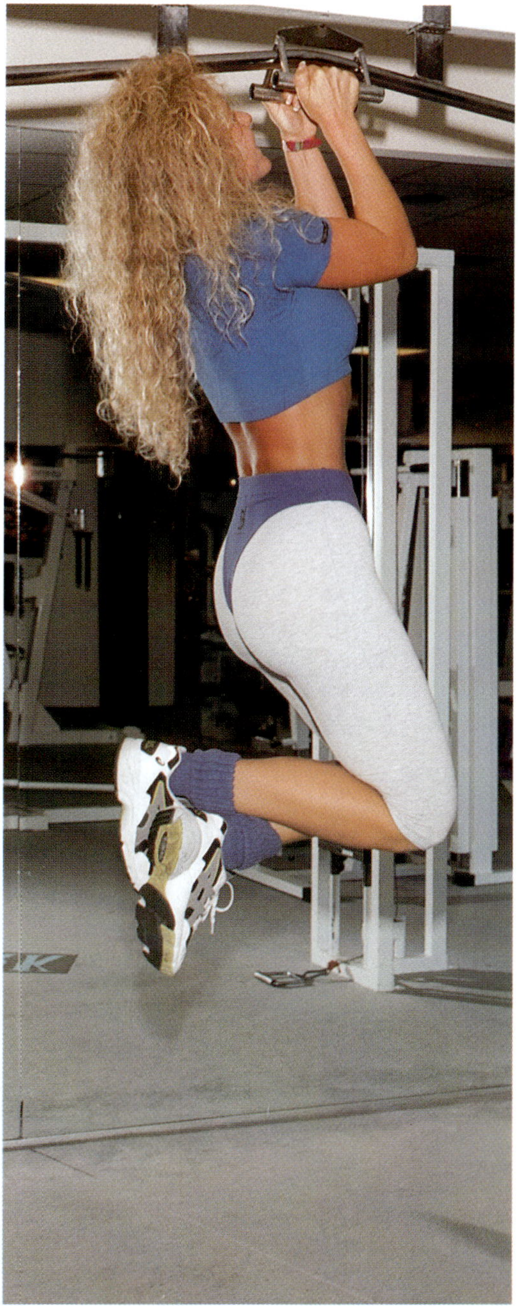

Bild 48b: Klimmzüge (Ende)

Rudern

Das Rudern ist eine Übung für den gesamten Rücken einschließlich der hinteren Schultermuskulatur und dem Armbeuger. Vermeiden Sie ein Zurücklegen des Oberkörpers über die Senkrechte in der Endposition der Übung.

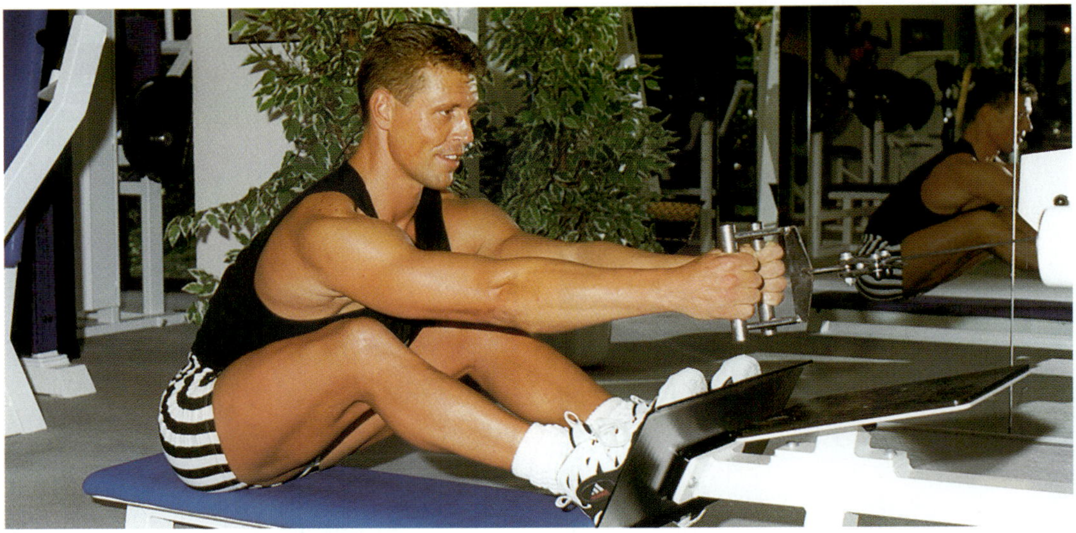

Bild 49: Rudern mit Parallelgriff (Anfangsposition oben und Endposition unten)

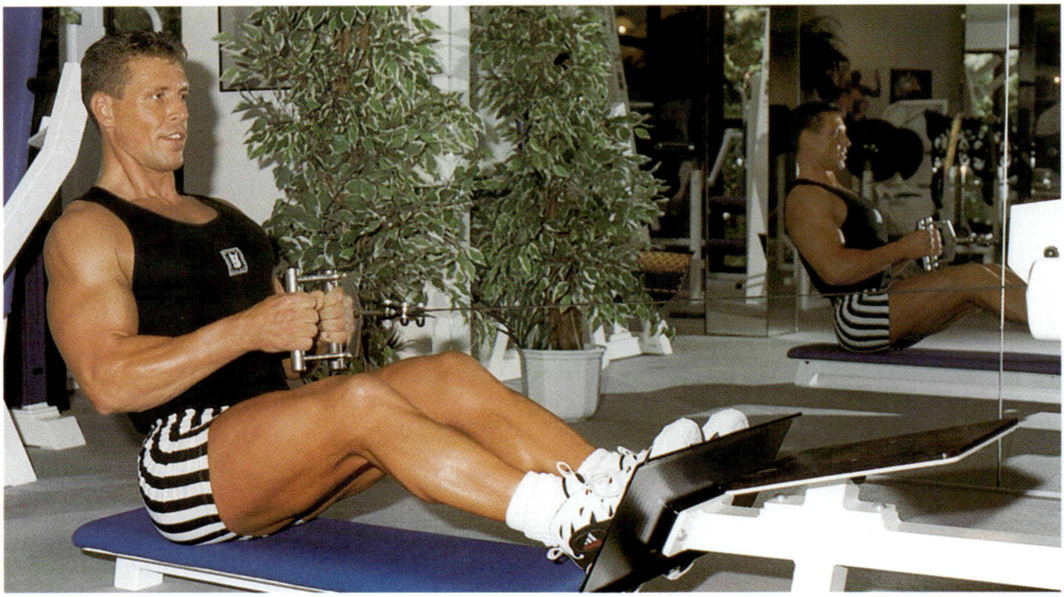

Vorgebeugtes Rudern

Eine Variante des Ruderns ist das vorgebeugte Rudern. Besonders wichtig bei dieser Übung ist die Fixierung des Oberkörpers, denn wird der anfängliche Zug an der Hantel durch ein ruckartiges Strecken der Wirbelsäule unterstützt, ist eine Verletzung im unteren Rückenbereich nicht auszuschließen. Dieser Fehler tritt vor allem bei zunehmender Ermüdung auf. Die Bewegungen werden zusehens unkontrollierter, und die Gefahr einer Rückenverletzung nimmt ständig zu. Voraussetzung für die Übung „Vorgebeugtes Rudern" ist ein gesunder Rücken. Aufgrund des Verletzungsrisikos muß der Bewegungsablauf hundertprozentig beherrscht werden. Im Anfängertraining hat diese Übung deshalb sicher nichts verloren. Sollten Sie allerdings bestrebt sein, risikoreiche, den unteren Rücken belastende Übungen generell aus dem Programm zu streichen, produzieren Sie gerade dort eine Schwachstelle. Übungen wie das vorgebeugte Rudern beugen einem Ungleichgewicht in der Körperentwicklung vor und haben deshalb durchaus ihre Berechtigung. Entscheidend ist, daß Sie die Bewegungsausführung beherrschen und Gewichte wählen, die für Ihren Rücken eine Belastung und keine Überlastung darstellen.

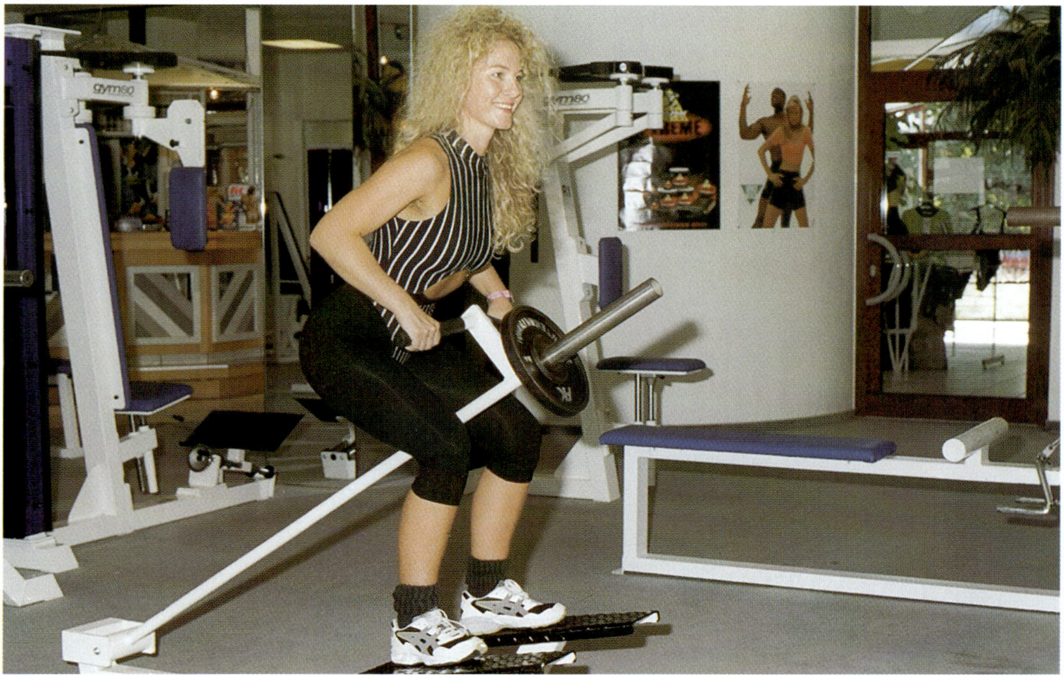

Bild 50: Vorgebeugtes Rudern (Endposition)

Kreuzheben

Das „Kreuzheben“ stellt eine hohe Belastung des ganzen Körpers dar. Insbesondere die vorderen und hinteren Beinmuskeln sowie die Rückenmuskulatur werden mit dieser Übung trainiert. Voraussetzung für das „Kreuzheben“ ist eine starke Rumpfmuskulatur, die erst einmal durch Übungen wie „Rückenstrecken“ (siehe Übungen für die Rumpfmuskulatur) trainiert werden sollte. Wenn Sie durch Beugung im Knie- und Hüftgelenk (siehe Foto unten links) die Hantel erfaßt haben, vergewissern Sie sich, daß Ihr Rücken in dieser Position gerade ist und auch während des gesamten Bewegungsablaufs gerade bleibt. Die Streckung des Körpers erfolgt gleichzeitig im Hüft- und im Kniegelenk. Vermeiden Sie ruckartige Bewegungen. Ziehen Sie kontinuierlich durch bis in die Streckung. Kraftdreikämpfer verwenden bei hohem Gewicht einen „gemischten“ Griff, das heißt eine Hand im Obergriff, die andere im Untergriff. Sie vermeiden so ein Herausrollen der Hantel.

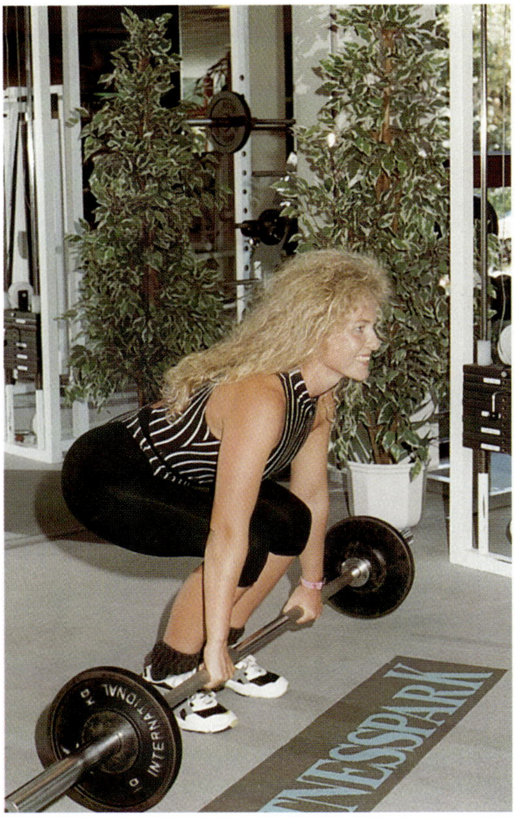

Bild 51a: Kreuzheben (Anfangsposition)

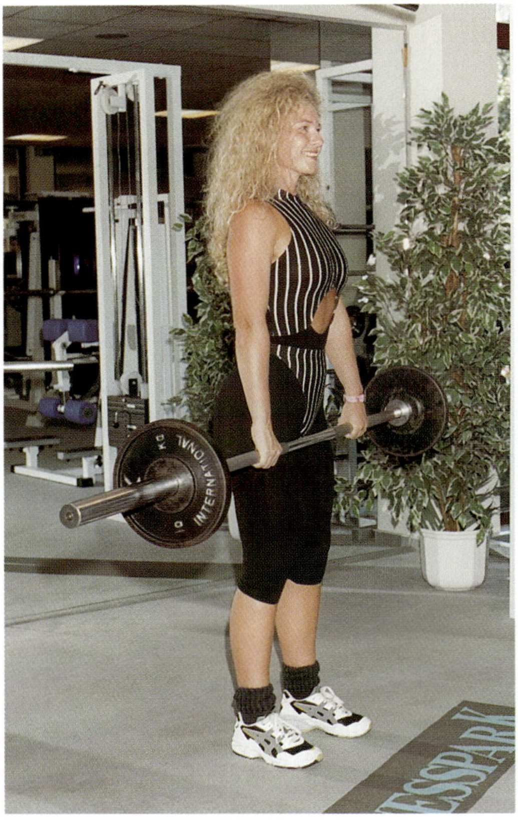

Bild 51b: Kreuzheben (Endposition)

Kniebeugen

Die „Kniebeuge" wird als die Königin unter den Kraftübungen bezeichnet. Eine ziemlich umstrittene Monarchin übrigens. Ihr wird nachgesagt, sie schade der Wirbelsäule und den Knien. Das ist Unsinn! Wenn Sie bei jedem Jogging-Schritt bereits das Dreifache Ihres Körpergewichtes abfangen müssen, dann können Sie sich vorstellen, welche Belastungen beim Tennis, Squash, Skilaufen oder beim Handstandüberschlag auftreten. Sollte eine korrekt ausgeführte, mit angemessenem Gewicht dosierte Kniebeuge schädigend sein, gehörten alle anderen genannten Sportarten schlichtweg verboten. Im Gegenteil, wir haben bereits gehört, daß korrektes Krafttraining den passiven Bewegungsapparat schützt und schont. Vorausgesetzt, Sie erlernen erst einmal die richtige Technik, bevor Sie beginnen, die Gewichte zu steigern:

1. Sorgen Sie immer für einen sicheren Stand. Sollten sich Ihre Fersen vom Boden lösen, sind Ihre Wadenmuskeln zu unelastisch. Dehnen Sie in diesem Fall Ihre hintere Beinmuskulatur. Solange Sie nicht in der Lage sind, einen sicheren Stand zu halten, legen Sie sich einen flachen Holzklotz unter die Fersen. So verhindern Sie eine zu starke Körpervorlage.

2. Blicken Sie während des gesamten Bewegungsablaufs geradeaus. Sie steuern über Ihre Kopfhaltung auch die Haltung Ihres Rückens, und der sollte gerade sein.

3. Machen Sie eine vollständige Kniebeuge. Verhindern Sie aber das passive Abbremsen der Abwärtsbewegung durch Sehnen und Bänder, indem Sie die Bewegung aktiv durch die Kraft Ihrer Beinmuskeln stoppen. Sollte das nicht möglich sein, verwenden Sie viel zu hohe Gewichte. Verzichten Sie außerdem darauf, durch Abfedern in der Beuge Schwung für die Aufwärtsbewegung zu holen. Das halten Ihre Sehnen und Bänder bestimmt nicht lange aus!

4. Sollten Sie in der Aufwärtsbewegung die Knie gegeneinanderpressen, handelt es sich um eine Koordinationsschwäche Ihrer Gesäßmuskulatur und der Adduktoren. Dem aus dieser Schwäche resultierenden Flattern der Knie beugen Sie durch ein Zusammenpressen vor. Wählen Sie ein geringeres Gewicht, und üben Sie den korrekten Bewegungsablauf solange, bis Sie diesen Fehler ausgemerzt haben. Bei Frauen wird aufgrund der weiblichen Beckenform die X-Beinstellung noch begünstigt.

6. Wenn Sie sich das Gewicht auf die Schultern legen, sollte es dort von der Muskulatur und nicht von einem Wirbel getragen werden. Sie können das unterstützen, indem Sie die Ellbogen nach hinten oben anheben.

Und zum Schluß eine kurze Stellungnahme zu der Frage, ob Sie besser einen Gewichthebergürtel tragen oder nicht? — Wir haben bereits erwähnt, daß Sie überall dort, wo Sie unterstützen, Schwachstellen produzieren. So auch hier. Sie sollten deshalb bei leichteren Gewichten auf den Gürtel verzichten und ihn nur bei hoher Belastung verwenden. Auf diese Weise stärken Sie Ihren Rücken und schützen ihn dennoch vor Überlastung.

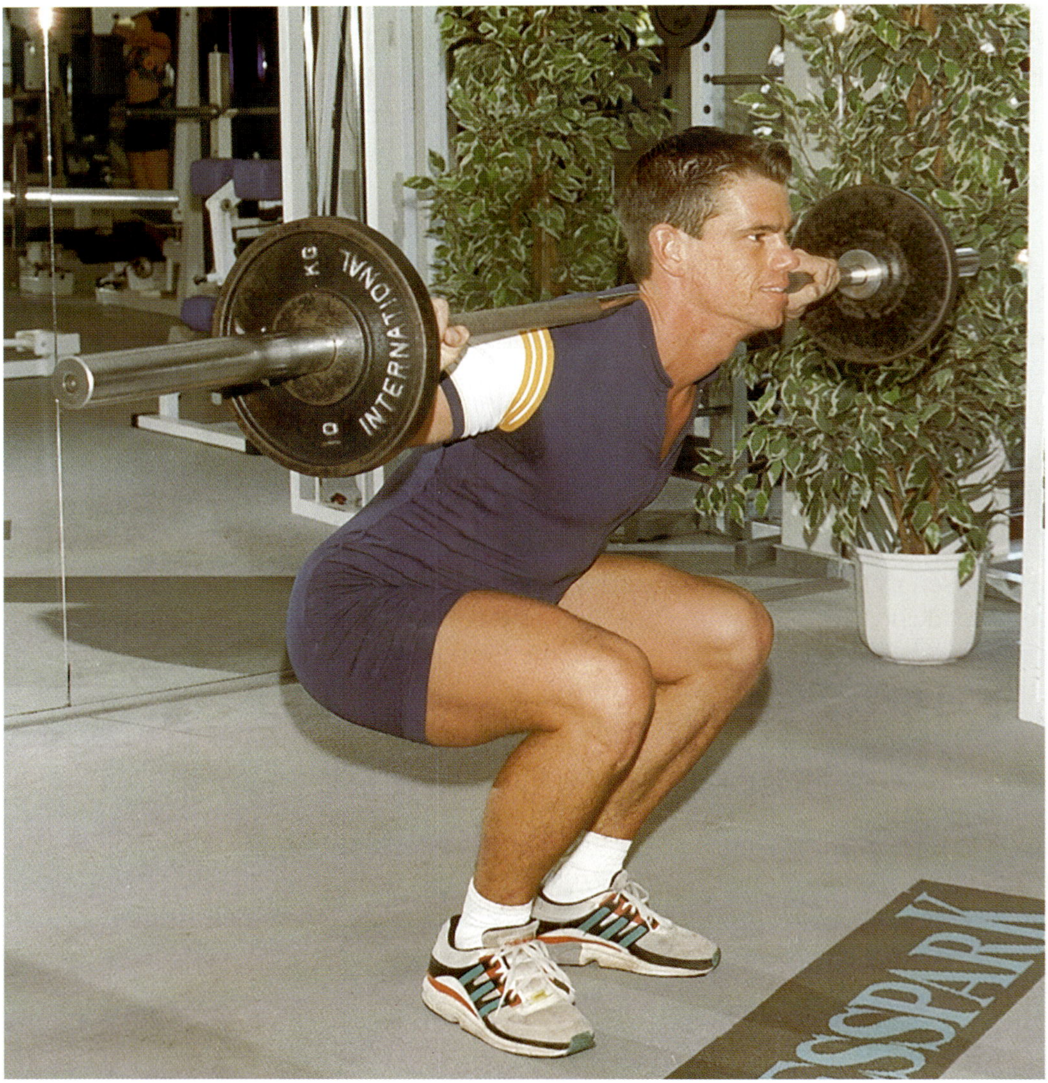

Bild 52: Kniebeugen (Anfangsposition)

Hackenschmidt-Kniebeugen

Eine Variante der Kniebeugen sind die „Hackenschmidt-Kniebeugen“.

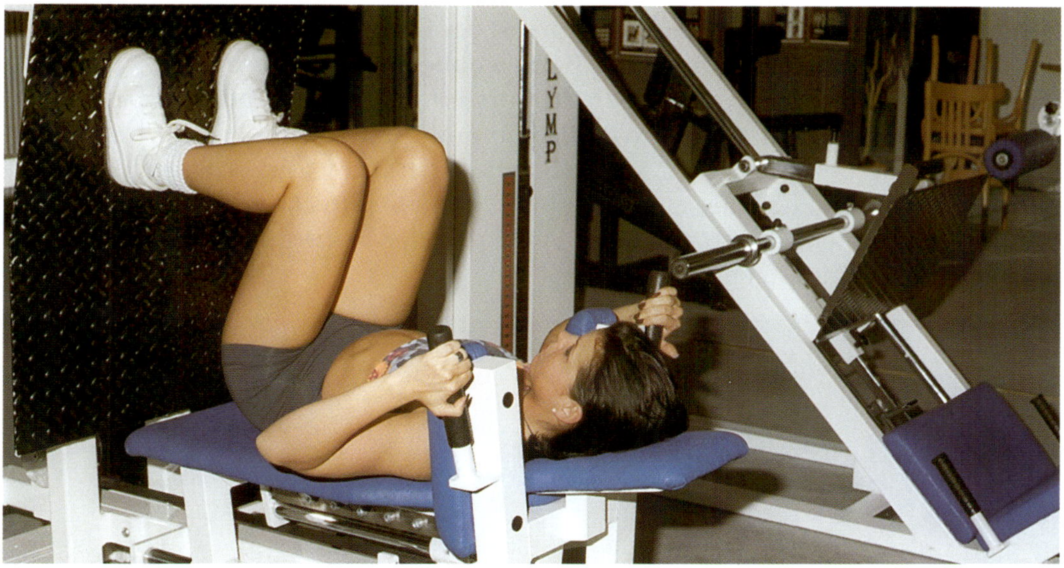

Bild 53a + b: Hackenschmidt-Kniebeugen (Anfangsposition oben, Endposition unten)

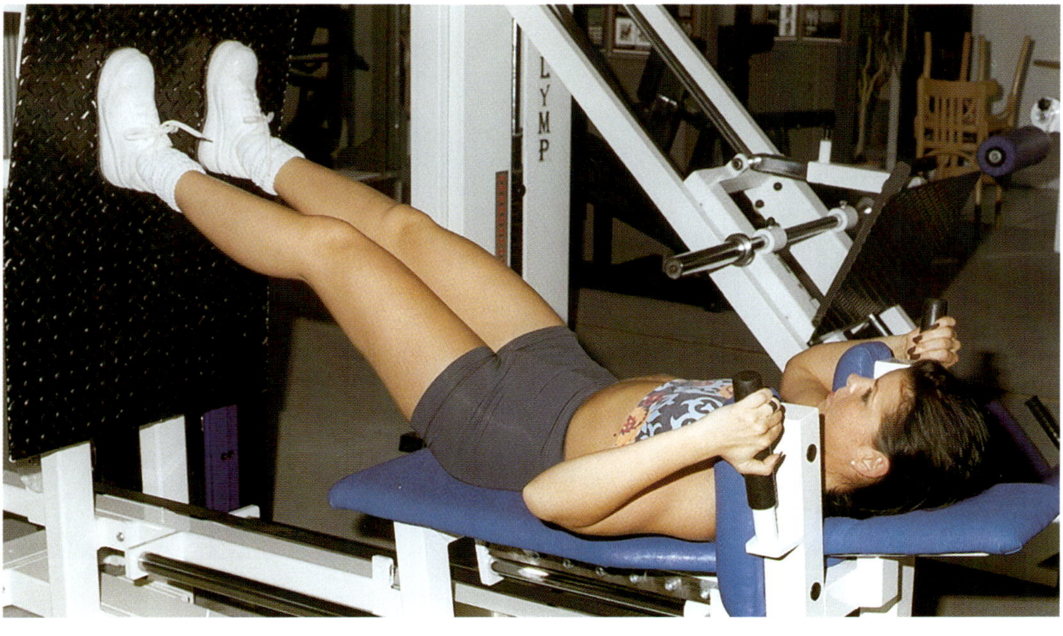

Beinpresse

Der Bewegungsablauf an der Beinpresse unterscheidet sich von der Kniebeuge durch die unvollständige Hüftstreckung und den fixierten Oberkörper. Achten Sie bei der Ausführung darauf, daß Sie während der Endphase der Negativbewegung, bei gebeugten Beinen also, nicht das Becken anheben (siehe Abbildung unten). In diesem Fall würde der Kraftpfeil direkt durch den fünften Lendenwirbel zeigen, der im gebeugten Zustand der Wirbelsäule praktisch frei in der Luft hinge. Unphysiologische Belastungen dieser Art sollten Sie vermeiden. Lassen Sie außerdem die Kniegelenke nicht „einschnappen", sondern strecken Sie die Beine langsam durch. Empfehlungen, von einer Streckung der Beine ganz abzusehen, kann ich allerdings nicht folgen.

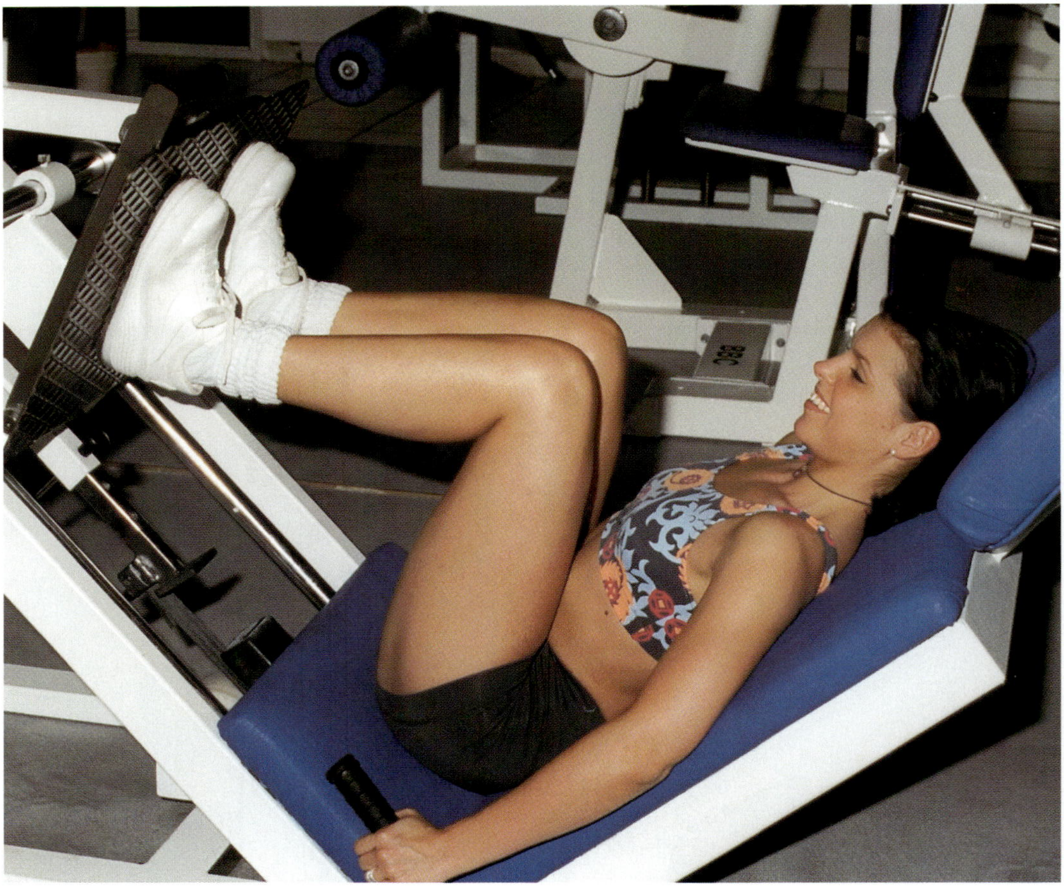

Bild 54: Beinpresse (Anfangsposition)

Übungen für die Beweglichkeit

Nach den Kräftigungsübungen werden nun die Übungen für die Beweglichkeit dargestellt, so wie sie im Fitneßcenter bevorzugt durchgeführt werden.

Beinmuskulatur und Hüftbeuger

Auf dem Foto unten sehen Sie die Dehnung des Beinbeugers. Die Fotos auf den folgenden Seiten zeigen Dehnübungen für die Muskulatur des vorderen Oberschenkels und des Hüftbeugers sowie Übungen zur Dehnung der Wadenmuskulatur, der Abduktoren und der Adduktoren.

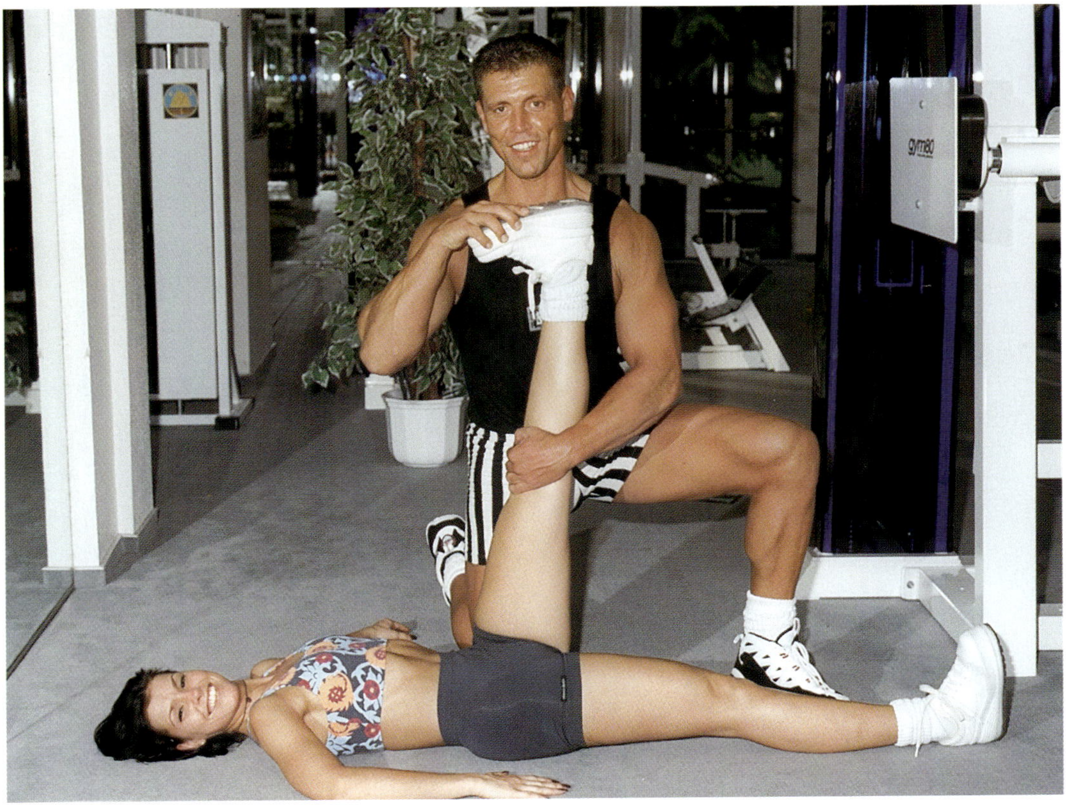

Bild 55: Dehnung des Beinbeugers

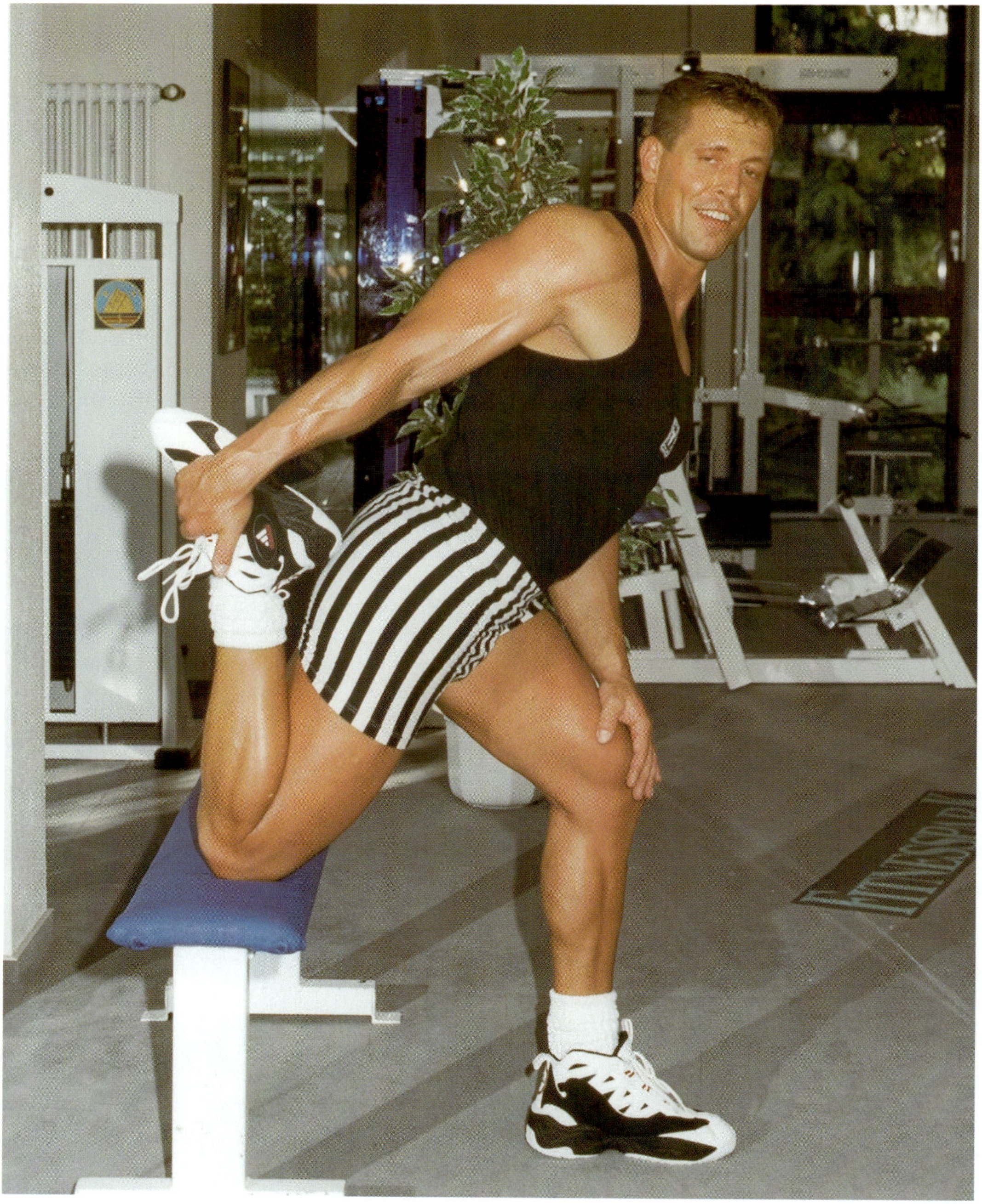

Bild 56: Dehnung des vorderen Oberschenkels und des Hüftbeugers

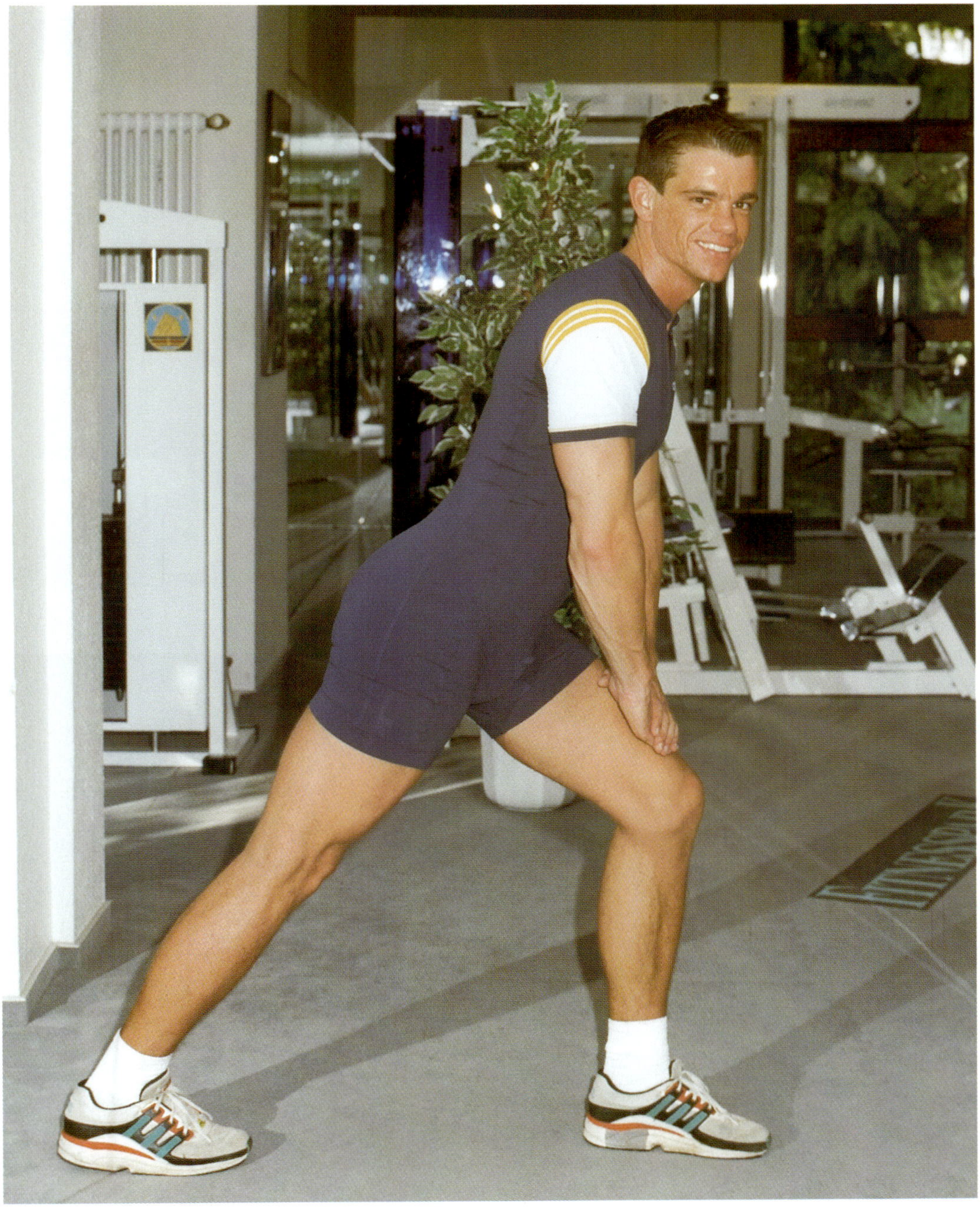

Bild 57: Dehnung der Wadenmuskulatur

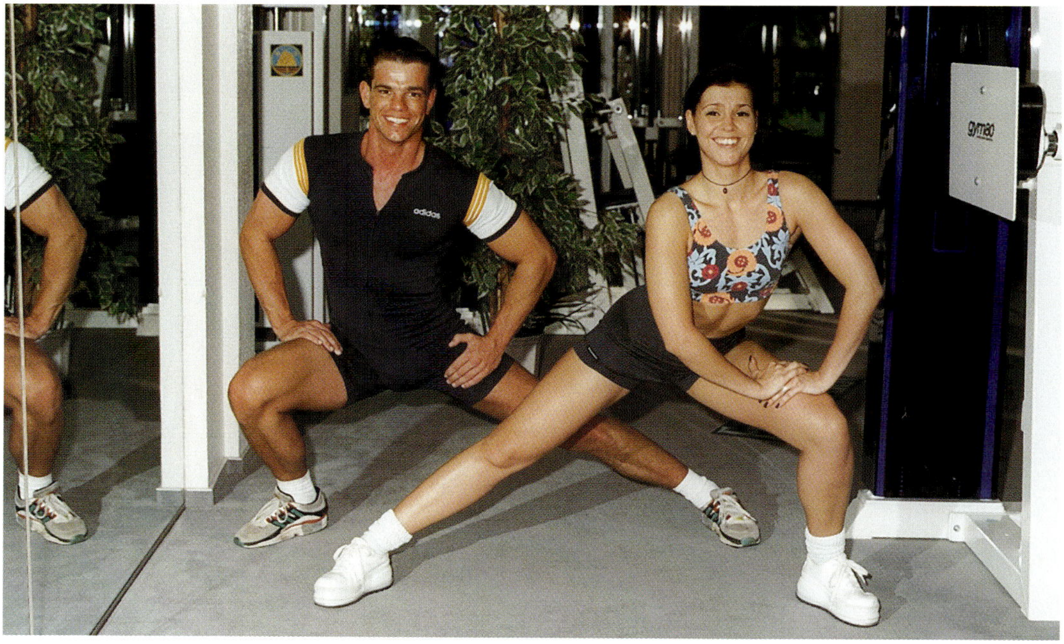

Bild 58: Dehnung der Adduktoren

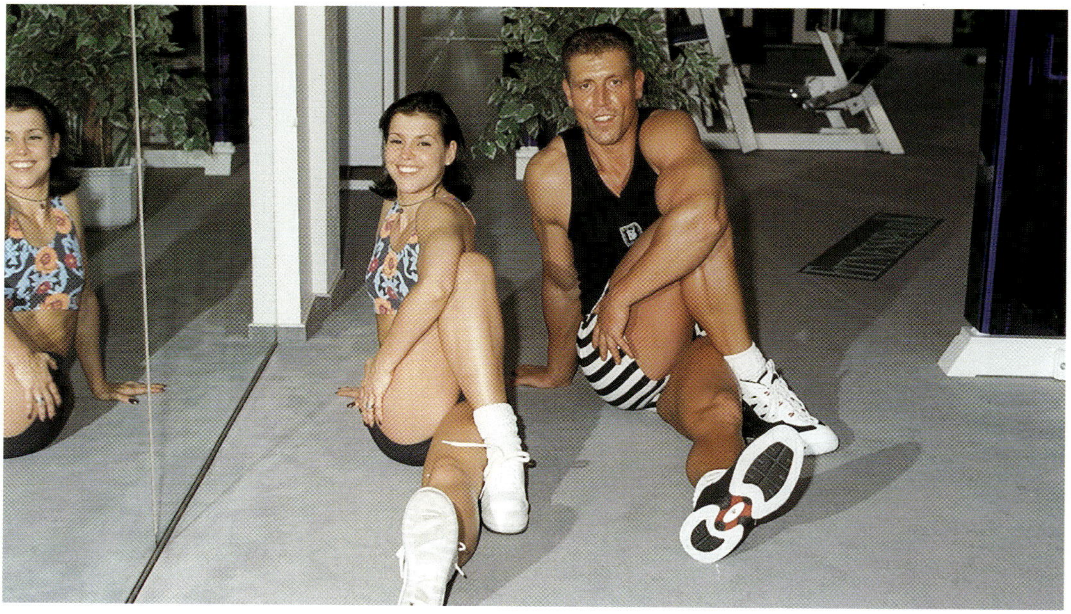

Bild 59: Dehnung der Abduktoren

Bauchmuskulatur und Rückenstrecker

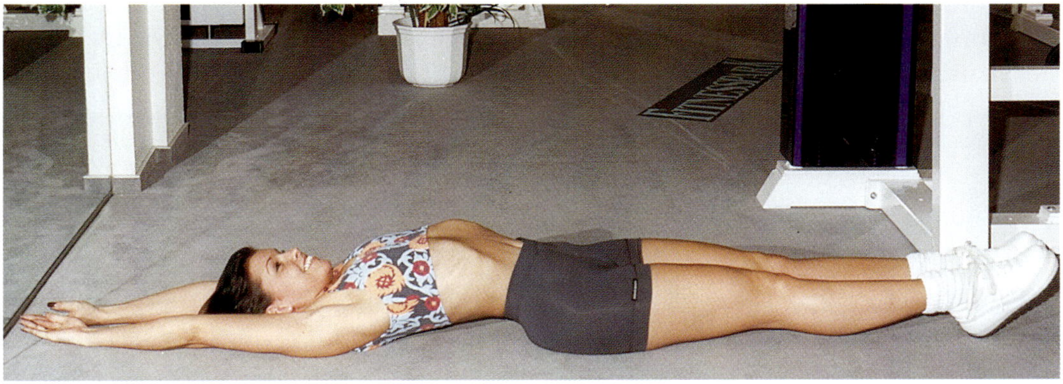

Bild 60: Dehnung der Bauchmuskulatur

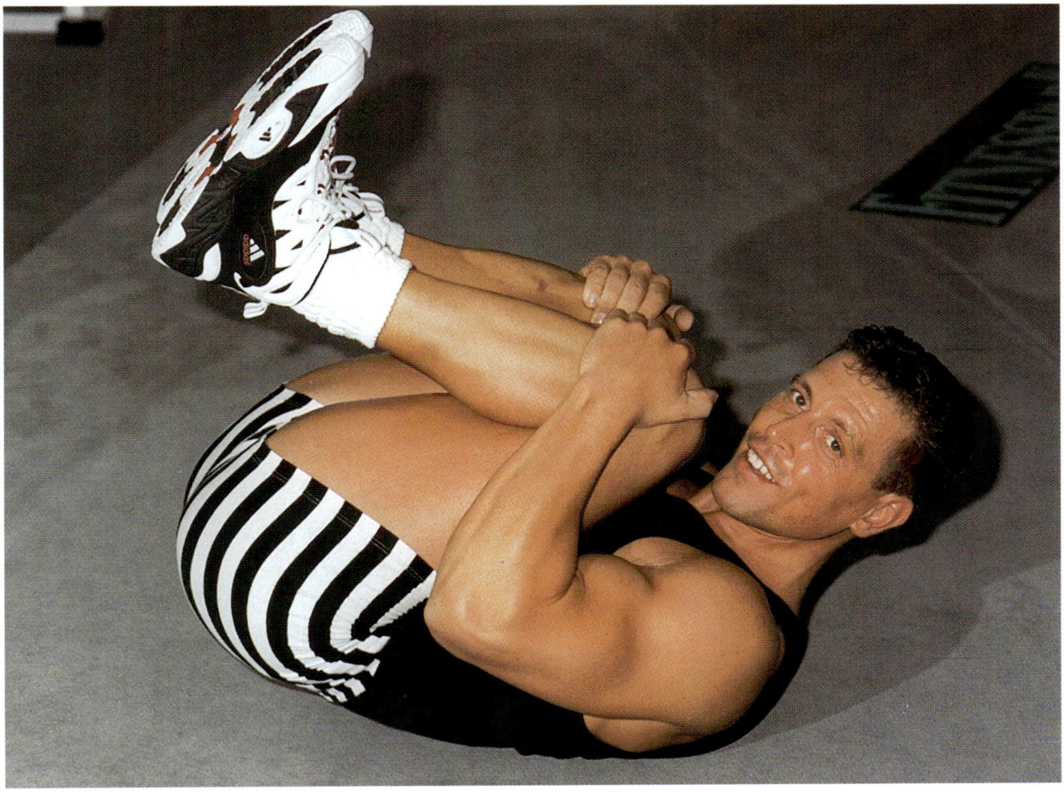

Bild 61: Dehnung des Rückenstreckers

Brustmuskulatur

Die Dehnung des Brustmuskels ist als Partnerübung dargestellt. Weichen Sie dem Dehnungsreiz nicht aus, indem Sie die Schultern nach vorn drehen. Die Dehnung der Brustmuskulatur ist besonders wichtig für Sportler mit einem Rundrücken.

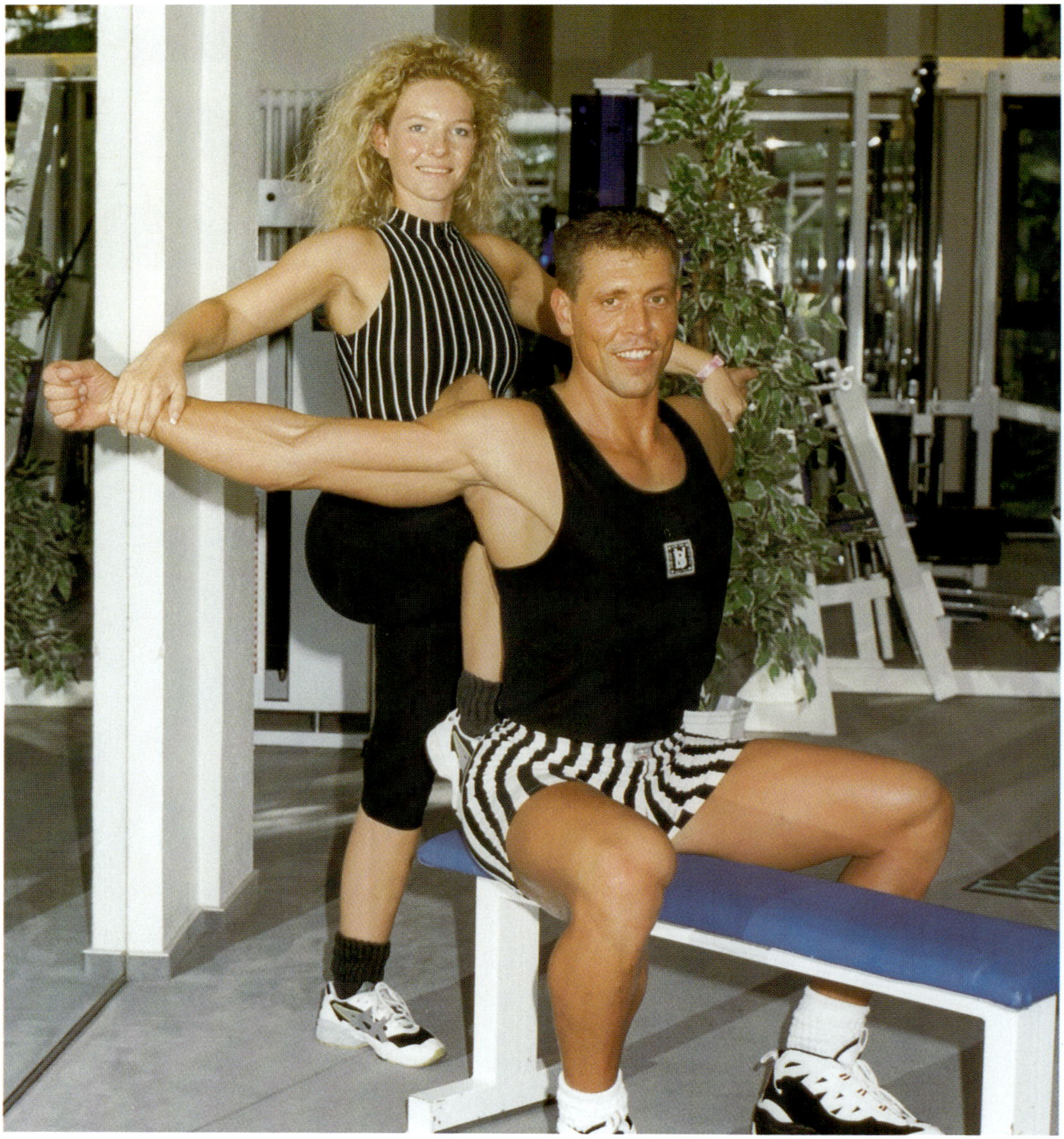

Bild 62: Dehnung der Brustmuskulatur

Schultermuskulatur, Armstrecker und Armbeuger

Auf dem Bild unten sehen Sie eine Möglichkeit, Ihre vordere Schultermuskulatur zu dehnen. Die Dehnung der hinteren Schulter und der Rückenmuskulatur zeigt Bodo auf dem Bild 64 auf der folgenden Seite oben, während Anja die Dehnung des Armstreckers und des Latissimus demonstriert. Auf dem Bild 65 auf der folgenden Seite unten sehen sie die Dehnungsübung für den Armbeuger.

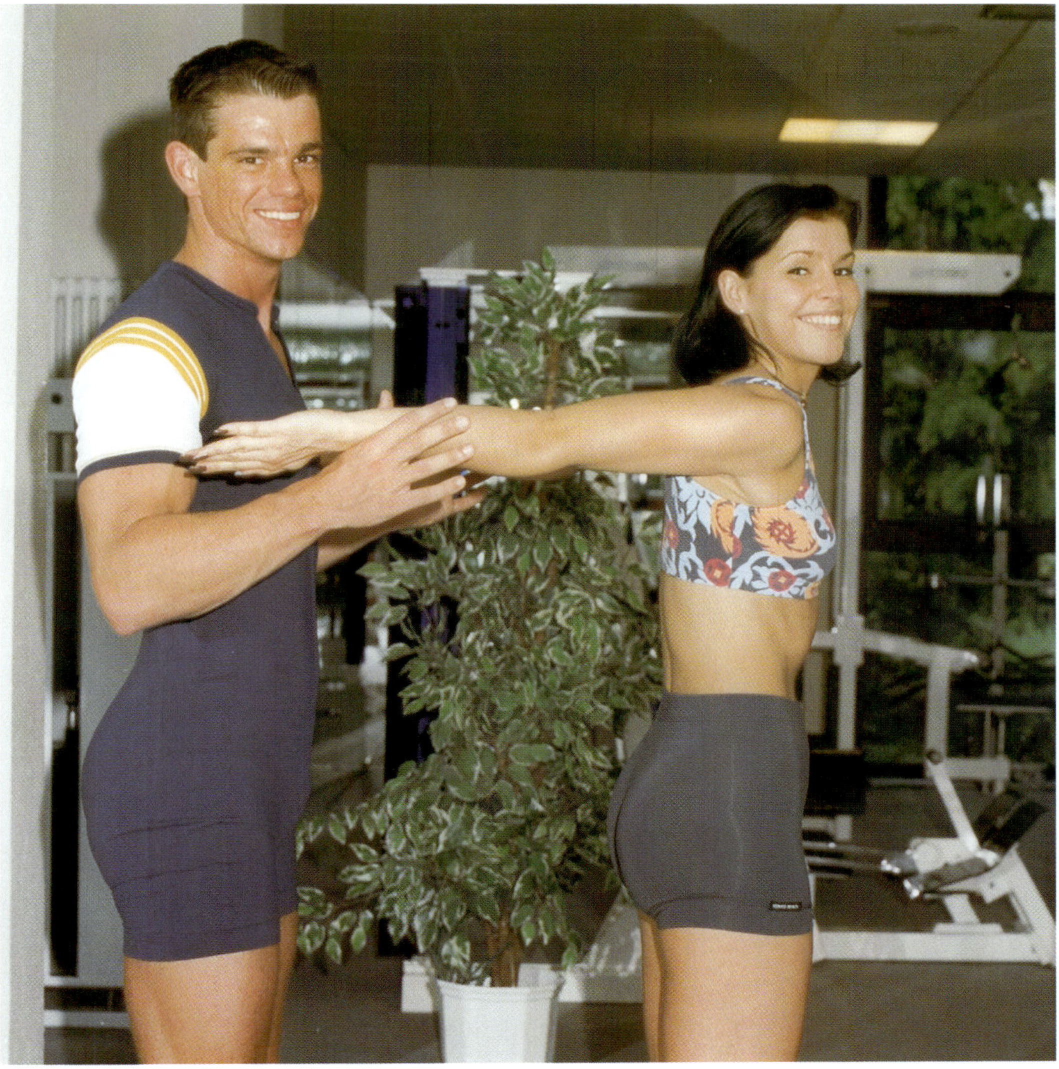

Bild 63: Dehnung der vorderen Schulter

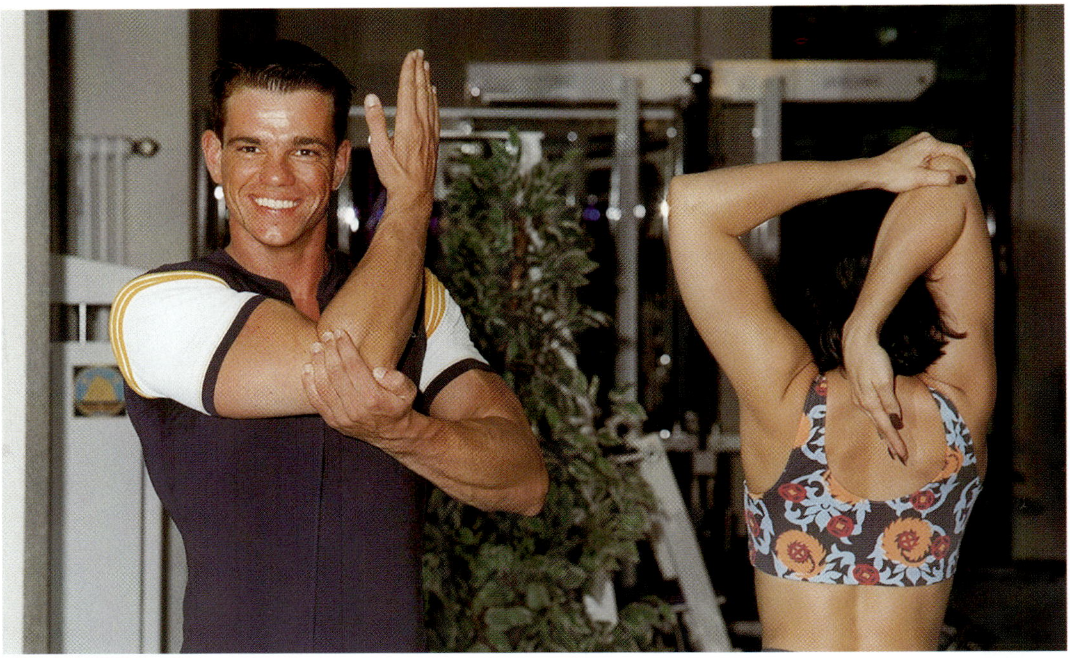

Bild 64: Bodo: Dehnung der hinteren Schulter; Anja: Dehnung des Trizeps und Latissimus

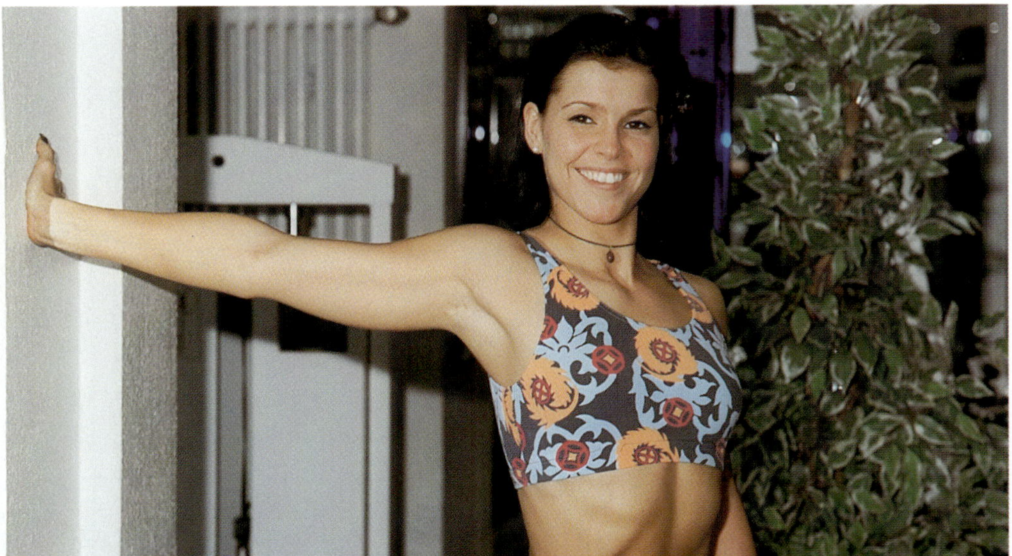

Bild 65: Dehnung des Armbeugers (Bizeps)

Sie haben die Wahl!

Nun liegt es an Ihnen, sich aus der Vielzahl der Ausdauer-, Kraft- und Beweglichkeitsübungen die entsprechenden auszuwählen. Während das bei den Ausdauer- und Beweglichkeitsübungen kein großes Problem darstellt, tun sich viele Sportler bei der Auswahl geeigneter Kraftübungen schon schwerer. Sie sind der Ansicht, daß Sie Ihre Muskeln mit vielen verschiedenen Übungen trainieren müssen, um sie aus unterschiedlichsten Gelenkwinkeln und Ansatzpunkten zu belasten, nur so sei maximales Muskelwachstum möglich. Warum aber Armbeugen an der Langhantel, Armbeugen an der Kurzhantel, Armbeugen an der SZ-Stange, Armbeugen an der Maschine und eventuell auch noch Kabelziehen, alles für den Bizeps? Es gibt Sportler, denen selbst das noch nicht reicht. Mit erstaunlichem Einfallsreichtum erweitern sie das im Fitneßcenter bereits vorhandene Angebot an Übungen um immer neue, zum Teil recht waghalsige Konstruktionen und Aufbauten. Ist das wirklich notwendig? Dem Bizeps dürfte es doch eigentlich ziemlich egal sein, ob Sie eine lange oder eine kurze Hantelstange in der Hand halten. In beiden Fällen beugen Sie das Ellbogengelenk. Natürlich – es ist vom Trainingseffekt her schon ein Unterschied, ob sich Ihr Ellbogen vor, hinter oder neben dem Körper befindet, wenn Sie ihn beugen. Die eine Version belastet mehr den inneren, die andere mehr den äußeren Muskelkopf. Es ist sicher auch etwas anderes, ob Sie eine Langhantel oder eine SZ-Stange in der Hand halten. Aber ist das für Ihre Muskelentwicklung auch entscheidend, oder lenkt es nicht viel eher vom Wesentlichen ab? Sicher ist, daß viele unterschiedliche Übungen auch viele Sätze erfordern. Je mehr Sätze Sie jedoch durchführen, desto weniger Intensität bleibt für den einzelnen Satz. Kraft und Muskelwachstum setzen aber ein intensives Training voraus, und dem widerspricht nun einmal ein hoher Umfang. Machen Sie sich klar, daß Ihr Bizepstraining nicht dadurch effektiver wird, daß Sie ständig auf der Suche nach neuen Übungen sind. Was Sie mit ganz normalen Langhantelcurls nicht erreichen, das erreichen Sie auch mit keiner anderen Übung.

Also nur eine Übung pro Muskel? Langhantelcurls für den Bizeps, Situps für den Bauch und Bankdrücken für die Brust? – Nein, so war das nicht gemeint. Die vielen verschiedenen Übungen, mit denen Sie Ihre Muskeln trainieren können, haben durchaus ihren Sinn. Entscheidend ist, daß Sie die Kriterien kennen, nach denen Sie aus der Fülle der Möglichkeiten auswählen. Wann beispielsweise bevorzugen Sie für Ihr Beintraining den Beinstrecker, wann die Beinpresse und wann

Kniebeugen? Orientieren Sie sich bei der Wahl der richtigen Übung an Ihren Fähigkeiten, an Ihren körperlichen Voraussetzungen, an Ihren Trainingszielen und an Ihren persönlichen Vorlieben.

Ihre Vorlieben

Einige Übungen scheiden schon deshalb aus, weil Sie Ihnen keinen Spaß machen. Ersetzen Sie diese ruhig durch andere Übungen – andere Übungen, aber für die gleiche Muskelgruppe, versteht sich. Gehen Sie an die Beinpresse, wenn Sie die Hackenschmidt-Kniebeugen nicht mögen. Achten Sie aber darauf, daß Ihre Alternativübung tatsächlich einen vollwertigen Ersatz darstellt. So sind Situps, wie wir bereits festgestellt haben, kein Ersatz für Bauchpressen, und das Wadenheben sitzend kann die stehende Version nicht ersetzen. Entscheidender als Ihre persönlichen Vorlieben sind jedoch Ihre aktuellen Fähigkeiten. Das heißt: Es ist schön, wenn Ihnen eine Übung Spaß macht, wichtiger ist aber, daß Sie sie beherrschen.

Ihre aktuellen Fähigkeiten

Kniebeugen, Kreuzheben oder vorgebeugtes Rudern beispielsweise haben unter gesundheitlichem Aspekt ein sehr negatives Image. Dafür verantwortlich sind jedoch weniger die Übungen als vielmehr die Sportler, die diese Übungen immer wieder falsch ausführen. Hin und wieder hört man selbst von Fachleuten, Hanteln seien „Bandscheiben-Killer" und hätten deshalb im Fitneßbereich nichts verloren. Das ist falsch! – Hand aufs Herz, würden Sie als Turner gleich einen Handstand auf einem Barren versuchen, obwohl Sie noch gar keinen Handstand können? Wahrscheinlich nicht! Was für den Handstand gilt, das gilt auch für das Hanteltraining. Versuchen Sie sich nicht gleich an Kniebeugen mit hohem Gewicht, wenn Sie noch keine Kniebeugen können. Üben Sie den Bewegungsablauf ohne Belastung, und trainieren Sie derweil an Maschinen, die Ihnen aufgrund der geführten Bewegungen eine risikolose Kräftigung Ihrer Muskulatur erlauben. Erst wenn Sie auf diese Weise ein ausreichend starkes Muskelkorsett aufgebaut und den Bewegungsablauf hinreichend geübt haben, sollten Sie beginnen, mit freien Gewichten zu trainieren, die dann allerdings nicht nur dem Bodybuilder, sondern auch dem Fitneßsportler einige Vorteile bieten. Zum einen schulen Sie an der Hantel neben der Kraft auch die Koordination, da die Bewegungen nie eingelenkige Bewegungen sind, und zum anderen trainieren Sie immer auch die unterstützende und stabilisierende Muskulatur mit. Damit gemeint sind diejenigen Muskeln, die einem Gelenk die notwendige Stabilität geben. So sorgt z. B. der Beinstrecker (Quadrizeps) für die Stabilisierung des Kniegelenks. Gerade dieser schützende Aspekt des Hanteltrainings ist auch für den Fitneßsportler ein wichtiges Argument, schwierigere

Übungen wie die Kniebeuge zu erlernen. Es gibt darüber hinaus aber auch noch einen ganz praktischen Aspekt, der das Hanteltraining für Fitneßsportler attraktiv macht: — der geringe Zeitaufwand. Sie kräftigen z. B. mit der Kniebeuge allein die Oberschenkel vorn und hinten, innen und außen, die Waden, den Gesäßmuskel und die gesamte Rückenmuskulatur. Bei isoliertem Training müßten Sie dafür mindestens sieben verschiedene Übungen durchführen.

Ihre körperlichen Voraussetzungen

Eine Einschränkung in der Übungsauswahl erfahren Sie durch körperliche Handicaps wie Rücken- oder Gelenkbeschwerden, Muskel- oder Sehnenverletzungen, Herz-Kreislauf-Probleme und so weiter. Bei Rückenbeschwerden beispielsweise sollten Sie auf alle freistehenden Übungen verzichten, die das Heben von Gewichten über oder vor dem Körper erfordern, z. B. Schulterdrücken, Frontheben, Kreuzheben, Kniebeugen, Langhantelcurls oder vorgebeugtes Rudern. Weichen Sie in diesem Fall auf Alternativübungen aus, die Ihnen eine Kräftigung Ihrer Muskulatur bei weitestgehender Schonung von Wirbelsäule und Gelenken erlauben. Dazu zählen Kurzhantelcurls und Seitheben, beides sitzend an der Schrägbank, oder auch „reverse butterflyes". Bereiten Sie Ihren Rücken derweil durch gezielte Übungen, z. B. Rückenstrecken und Bauchpressen, gefahrlos auf höhere Belastungen vor.

Haben Sie Probleme mit dem Herzen? Dann vermeiden Sie Preßatmung. Verwenden Sie grundsätzlich nur so hohe Gewichte, daß Sie bei der Ausführung Ihrer Übungen nicht die Luft anhalten (pressen) müssen, sondern problemlos durchatmen können. Gerade im Kraftsport dürfen Herzbeschwerden nicht auf die leichte Schulter genommen werden. Trainieren Sie nur nach Absprache mit Ihrem Arzt! Lassen Sie darüber hinaus alle Übungen aus, die Ihnen Schmerzen bereiten — oder zumindest, solange sie Ihnen Schmerzen bereiten. Schmerzen sind Warnsignale, die Sie nicht ignorieren sollten. Andernfalls laufen Sie Gefahr, daß Ihre Beschwerden chronisch werden, das heißt: Sie werden sie nicht mehr los. Trotz all dieser Einschränkungen darf gesagt werden, daß Personen mit körperlichen Handicaps im gutgeführten Fitneßcenter bestens aufgehoben sind. Nirgendwo sonst besteht die Möglichkeit, den Muskel und auch das Herz-Kreislauf-System so gezielt und fein dosiert zu trainieren, wie im Sportstudio.

Ihr Trainingsziel

Neben Ihren Vorlieben, Fähigkeiten und körperlichen Voraussetzungen entscheidet natürlich nicht zuletzt auch Ihr Trainingsziel über die Auswahl geeigneter Übungen. Möchten Sie kräftiger werden oder ausdauernder, Muskulatur aufbauen oder Fettgewebe reduzieren? Für jedes dieser Ziele gibt es geeignete Trainingsübungen.

Gewichtsreduktion

Auch wenn es sich logisch anhört, daß Sie Übungen für den Bauch machen sollten, wenn Sie am Bauch Fett abnehmen möchten, so ist es dennoch falsch. Mit Übungen wie Bauchpressen (Crunches) kräftigen und straffen Sie zwar die Bauchmuskulatur, nur Ihr Fett werden Sie damit nicht los. Den Abbau Ihrer Fettdepots erreichen Sie vielmehr über einen hohen Energieverbrauch. Da der größte Verbraucher unter Belastung der Muskel ist, sollten Sie viele und große Muskeln in Bewegung setzen, um Ihrem Körperfett zu Leibe zu rücken. Dafür bieten sich vor allem Dauerleistungsgeräte wie das Fahrradergometer oder das Laufband an. Aber auch ein Zirkeltraining, bei dem Sie Übungen hintereinanderschalten, die große Muskelgruppen belasten, wird Sie Ihrem Ziel, das Gewicht zu reduzieren, näher bringen. Wesentlich näher als Bauchübungen!

Kann man den Muskel formen?

Mit falschen Vorstellungen werden häufig auch die Übungen für den Muskelaufbau ausgewählt. So geht beispielsweise das Gerücht um, Bankdrücken mit breitem Griff trainiere mehr die äußere Brust, ein enger Griff die innere, Schrägbankdrücken mit dem Kopf nach oben die obere Brust und Schrägbankdrücken mit dem Kopf nach unten die untere. Wenn dem wirklich so wäre, sollten Sie auf keinen Fall längerfristig Schrägbankdrücken mit dem Kopf nach oben und breitem Griff mit der entgegengesetzten Variante kombinieren, also Schrägbankdrücken mit dem Kopf nach unten und engem Griff. Damit würden Sie schließlich nur Ihre obere/äußere und untere/innere Brust trainieren, während sich Ihre innere/obere und äußere/untere Brust nicht entwickeln würde. Wie sähe das denn aus? — Glücklicherweise ist dem nicht so. Wenn der Muskel kontrahiert, dann in seiner Gesamtheit und nicht etwa nur der innere oder der äußere Anteil. Mit anderen Worten: Es gibt weder ein gezieltes Training für die innere noch für die äußere Brust. Anders verhält es sich in der Tat mit dem oberen und dem unteren Anteil des Brustmuskels, da es sich hierbei um zwei verschiedene Muskeln einer Muskelgruppe handelt, die selbstverständlich auch gezielt trainiert werden können. Normalerweise ist das jedoch nicht erforderlich. Trainieren Sie jeden Muskel in seiner Gesamtheit, und setzen Sie spezielle Übungen nur dann ein, wenn ein Anteil dieses Muskels unterentwickelt ist und gezielt aufgebaut werden soll.

Kraft- und Muskelaufbautraining

Im Bereich Kraft- und Muskelaufbautraining gibt es andere, wichtigere Kriterien, nach denen Sie Ihre Übungen auswählen sollten, z. B. die Bewegungsdynamik. So benötigen Sie für das intramuskuläre Koordinationstraining explosiv-dynamische

Bewegungen, für den Muskelaufbau jedoch eine gleichmäßig-kontinuierliche Ausführung der Übungen. Für eine explosiv-dynamische Bewegungsausführung zur Verbesserung der intramuskulären Koordination sind Kabelzuggeräte sicher weniger geeignet als die freie Hantel. Wählen Sie also für ein Training mit hohen Gewichten (2 bis 6 Wiederholungen) und explosiven Bewegungen nicht das Kabelziehen, sondern das Bankdrücken – und nicht den Beinstrecker, sondern die Kniebeuge. Für das Muskelwachstum wählen Sie kontinuierliche Bewegungen mit mittlerem Gewicht (6 bis 12 Wiederholungen). Dafür eignen sich Maschinen ebensogut wie freie Hanteln. Das heißt, sollten Sie Ihre Bewegungen nicht explosiv, sondern mit einer ruhigen, gleichmäßigen Kraftentfaltung ausführen, erreichen Sie das mit Kniebeugen ebensogut wie an der Beinpresse oder am Beinstrecker. Kabelzuggeräte bieten jedoch eindeutig einen Vorteil, wenn Sie mit leichten Gewichten trainieren, da Sie Ihren Muskel über den Kabelzug ständig unter Spannung halten. Mit der freien Hantel dagegen ergeben sich kurzfristige Entspannungsphasen immer dann, wenn Sie Ihre Gelenke durchstrecken. Um eine ständige Spannung des Muskels zu erreichen, müßten Sie beim Bankdrücken beispielsweise die Bewegung bereits kurz vor der Armstreckung abbrechen, während die Butterflymaschine die volle Spannung über den gesamten Bewegungsablauf gewährleistet.

Ihr Trainingsprogramm

Auch Ihr Trainingsprogramm könnte einen entscheidenden Faktor bei der Übungsauswahl darstellen. Wenn Sie beispielsweise nach dem Pull-and-Push-System die Muskelgruppen Brust, Schultern und Trizeps an ein und demselben Tag trainieren, sollten Sie für Ihr Brust- und Schultertraining zumindest einige Übungen wählen, die den Trizeps nicht belasten, z. B. Butterfly, Seitheben und so weiter. Würden Sie schon während des Brusttrainings ausschließlich den Trizeps belastende Übungen wie Bankdrücken, Schrägbankdrücken und Kurzhanteldrücken durchführen, könnten Sie sich im Anschluß daran ein spezielles Trizepstraining sicher sparen, da Ihr Trizeps bereits bei allen Brustübungen mitbelastet wurde.

Das Ernährungssystem für Fitneß und Gesundheit

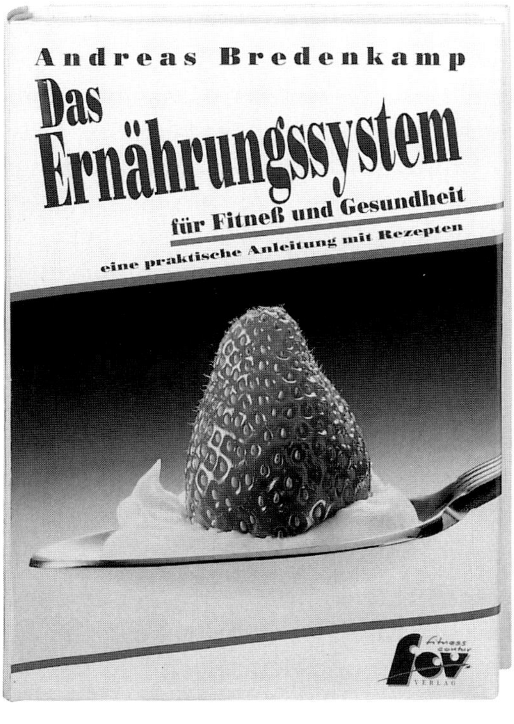

Können Sie sich vorstellen, daß Sie durch die "Bikinidiät" auch die "Bikinifigur" bekommen? Oder glauben Sie daran, daß man sein Fett "wegrubbeln", "wegschmelzen" oder einfach "absaugen" lassen kann? Wahrscheinlich nicht, denn wenn das so einfach wäre, schlank zu werden, dann müßte man sich fragen, warum überhaupt noch jemand mit einem Gramm Fett zuviel herumläuft. Ohne Mühe ist der Erfolg eben nicht zu haben, denn sonst wäre jeder erfolgreich und Übergewicht kein Problem.

Sollten die in *Trainieren im Sportstudio* anschaulich erläuterten ernährungswissenschaftlichen Grundlagen Ihr Interesse geweckt haben, wird Ihnen das *Ernährungssystem für Fitneß und Gesundheit* die Umsetzung in die Praxis erleichtern. Bei diesem 320 Seiten umfassenden Buch handelt es sich um eine praktische Anleitung zu einer guten Figur in sechs entscheidenden Schritten. Zusätzlich finden Sie viele "alltagstaugliche" Rezepte, von denen jedes einzelne mit seinen entsprechenden Nährwertangaben versehen ist. Dabei wird der Gehalt an Kalorien, Eiweiß, Fett und Kohlenhydraten nicht nur als Gesamtangabe für das komplette Menü angegeben, sondern für jede einzelne Zutat ausgewiesen. Damit ist das von Andreas Bredenkamp entworfene *Ernährungssystem* in idealer Weise geeignet, sich die eigene Ernährung bewußtzumachen. Sie wählen aus, essen und genießen. Der anschließende Blick auf die Nährwertangaben ermöglicht Ihnen quasi "spielerisch" Ernährungslernen. Ob die angestrebte Energiebilanz stimmt, zeigt die regelmäßige Kontrolle des Körpergewichtes. So bekommen Sie allmählich ein Gespür für das richtige Maß beim Essen, ganz gleich, ob Sie langsam abnehmen oder zunehmen wollen.

ISBN-3-928148-03-6, Preis 39,50 DM, 320 Seiten, 15 farbige Abbildungen, 248 Rezepte

Die Trainingsprinzipien

Im letzten Kapitel haben Sie die Übungen für das Ausdauer-, das Kraft- und das Beweglichkeitstraining kennengelernt. Nun könnte man meinen, daß Sie diese Übungen nur noch fleißig ausführen müssen, um fit zu werden. Leider aber reicht das nicht aus. Allein das Ausführen der Übungen führt Sie noch nicht zum Erfolg, denn wäre es ausreichend, einfach nur Übungen auszuführen, damit sich die Muskeln straffen, Gewichte zu stemmen, um Muskeln aufzubauen und um fit und gesund zu werden, dann müßten alle diejenigen, die körperlich schwer arbeiten, am Ende ihrer beruflichen Laufbahn durchtrainiert, fit und gesund sein. Das sind sie aber nicht. Eher reichen sie nach Jahren schweren Gewichtehebens die Frührente ein. Allein das Heben von Gewichten, das Ausführen von Übungen ist eben noch kein Training und wird Sie Ihren Zielen nicht viel näher bringen. Training ist vielmehr ein geplanter Prozeß, der biologischen Regeln unterliegt. Nur wer diese Regeln kennt, erreicht die gewünschten Anpassungen des Organismus, sei es die Straffung und Kräftigung des Muskels, Muskelwachstum oder aber Ausdauerverbesserungen und Gewichtsabnahme. Gleichgültig also, ob Sie nur ein bißchen Fitneß betreiben oder sportlich ganz hoch hinaus wollen, ob Ihr Muskel aufgebaut oder nur straffer werden soll, ohne die Beachtung der in diesem Kapitel behandelten Trainingsregeln werden Sie allein durch das Ausführen von Übungen Ihre Ziele nicht erreichen. Beginnen wir deshalb gleich mit einer der wichtigsten dieser Regeln, dem Prinzip der Superkompensation.

Das Prinzip der Superkompensation

Der Begriff „Superkompensation" beschreibt die Fähigkeit des Körpers, nach ermüdenden Belastungen Schwachstellen zu verstärken. Ein gutes Beispiel ist die Narben- oder Hornhautbildung. Durch Reiben an einer Hantel werden an der Handinnenfläche Hautschichten zerstört. Der erhöhte Verschleiß veranlaßt den Organismus, das vernichtete Gewebe nicht nur zu erneuern (kompensieren), sondern vorbeugend durch den zusätzlichen Aufbau von Hornhaut zu verstärken (superkompensieren). Die Schwielenbildung ist also ganz offensichtlich eine Schutzmaßnahme des Organismus gegenüber erneuten zerstörerischen Belastungen. Nicht anders ist auch die positive Anpassung des Herz-Kreislaufsystems an ein Ausdauertraining sowie der Kraftzuwachs, das Muskelwachstum und die Straffung des Muskels als biologische Anpassung an ein Krafttraining zu verstehen.

Der Aufbau nach dem Abbau!

Es ist Ihnen sicherlich schon einmal aufgefallen, wie schwer nach dem Training das Treppensteigen fällt. Die Beinmuskulatur ist ermüdet. Nach ein oder zwei Tagen hat sich der Körper jedoch erholt, und anschließend sind Sie leistungsfähiger als zuvor. Diese Beobachtung zeigt das Prinzip des Trainings (siehe Abb. 2).

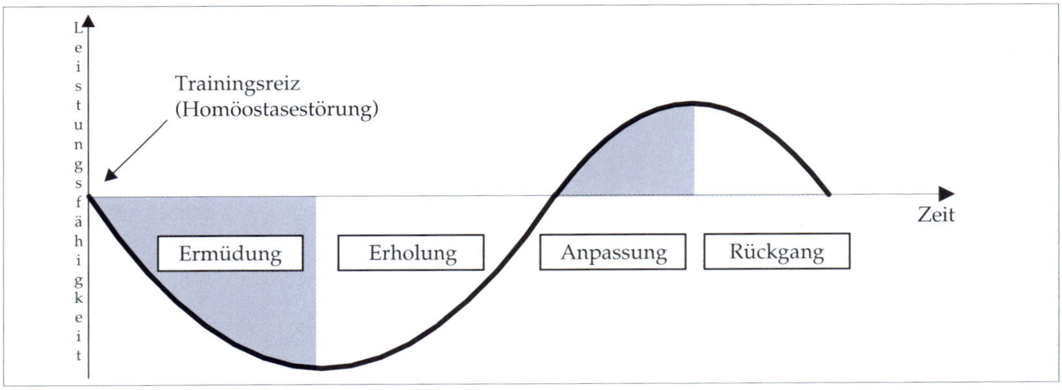

Abb. 2: Modell der Superkompensation (Ermüdung – Erholung – Anpassung)

Entsprechend dieses Prinzips befindet sich der Körper normalerweise in einem Zustand des biochemischen Gleichgewichtes, der sogenannten Homöostase. Durch Belastung im Training wird dieses innere chemische Gleichgewicht gestört. Die Störung der Homöostase ist der auslösende Reiz für die Anpassung des Organismus. Optimal genutzt wird dieser Schutzeffekt des Körpers, wenn ein erneuter Trainingsreiz möglichst im höchsten Punkt der Anpassung gesetzt wird. Nur so ist eine effektive Anhebung des Leistungsniveaus erreichbar.

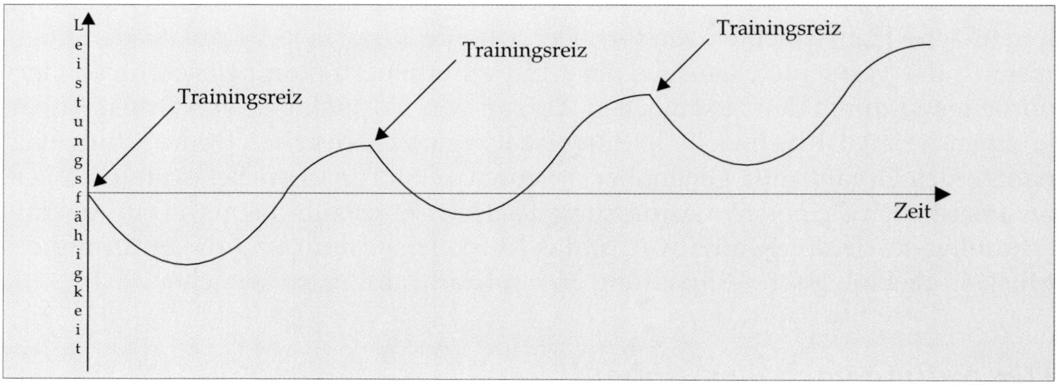

Abb. 3: Optimale Pause

Genauso deutlich zeigt Abbildung 4, daß ein Training mit zu kurzen Erholungsphasen ins Stadium des Übertrainings führen muß, da dem Organismus nicht ausreichend Zeit zur Erholung gegeben wird.

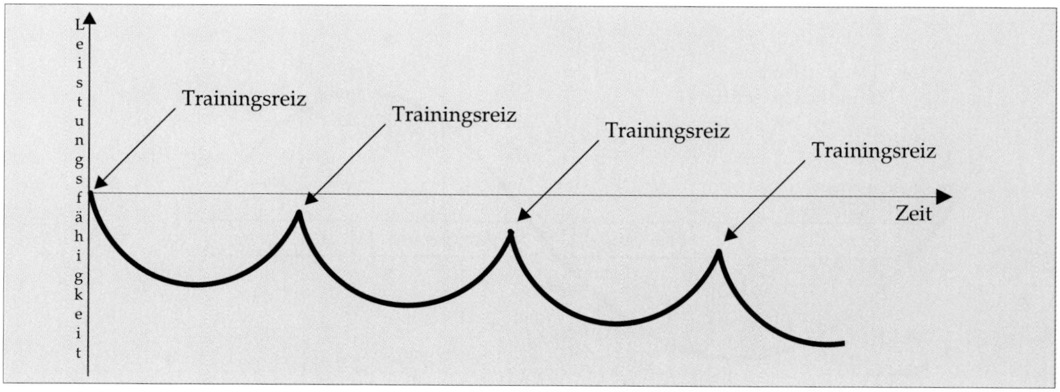

Abb. 4: Zu kurze Pausen

Daß der Körper nicht nur Training, sondern auch Erholungspausen braucht, ist gerade im Hochleistungssport den Athleten oft recht schwer zu vermitteln. „Trotz" härtesten Trainings stagniert oft die Leistung oder sinkt sogar noch ab. Sind andererseits die Erholungsphasen jedoch zu lang, sinkt die Leistungsfähigkeit zurück bis auf das Ausgangsniveau, bevor der nächste Trainingsreiz gesetzt wird. Es erfolgt also keine Leistungssteigerung. Dieses Problem stellt sich häufig im Freizeitsport (siehe Abb. 5).

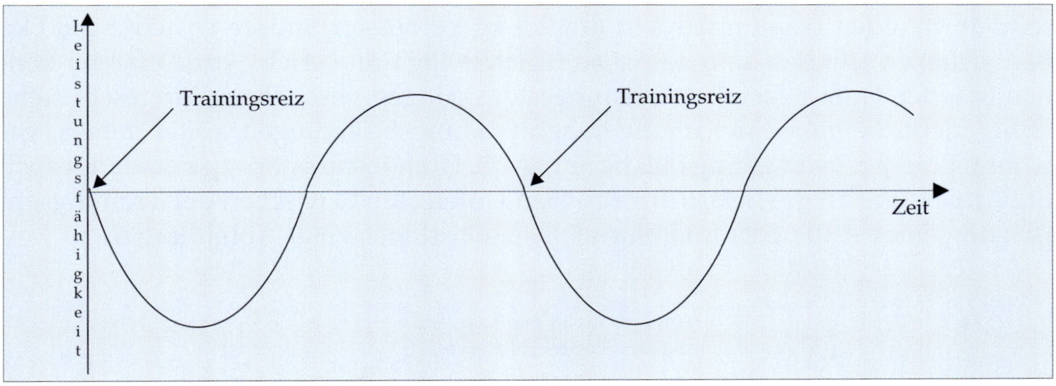

Abb. 5: Zu lange Pausen

Das richtige Maß

Der Schlüssel zum Erfolg liegt demnach eindeutig im richtigen Timing von Belastung und Erholung. Den Muskel im oberen Drittel der Superkompensationsphase (Anpassung) erneut zu trainieren, darauf kommt es an. Aber woran erkennt man diesen Zeitpunkt? Wie lang muß die Erholungsphase nach einem Training sein? In der Sportwissenschaft ist die Überprüfbarkeit des optimalen Belastungszeitpunktes nur ansatzweise geklärt. Bisher dienten als Gradmesser vor allem Erfahrungswerte sowie das persönliche Wohlbefinden. Bedenkt man die Wichtigkeit dieser Frage für den Trainingserfolg, ist eine Orientierung an subjektiven Kriterien jedoch ausgesprochen unbefriedigend, zumal viel zu viele individuelle Faktoren die Dauer der Erholungsphasen stark beeinflussen, wie zum Beispiel das Alter des Athleten, die Trainingsintensität, das Trainingsniveau oder die Belastung im Beruf. Im Kapitel „Trainingsplanung und -protokollierung" halte ich deshalb eine wesentlich genauere Methode für Sie bereit.

Kann man sich ständig verbessern?

Gehen wir einmal davon aus, Sie seien, nachdem Sie das Kapitel „Trainingsplanung“ gelesen haben, in der Lage, das obere Drittel der Superkompensationsphase ziemlich genau zu bestimmen. Dann müßten Sie theoretisch Ihre Leistung von Training zu Training verbessern können. Geht das? — Die meisten Spitzensportler glauben jedenfalls nicht daran. So rechnete mir ein deutscher Meister im Bankdrücken vor, er habe vor fünf Jahren 100 kg in der Bank gedrückt. Hätte er sich seitdem in jeder Trainingseinheit um 2,5 kg verbessert, müßte er heute 1400 kg Bankdrücken schaffen, und das ist natürlich völlig unmöglich. Nur Anfänger können in jeder Trainingseinheit Leistungssteigerungen verbuchen, Fortgeschrittene sicher nicht. Sie haben sich an die hohen Trainingsbelastungen weitestgehend gewöhnt. Entsprechend gering fällt bei ihnen die Homöostasestörung und damit auch die Anpassung an die Belastung aus. Den Unterschied zwischen der Trainingsanpassung eines Anfängers und eines Fortgeschrittenen zeigt Abbildung 6.

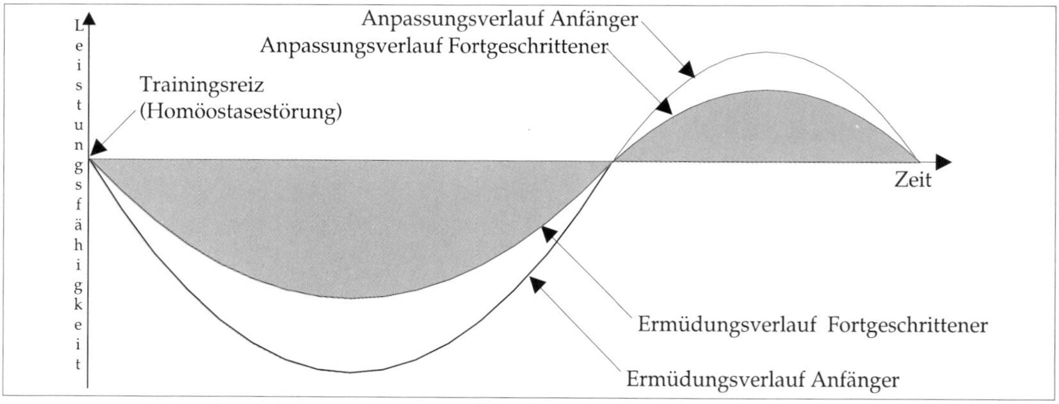

Abb. 6: Vergleich von Ermüdung und Anpassung bei Anfängern und Fortgeschrittenen

Irgendwann hat der Sportler ein Leistungsniveau erreicht, auf dem auch bei optimalem Training die Höhe der Anpassung für weitere Verbesserungen nicht mehr ausreicht. Damit befindet er sich auf einem Leistungsplateau und kommt nicht mehr weiter. Sie stehen da oben schon lange und kommen auch nicht mehr weiter? Damit müssen und sollten Sie sich nicht zufriedengeben. Im Kapitel „Überlastungsprinzipien“ werden Sie Möglichkeiten finden, mit deren Hilfe Sie sich selbst auf höchstem Leistungsniveau wieder verbessern werden. Wie wichtig die Leistungssteigerung für Ihren Trainingserfolg ist, zeigt das nächste Kapitel.

Das Prinzip der steigenden Belastung

Die Amerikaner kennen dieses Prinzip unter dem Begriff „Overload-Principle". Die Bezeichnung „Overload" ist jedoch irreführend. Es geht nämlich in keiner Weise darum, sich zu überlasten im Sinne von überfordern. Gemeint ist vielmehr, daß nicht tagein, tagaus mit gleichbleibender Belastung trainiert werden darf, weil allein ungewohnte Belastungen zu einer Störung der Homöostase führen. Sie erinnern sich. Homöostase meint das innere biochemische Gleichgewicht des Körpers. Durch ermüdende Belastungen wird dieses Gleichgewicht gestört. Einer erneuten Homöostasestörung, der Ermüdung im nächsten Training also, versucht der Körper durch Anhebung seiner Leistungsfähigkeit vorzubeugen: Das Prinzip der Superkompensation. Aufgrund der Leistungsverbesserung wird der Sportler ein Gewicht, welches er zu Beginn gerade bewältigen konnte, nach einer gewissen Trainingsdauer als zu leicht empfinden. Trainiert er mit dieser Belastung weiter, wird der eintretende Ermüdungsgrad entsprechend geringer. Damit verringert sich jedoch auch der Grad der Anpassung bis hin zur völligen Stagnation.

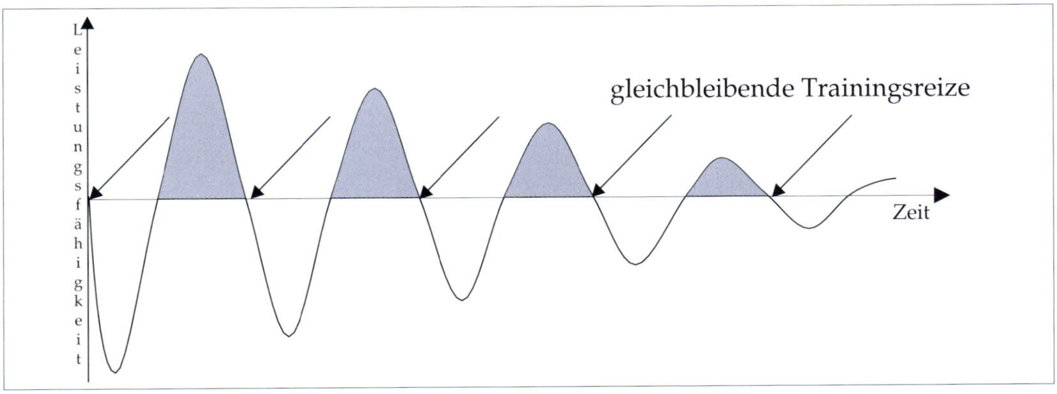

Abb. 7: Homöostasestörung bei gleichbleibenden Belastungen

Gleichbleibende Arbeitsleistungen, selbst Schwerstarbeit also, führen aufgrund der fehlenden Steigerung der Belastung demnach nicht zu Verbesserungen der Leistungsfähigkeit über ein einmal erreichtes Niveau hinaus. Gleiches gilt auch für das Training im Sportstudio: Ein Training mit konstanten Gewichten bedeutet einen Stillstand in der Entwicklung. Das heißt, daß keine weiteren Anpassungen stattfinden, wenn sich der Körper an eine Belastung gewöhnt hat. Es ist also notwendig, die Belastung entsprechend dem Leistungsfortschritt ständig zu erhöhen, um weitere Anpassungen des Organismus zu erzielen. Das Prinzip der Belastungssteigerung gilt dabei für jede Form der Leistungsverbesserung, keineswegs nur für den Muskelaufbau. Auch wenn Sie nur straffen oder an Gewicht verlieren möchten, müssen Sie die Trainingsbelastung steigern.

In diesem Zusammenhang möchte ich auch zu dem Phänomen „Pumpeffekt" Stellung nehmen, da von Sportlern, die sich an dem sogenannten Pumpeffekt orientieren, das Prinzip der steigenden Belastung häufig vernachlässigt wird. Sie kennen dieses Gefühl wahrscheinlich. Nach einem ermüdenden Satz, in dem man so ca. 8 bis 15 Wiederholungen geschafft hat, fühlt man sich irgendwie angenehm aufgepumpt. Laut Hatfield signalisiert dieses Gefühl eine ganz bestimmte Milchsäurekonzentration im Muskel, die allerdings immer zum gleichen Zeitpunkt auftritt. Damit fehlt das wichtige Element der Belastungssteigerung. Der Pumpeffekt darf deshalb auf keinen Fall als Maßstab für eine ausreichend hohe Belastung herangezogen werden.

Bodybuilder beziehen sich in diesem Zusammenhang auch gern auf das sogenannte „Instinktprinzip". Es ist auch nicht zu leugnen, daß Ihr „Instinkt" Sie vor offensichtlichen Fehlern schützen kann. So werden Sie beispielsweise bei drohendem Übertraining immer mehr den Spaß an der Sache verlieren und damit automatisch längere Ruhephasen einlegen. Mit „Köpfchen" läßt sich Ihr Training allerdings wesentlich genauer steuern. Orientieren Sie sich deshalb nicht nur an Ihrem Gefühl, sondern an Fakten. Fakten, die Ihnen ein vernünftig aufgebauter Trainingsplan/-protokoll liefert. Mit der Protokollierung der Trainingsleistungen schützt sich nicht nur der Fortgeschrittene vor einem Leistungsstillstand, sondern auch der Anfänger vor Überlastung. Ihr Trainingsplan bzw. Ihr Trainingsprotokoll allein gibt Ihnen verläßlich darüber Auskunft, ob Sie sich in Ihrer Leistung verbessert haben oder nicht.

Viele Wege führen nach Rom

Steigende Belastung heißt nicht unbedingt die Gewichte erhöhen. Wenn Sie fünf Minuten länger Fahrrad fahren als im letzten Training, ist das ebenso als Leistungssteigerung einzustufen. Es gibt eine ganze Reihe von Möglichkeiten, die Belastung zu erhöhen. Zum Beispiel durch

- Steigerung der Trainingseinheiten, Trainingshäufigkeit
- Steigerung der Sätze, Belastungsumfang
- Steigerung der Gewichte, Belastungsintensität
- Steigerung der Wiederholungszahl, Reizdauer
- oder Verkürzung der Pausen, Reizdichte

Diese konkreten Möglichkeiten der Belastungssteigerung werden als Belastungsnormative oder auch als Belastungskomponenten bezeichnet. Grundsätzlich empfiehlt es sich dabei, als erste Belastungskomponente die Trainingshäufigkeit zu erhöhen. Gehen Sie also zuerst einmal häufiger zum Training. Zwei Trainingseinheiten pro Woche sind Minimum. Leistungssportler trainieren nicht selten täglich; wer ganz nach oben will, eventuell sogar zweimal täglich. Ist diese Möglichkeit der Belastungssteigerung ausgeschöpft oder kommt eventuell überhaupt nicht in Betracht — Sie können zeitlich nicht häufiger als dreimal die Woche trainieren —, empfiehlt es sich, den Belastungsumfang durch eine Erhöhung der Satzzahl zu steigern. Allerdings ist auch das nur bis auf ein erträgliches Maß durchführbar. So halte ich eine Steigerung der Satzzahl auf über sechs bis maximal neun Sätze pro Muskelgruppe selbst für einen Spitzensportler für zuviel. Aber dazu später mehr.

In der Regel reicht ein Belastungsumfang von drei bis vier Sätzen pro Muskelgruppe völlig aus. Innerhalb dieses gesteckten Rahmens kann nun die Reizdichte erhöht werden. Dafür verkürzen Sie ganz einfach die Pausen zwischen den Sätzen. Eine weitere Möglichkeit der Belastungssteigerung ist die Erhöhung der Reizdauer. Versuchen Sie sich in jedem Training um eine Wiederholung pro Satz zu verbessern. Der Anfänger sollte erst bei ca. 15 bis 20 Wiederholungen als letzte Belastungskomponente die Intensität, das heißt die Trainingsgewichte steigern.

Jetzt noch einmal kurz in zeitlich richtiger Reihenfolge:

1. Erhöhung der Trainingshäufigkeit von 2 bis auf 7 Tage die Woche
2. Erhöhung des Trainingsumfanges auf 6 bis 9 Sätze
3. Erhöhung der Reizdauer bis 25 Wiederholungen pro Satz
4. Verkürzen der Pausen zwischen den Sätzen
5. Erhöhung der Gewichte

Ich möchte an dieser Stelle jedoch schon einmal darauf hinweisen, daß die unterschiedlichen Möglichkeiten, die Belastung zu steigern, auch zu ganz unterschiedlichen Anpassungen im Körper führen. Das heißt, Sie müssen als Fortgeschrittener für das Erreichen eines speziellen Trainingszieles auch eine spezielle Belastungskomponente steigern. Für die Muskelstraffung und den Muskelaufbau in erster Linie die Trainingsintensität, für Ausdauer und Gewichtsreduktion den Belastungsumfang. Darauf wird im Kapitel „SAID-Prinzip" noch ausführlich eingegangen.

Die allmähliche und sprunghafte Belastungssteigerung

Die Erhöhung der Belastung kann allmählich oder aber sprunghaft geschehen. Grundsätzlich empfiehlt sich zunächst die allmähliche Belastungssteigerung. Sie ist durch einen gleichmäßigen Anstieg der Belastung in kleinen Stufen gekennzeichnet, je nach individueller Belastbarkeit. Dabei ist eine vorsichtige Annäherung an die Belastungsgrenze unbedingt notwendig, um Anpassungserscheinungen zu erzielen. Die Methode der allmählichen Belastungssteigerung bewirkt eine stabile Anhebung des Leistungsniveaus und ist über einen langen Zeitraum völlig ausreichend, um immer wieder Trainingsfortschritte zu erzielen. Leider ist die praktische Umsetzung der allmählichen Belastungssteigerung den Sportlern häufig nicht klar. Schaut man sich in den Fitneßstudios um, stellt man fest, daß die Trainierenden zumeist versuchen, mit einem bestimmten Gewicht soviele Wiederholungen wie möglich zu schaffen. Erhöhen sie das Gewicht, versuchen sie nun auch mit dem höheren Gewicht auf Anhieb soviele Wiederholungen wie möglich zu absolvieren. Die Sportler orientieren sich in ihrem Training also eindeutig am Maximum ihrer Leistungsfähigkeit. Sie orientieren sich an dem, was sie in jedem Training maximal zu leisten in der Lage sind. Das hat jedoch schwerwiegende Nachteile:

1. Das Training wird mit zunehmend schwereren Gewichten immer mehr zur Quälerei.
2. Das Training führt beim Versuch, sich von Training zu Training zu verbessern, sehr schnell zu einem Scheitern und damit zu Frustration und zu einer negativen Einstellung zur eigenen Leistungsfähigkeit.
3. Das Training führt zu vorzeitiger Stagnation.

Versuchen Sie deshalb nicht, in jedem Training zu geben, was Sie können. Orientieren Sie sich nicht am Maximum Ihrer Leistungsfähigkeit. Orientieren Sie sich vielmehr am Minimum. Orientieren Sie sich an dem, was Sie mindestens schaffen müssen, um sich im nächsten Training verbessern zu können. Dazu ein praktisches Beispiel: Sie trainieren im Augenblick zwischen 6 und 12 Wiederholungen pro Satz. Das bedeutet, daß Sie 6 Wiederholungen mit einem Gewicht ausführen, selbst wenn Sie mehr Wiederholungen schaffen würden. Im nächsten Training absolvieren Sie 7 Wiederholungen, im nächsten 8, bis Sie 12 Wiederholungen geschafft haben. Bei 12 Wiederholungen erhöhen Sie das Gewicht um die kleinstmögliche Einheit — das sind in der Regel 2,5 kg — und beginnen erneut mit 6 Wiederholungen. Auf diese Weise verschaffen Sie sich die Steigerung der Belastung, die Sie benötigen, um ständig leistungsfähiger zu werden. Tritt dennoch irgendwann ein Leistungsstillstand ein, empfiehlt es sich, die lineare Belastungssteigerung gezielt durch sprunghafte Erhöhungen der Belastung zu unterbrechen, um eine verstärkte Störung der Homöostase und damit eine höhere Anpassung des Organismus herbeizuführen. Durch eine abrupte Anhebung der Intensität oder aber des Trainingsumfanges werden weitere Belastungssteigerungen ermöglicht. Nachteilhaft ist jedoch die Labilität des gewonnenen Leistungsniveaus. Phasen kontinuierlicher Belastungssteigerung bleiben deshalb zur Stabilisierung der erreichten Leistungsspitzen unumgänglich und bestimmen damit auch weiterhin das Training des Fortgeschrittenen.

Die variierende Belastungssteigerung

Ebenso wie die sprunghafte Anhebung der Belastung ist auch jede Form der Abwechselung hilfreich, Leistungsstagnationen zu umgehen. So können Sie beispielsweise innerhalb der gerade erläuterten Belastungsformen die allmähliche und sprunghafte Belastungssteigerung abwechseln. Variiert werden kann aber auch innerhalb der verschiedenen Belastungskomponenten, also die Satzzahl, die Wiederholungszahl, die Pausendauer, die Höhe der Gewichte ebenso wie die Bewegungsdynamik und selbstverständlich auch die Übungen. Wann es beispielsweise sinnvoll ist, Übungen zu variieren, zeigt ein Beispiel aus der Praxis:

Wer länger als ein Jahr im Fitneßcenter trainiert, hat vielleicht schon einmal die Erfahrung gemacht, daß er sich in einer Übung, beispielsweise Bankdrücken, beim besten Willen nicht mehr steigern kann. Frustriert nimmt er Bankdrücken aus seinem Trainingsprogramm und ersetzt diese Übung durch Kurzhanteldrücken. Am nächsten Tag verspürt er Muskelkater. Das hat er mit Bankdrücken schon lange nicht mehr erreicht. Ist nun Kurzhanteldrücken eine bessere Übung als Bankdrükken? Sicher nicht! Was ist wirklich passiert?

Der motorisch-dynamische Bewegungsstereotyp

Ständig wiederkehrende, gleichförmige Bewegungen führen über kurz oder lang zur Einschleifung eines sogenannten motorisch-dynamischen Bewegungsstereotyps. Vergleichbar ist dieses Phänomen mit dem Einschleifen der verschiedenen Bewegungsabläufe beim Autofahren, ohne das ein sicheres Verhalten im Straßenverkehr nicht denkbar wäre. Wer seine Konzentration dem Schalten der Gänge widmen muß, dem fehlt die Aufmerksamkeit für die Beurteilung der Verkehrslage. Erst wenn die Koordination aller am Autofahren beteiligten Bewegungsabläufe automatisiert ist, das heißt, jeder Handgriff sitzt, ohne darüber nachzudenken, kann in kritischen Situationen schnell und richtig reagiert werden. So vorteilhaft ein derartiger Bewegungsstereotyp im Straßenverkehr und auch bei technisch schwierigen Bewegungsabläufen im Sport ist, so hinderlich kann er im Training sein. Bleiben wir zur Erläuterung der Nachteile einer Automatisierung von Bewegungsabläufen doch ruhig beim Beispiel „Auto fahren“. Dem Fahrer werden die Schattenseiten besonders bewußt, wenn er vom gewohnten Schaltwagen auf ein Fahrzeug mit Automatikgetriebe umsteigt und versehentlich auf die Bremse tritt, weil er doch eigentlich auskuppeln und schalten wollte. Etwas ähnliches kennen auch die Leichtathleten. Ihr Nervensystem speichert durch häufiges Laufen der 100 m-Distanz in immer der gleichen Zeit die Geschwindigkeit, mit der sie dabei ihre Arme und Beine bewegen. Sie programmieren einen Bewegungsstereotyp (Geschwindigkeitsbarriere). Auch durch Krafttraining ist die Sprintfähigkeit nun nicht mehr zu verbessern, da der Sportler seine Kraft aufgrund des Bewegungsstereotyps nicht einsetzen kann. Er ist sozusagen der Meinung, daß er seine Arme und Beine nicht schneller bewegen kann. In einem solchen Fall wenden die Leichtathleten einen kleinen Trick an: Sie laufen bergab. Dann geht es nämlich entweder schneller oder „auf die Nase“! Hat das Nervensystem auf diese Weise akzeptiert, daß eine schnellere Bewegungsfrequenz möglich ist, kann der Läufer seine Kraft voll einsetzen und sich erneut verbessern. Ähnlich sieht es aus, wenn Sportler Bankdrücken über lange Zeit mit immer der gleichen Dynamik, immer den gleichen Gewichten und Wiederholungszahlen ausführen. Die Bewegung schleift sich ein, und jede Änderung, sei es ein höheres Gewicht oder auch nur eine ungewohnte Gelenkwinkelstellung, beispielsweise des Schultergelenkes beim Schrägbankdrücken, führt zum Versagen.

Ungewohnte Bewegungen und abrupte Veränderungen der Belastung beugen der Entstehung eines Bewegungsstereotyps vor. Wenn Sie an eine Leistungsgrenze stoßen, ist es demnach ganz sicher sinnvoll, die Übungen zu variieren. Aber bitte nicht willkürlich. Bedenken Sie, daß Sie sich auf 100 m Sprint auch nur durch Sprinten verbessern können. 100 m Schwimmen helfen Ihnen da wenig. Ebenso können Sie Ihre Leistung im Bankdrücken nur verbessern, indem Sie bankdrücken. Es ist ein grundlegender Fehler, keineswegs nur von Anfängern, planlos nach Lust und Laune beinahe in jedem Training die Übungen zu wechseln. Ein Fehler deshalb, weil jede Leistungsverbesserung abhängig ist von der Regelmäßigkeit und Planmäßigkeit, mit der eine Trainingsbelastung erfolgt. Erst wenn die Einschleifung eines Bewegungsstereotyps weitere Leistungsverbesserungen unmöglich macht, sollten Sie bestimmte Übungen zeitweise durch andere ersetzen. Allerdings auch nur, wenn Sie sich sicher sind, daß die Automatisierung der Bewegung tatsächlich für den Leistungsstillstand verantwortlich ist. Liegt der Fehler woanders, dann kann er auch nur durch andere Maßnahmen abgestellt werden. Wo der Fehler letztendlich wirklich liegt, kann Ihnen wiederum nur ein vernünftig geführter Trainingsplan (Trainingsprotokoll) verraten. Nur wenn Sie Ihr Training protokollieren, werden Sie auch in der Lage sein, sich nicht am Maximum, sondern am Minimum zu orientieren. Das heißt, nicht in jedem Training zu heben, was Sie schaffen, sondern nur etwas mehr als im letzten Training. Woher, wenn nicht aus Ihrem Trainingsprotokoll, können Sie sonst ersehen, was Sie im letzten Training geschafft haben?

Das Prinzip der Kontinuität

Was für die Beibehaltung einer speziellen Übung zutrifft, das gilt natürlich in besonderem Maße für die Kontinuität im Training überhaupt. Ein zweiwöchiger Aktivurlaub im Sommer und zwei Wochen Skifahren im Winter sind sicherlich eine schöne Abwechslung, zur Verbesserung Ihrer biologischen Leistungsfähigkeit tragen sie jedoch nicht viel bei. Nur kontinuierliches Training bringt Ihnen den Erfolg. Jede Unterbrechung, z. B. durch Verletzungen, führt zwangsläufig zu einem Rückgang der Leistungsfähigkeit. Wie schnell sich Ihre Leistung zurückentwikkelt, ist dabei zum einen abhängig von der konditionellen Grundeigenschaft, die Sie trainiert haben – Kraft, Ausdauer, Schnelligkeit oder Beweglichkeit nehmen unterschiedlich schnell ab –, und zum anderen von dem Niveau Ihres Trainingszustands. Der Leistungsabfall ist dabei um so größer, je schneller ein bestimmtes Leistungsniveau antrainiert wurde. Als Faustregel können Sie festhalten, daß sich Ihre Leistung in ungefähr der Zeit zurückentwickelt, in der Sie sie antrainiert haben.

Das SAID-Prinzip

Gleichgültig welches Trainingsziel Sie verfolgen, die bisher besprochenen Prinzipien, also das Prinzip der Superkompensation, der ständig steigenden Belastung oder der Kontinuität, bilden die Grundlage. Das heißt, egal ob Sie Ihre Kraft steigern oder aber Ihre Ausdauer verbessern wollen, Sie müssen kontinuierlich trainieren, die Belastung ständig erhöhen und die nötigen Ruhephasen einhalten. Wann aber nun trainiere ich die Kraft und wann die Ausdauer? Wo liegt der Unterschied zwischen einem Muskelaufbau- und einem Muskelstraffungstraining? Welche Trainingsform ist die beste, um etwas gegen mein Übergewicht zu tun? Das sind die Fragen, die Ihnen in diesem Kapitel beantwortet werden sollen.

Was heißt SAID?

SAID ist die Abkürzung von „Specific Adaptation to Imposed Demands", womit ausgedrückt werden soll, daß spezifische Belastungen immer auch zu spezifischen Anpassungen des Organismus führen. Dazu ein einfaches Beispiel: Fahren Sie eine Stunde Fahrrad, trainieren Sie nicht Ihre Maximalkraft, sondern Ihre Ausdauer. Sechs schwere Wiederholungen Kniebeugen dagegen trainieren nicht Ihre Ausdauer, sondern Ihre Kraft.

Während also umfangreiche Belastungen zu Anpassungen des Herz-Kreislauf-Systems führen, bewirkt ein kurzes und intensives Training ausschließlich Veränderungen innerhalb des Muskels. Doch auch der Muskel selbst reagiert in ganz unterschiedlicher Weise auf ein Krafttraining. Seien es die Gewichte, die Wiederholungszahlen, die Bewegungsausführung (explosiv-dynamisch oder kontinuierlich), die Pausen oder die Satzzahl, die verändert werden, jede Veränderung der Belastung führt zu Anpassungen anderer Teilstrukturen des Muskels. Deshalb reicht es an dieser Stelle nicht mehr aus, sich den Muskel als ein Ganzes vorzustellen. Zerlegen wir ihn also in seine Strukturen.

Der Aufbau des Muskels

Der gesamte Muskel wird von einer Muskelhaut, der Fascie, umspannt. Durchzogen von Nerven und Blutgefäßen, auch Haar- oder Kapillargefäße genannt, faßt er eine Vielzahl von Muskelsträngen zusammen. Der einzelne Muskelstrang wiederum umschließt mit einer Bindegewebshülle eine große Anzahl von Muskelfaserbündeln. Innerhalb eines Muskelfaserbündels sind die einzelnen Muskelfasern zusammengefaßt, ebenfalls umgeben von einer Bindegewebshülle. Die folgende Abbildung veranschaulicht das sicher besser, als man es in Worten ausdrücken kann.

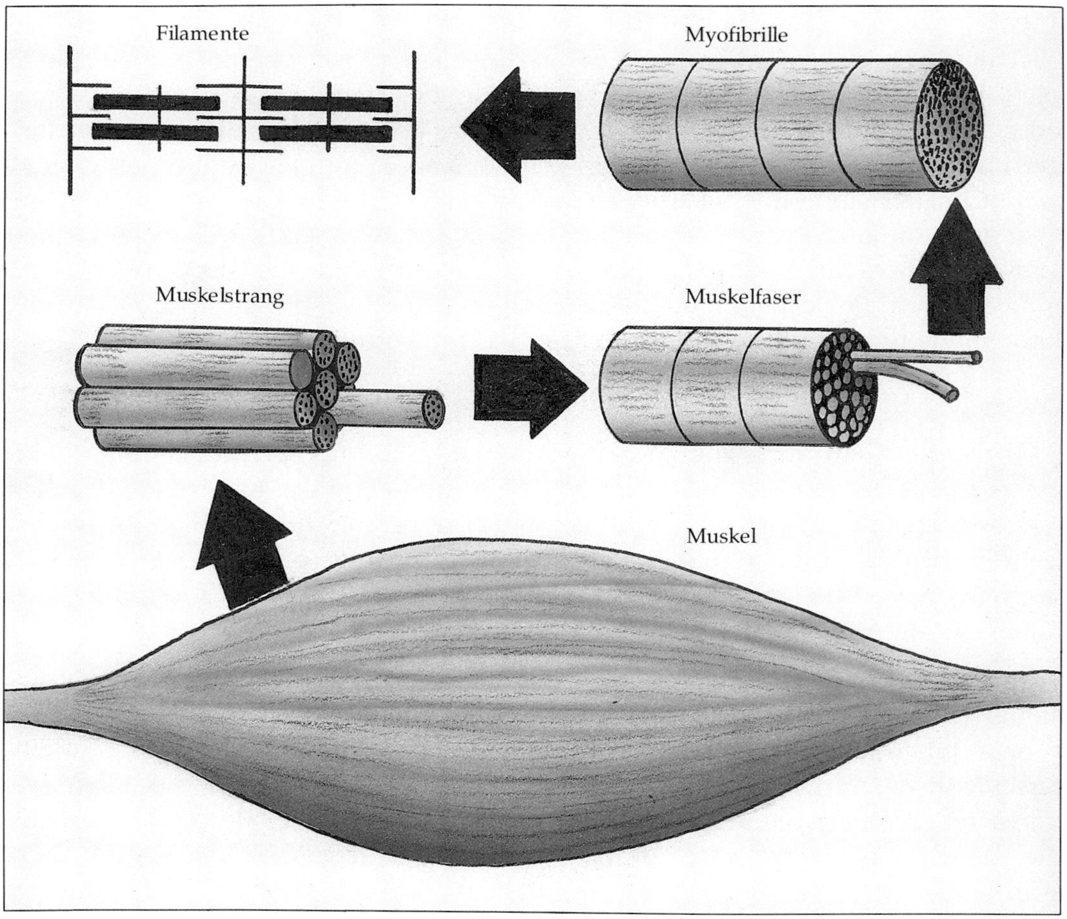

Abb. 8: Aufbau des Skelettmuskels

Die roten und die weißen Fasern

Nun sind jedoch die Muskelfasern nicht alle gleich. Man unterscheidet sogenannte schnell- und langsamzuckende oder auch weiße und rote Fasern. Die langsamzuckenden Muskelfasern sind insgesamt schlanker. Ihre rote Farbe erhalten sie durch einen wesentlich höheren Myoglobingehalt, als ihn die weißen Fasern haben. Mit dem höheren Myoglobingehalt, dem Sauerstoffspeicher des Muskels, verfügen sie über eine höhere Kapazität zur Energiegewinnung für Ausdauerleistungen (aerobe Energiegewinnung). Sie kontrahieren (zusammenziehen) und erschlaffen insgesamt langsamer als die weißen Fasern und kommen aufgrund ihrer besseren Ausdauerleistung vorwiegend in der Haltemuskulatur vor, zum Beispiel Bauch und Rücken.

Die schnellzuckenden Fasern sind dicker als die roten und enthalten weniger Myoglobin. Aufgrund ihres blasseren Aussehens werden sie auch als weiße Muskelfasern bezeichnet. Sie verfügen über eine sehr hohe Kapazität für kurzfristige Kraftleistungen (anaerobe Energiegewinnung). Die weißen Fasern kontrahieren und erschlaffen schnell und befinden sich vorwiegend in der Bewegungsmuskulatur, zum Beispiel im Beinbeuger.

Ein Blick in die Muskelzelle

Die Muskelfaser ist die eigentliche Muskelzelle. In ihr befindet sich das Sarkoplasma – eine salz- und eiweißhaltige Flüssigkeit –, der Zellkern sowie die kontraktilen Myofibrillen, wiederum kleine Eiweißfasern, die für die Zusammenziehung des Muskels verantwortlich sind. Im Sarkoplasma, der Muskelflüssigkeit, finden wir große Hohlräume, die sogenannten Mitochondrien. In ihnen findet die aerobe Energiegewinnung statt, das heißt die Verbrennung von Nährstoffen unter Nutzung von Sauerstoff. Außer den Mitochondrien, die auch als Kraftwerke der Muskelzelle bezeichnet werden, finden wir im Sarkoplasma unter anderem noch den roten Muskelfarbstoff Myoglobin, der als Sauerstoffspeicher dient, und eine gewisse Anzahl an Glykogendepots. Schauen wir uns in der folgenden Tabelle einmal an, mit welchem Anteil die einzelnen Zellstrukturen am Gesamtvolumen des Muskels beteiligt sind.

Tab. 1: Der Anteil aller am Muskelvolumen beteiligten Zellstrukturen (Hatfield 1984)

Zellstruktur	Ungefährer Anteil am Muskelvolumen		
Myofibrillen	20	bis	30 %
Sarkoplasma	20	bis	30 %
Mitochondrien	15	bis	20 %
Kapillargefäße	3	bis	5 %
Fettdepots	10	bis	15 %
Glykogen	2	bis	5 %
Bindegewebe	2	bis	3 %
Sonstiges	4	bis	7 %

Die Tabelle zeigt, daß der Löwenanteil am Gesamtvolumen der Muskelzelle mit jeweils 20 bis 30 Prozent auf die Myofibrillen und das Sarkoplasma sowie mit 15 bis 20 Prozent auf die Mitochondrien entfällt. Einen Blick in die Muskelzelle gestattet die folgende Abbildung:

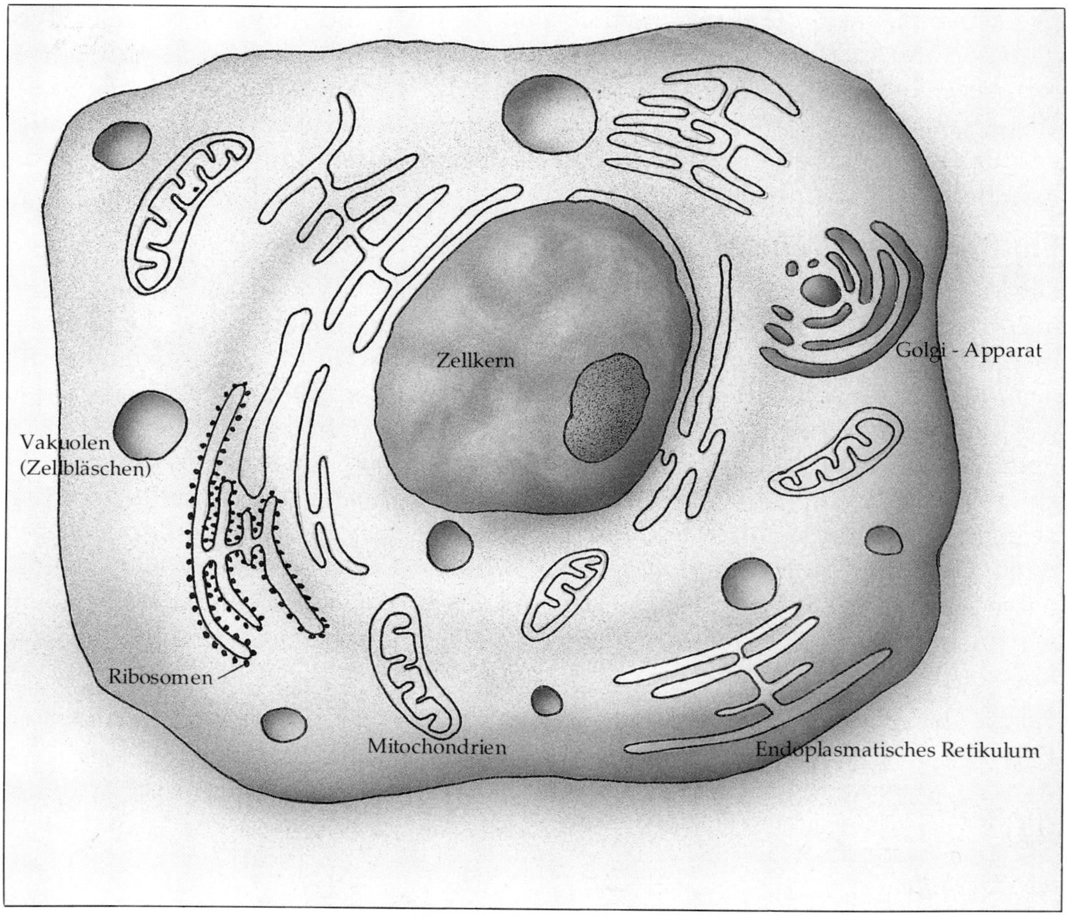

Abb. 9: Ein Blick in die Muskelzelle

Nun stellt sich natürlich die Frage, wie die für den Muskelumfang und seine Leistungsfähigkeit entscheidenden Zellstrukturen zu trainieren sind. Dabei interessiert uns vor allem das Training der Myofibrillen, der Mitochondrien und des Kapillarsystems.

Die Trainingsanpassungen des Muskels

Mit einer Trainingsform allein sind Anpassungen all dieser Anteile des Muskels nicht zu erreichen. So reagieren beispielsweise die weißen Muskelfasern, deren Wachstumspotential größer ist, in erster Linie auf explosive, die roten vornehmlich auf kontinuierlich-gleichmäßige Bewegungen. Doch auch die einzelnen Zellstrukturen innerhalb der Fasern reagieren immer nur auf spezifische Formen der Belastung. Deshalb sind viele unterschiedliche Trainingsformen nötig, um den Muskel in seiner Gesamtheit zu trainieren.

Das Training der Myofibrillen (Muskelaufbautraining)

Vielleicht haben Sie schon einmal das dumme Vorurteil gehört, Bodybuilder hätten keine Kraft. Nun, was die Maximalkraft angeht, ist das häufig kein Vorurteil, sondern Tatsache. Vorausgesetzt natürlich, dieser Bodybuilder trainiert auch wie ein Bodybuilder, und zwar mit ca. 6 bis 12 Wiederholungen pro Satz bei gleichmäßiger Bewegungsausführung. Das entspräche einer Belastungsdauer von 20 bis 25 Sekunden. Auf ein solches Training reagieren die Myofibrillen mit Dickenwachstum. Der Kraftgewinn steht bei dieser Trainingsform jedoch in keinem Verhältnis zum Wachstum. Das heißt, trainieren Sie ausnahmslos im Bereich von 6 bis 12 Wiederholungen pro Satz, wird Ihr Muskel zwar dicker, im Verhältnis dazu aber nicht stärker. Daher wird diese spezielle Trainingsform auch als reines „Muskelaufbautraining" bezeichnet.

Das Training der intramuskulären Koordination (Krafttraining)

Gewichtheber und Kraftdreikämpfer dagegen trainieren in der Regel mit höheren Gewichten (2 bis 6 Wiederholungen pro Satz) und explosiver Bewegungsausführung. Ein solches Training bewirkt zwar kaum Muskelwachstum, dafür jedoch eine Verbesserung der intramuskulären Koordination. Intramuskuläre Koordination meint den gleichzeitigen Einsatz möglichst vieler Muskelfasern eines Muskels. So ist beispielsweise ein Untrainierter bestenfalls in der Lage, 40 bis 50 Prozent seiner Muskelfasern gleichzeitig anzuspannen. Die restlichen 50 bis 60 Prozent, die auch bei größter Anstrengung nicht mobilisiert werden können, bilden das sogenannte Kraftdefizit des Muskels. Ein Training, welches eine Verbesserung der intramuskulären Koordination zur Folge hat, verringert dieses Kraftdefizit. Oder um es anders auszudrücken: Wer über eine gute intramuskuläre Koordination verfügt, ist in der Lage, bis zu 95 Prozent seiner Muskelfasern gleichzeitig anzuspannen. Das hat logischerweise einen Anstieg der Kraftfähigkeit (Maximalkraft) zur Folge, ohne daß der Muskel an Umfang zunimmt.

Klären wir in diesem Zusammenhang auch noch den Begriff *intermuskuläre Koordination*. Die intermuskuläre Koordination meint nicht das Zusammenspiel der Fasern eines einzigen Muskels, sondern das Zusammenwirken verschiedener Muskeln in Form einer Muskelkette. Nehmen Sie als Beispiel für eine solche Muskelkette die Brust-, Schulter- und Trizepsmuskulatur beim Bankdrücken: eine gute intermuskuläre Koordination ermöglicht ein reibungsloses Zusammenspiel Ihrer Brust-, Schulter- und Trizepsmuskulatur und deren Antagonisten, während die intramuskuläre Koordination verantwortlich dafür ist, wieviele Fasern Ihres Brustmuskels Sie gleichzeitig anspannen können.

Hier stellt sich die Frage, ob die Verbesserung der intramuskulären Koordination, das heißt die Fähigkeit, möglichst viele Muskelfasern gleichzeitig anspannen zu können, nicht vielleicht auch der springende Punkt bei der Muskelstraffung sein könnte. Ein einfacher Test macht das deutlich: Versuchen Sie einmal, mit dem Finger den angespannten Bizeps eines Kraftsportlers einzudrücken. Das wird Ihnen kaum gelingen. Der Muskel ist hart wie ein Gipsverband. Der Grund dafür liegt nicht zuletzt in der guten Koordinationsfähigkeit eines durchtrainierten Muskels. Es sind bis zu 95 Prozent der Fasern tatsächlich angespannt. Drücken Sie nun einmal auf den angespannten Bizeps eines völlig Untrainierten. Spüren Sie den Unterschied? — Und diesen Unterschied werden Sie keineswegs nur im angespannten Zustand spüren, denn die bessere intramuskuläre Koordination führt auch zu einer insgesamt höheren Grundspannung des Muskels, dem sogenannten Muskeltonus. Ein höherer Muskeltonus wiederum bedeutet einen festeren und strafferen Muskel. Kurz: Alles, was kräftigt, strafft auch!

Neben der Verbesserung der intramuskulären Koordination sowie dem Dickenwachstum der Myofibrillen hat der Muskel eine dritte Möglichkeit, sich an die Anforderungen eines Krafttrainings anzupassen.

Das Training der Mitochondrien und des Kapillarsystems

Ein Training mit einer Wiederholungszahl zwischen 20 bis 25 Wiederholungen pro Satz, dementsprechend also mit relativ leichten Gewichten, führt zu einer erhöhten Schlängelung der Blutgefäße oder aber zu einer Neubildung von Blutgefäßen, die ins Innere des Muskels aussprossen, sowie zu einer Vergrößerung der Mitochondrien, den Kraftwerken der Muskelzelle.

Möglicherweise kennen Sie Sportler, die während des Trainings beachtlich an Substanz gewinnen, das heißt, deren Muskeln während des Trainings an Umfang zunehmen. Schauen Sie diesen Athleten einmal beim Training zu. Sie werden feststellen, daß sie vorwiegend mit hohen Wiederholungszahlen und relativ geringem

Gewicht trainieren! Der spezielle Trainingseffekt liegt dabei in einem gut entwikkelten Kapillargefäßsystem, das es ihnen erlaubt, bei Belastung sehr viel Blut in den Muskel zu pumpen. Daher der Substanzgewinn! Entsprechend verfügen diese Athleten häufig über eine relativ geringe Maximalkraft, dafür aber über eine ausgesprochen gute lokale Muskelausdauer.

Fassen wir die spezifischen Anpassungen des Muskels an unterschiedliche Belastungen (SAID) noch einmal kurz zusammen:

1. Das Dickenwachstum der Myofibrillen durch ein spezielles Muskelaufbautraining (6 bis 12 Wiederholungen pro Satz)
2. Die Entwicklung der Maximalkraft und die Straffung des Muskels durch ein IK-(Intramuskuläres Koordinations) Training (2 bis 6 Wiederholungen pro Satz)
3. Eine Verbesserung der Kapillarisierung (mehr Blutgefäße – bessere Blutversorgung) und Vergrößerung der Mitochondrien durch ein Muskelausdauertraining (20 bis 25 Wiederholungen pro Satz)

Die Trainingsanpassungen des Herz-Kreislauf-Systems

Bisher haben wir uns nur mit den Anpassungen des Muskels beschäftigt. Das war auch durchaus gerechtfertigt, da der Trainingsreiz immer zuerst die Muskelzelle angreift, während das Herz-Kreislauf-System aus dem Blickwinkel der Trainingsanpassung nur die Stellung eines Zulieferers einnimmt, der die Anforderungen der Muskelzelle zu erfüllen hat. Erst wenn mehr als 1/6 bis 1/7 der gesamten Muskelmasse über einen längeren Zeitraum hinweg belastet werden, z. B. auf dem Laufband oder beim Fahrrad fahren, reichen die Anpassungen im Muskel allein nicht mehr aus, so daß der Organismus nun auch die Leistungsfähigkeit des Herz-Kreislauf-Systems optimieren muß.

Wie bereits erwähnt, schafft der Organismus zuerst einmal optimale Voraussetzungen für eine bessere Ausnutzung des Sauerstoffs und der Nährstoffe im Muskel selbst. Dabei ist die Kapillarisierung des Muskels der wohl wesentlichste Faktor. Zum einen werden neue Blutgefäße gebildet, zum anderen nehmen die bereits vorhandenen durch vermehrte Schlängelung an Fläche zu. Während lediglich 3 bis 5 Prozent der Kapillargefäße in Ruhe durchblutet werden, ist der Muskel in der Lage, unter Belastung die Gesamtoberfläche auf das Hundertfache zu vergrößern. So erreicht der Organismus eine Verlangsamung der Durchflußgeschwindigkeit des Blutes. Am Beispiel eines unterschiedlich breiten Flusses ist dieser Effekt sehr schön zu veranschaulichen. Und zwar ist die Strömung dort am größten, wo das Flußbett besonders eng ist. Je breiter also der Fluß wird, um so mehr nimmt die

Strömungsgeschwindigkeit ab. Ähnlich fließt auch das Blut bei einer größeren Gesamtoberfläche langsamer durch den Muskel – sogar bei beschleunigtem Kreislauf. Die längere Verweildauer des Blutes im Muskel garantiert wiederum eine bessere Versorgung des Muskels mit Sauerstoff und Nährstoffen. Neben der Kapillarisierung gibt es jedoch noch einige weitere Anpassungen innerhalb des Muskels:

– eine verbesserte Sauerstoffausschöpfung durch eine vermehrte Aktivität aerob wirksamer Enzyme,
– eine 2- bis 3fache Vergrößerung der Mitochondrien, in denen sich die aerobe Energiegewinnung abspielt
– sowie eine Vermehrung der intramuskulären Energiespeicher. Das heißt, daß über 100 Prozent mehr Zucker (besser: Glykogen) im Muskel bevorratet werden können.

Trainingsanpassungen des Blutes

Über die besseren Voraussetzungen im Muskel hinaus paßt der Organismus auch sein Transportmittel, das Blut, den höheren Anforderungen an. So steigert er zum einen das Blutvolumen um 1 bis 2 l und stockt zusätzlich das Sauerstofftransportmittel, Hämoglobin, um 200 bis 300 g auf.

Die Trainingsanpassungen des Herzens

Vom gesundheitlichen Standpunkt her am höchsten einzuschätzen sind die Anpassungen des Herzens. Der Organismus ist bestrebt, die Förderleistung seiner „Pumpe" zu erhöhen und gleichzeitig auch noch wirtschaftlicher zu arbeiten. Zu diesem Zweck werden die Herzhöhlen als Folge von Trainingsbelastungen vergrößert (Dilatation) und die Herzwand verstärkt (Hypertrophie). Damit steigt das Herzvolumen eines Untrainierten von 600 bis 800 ml bei einem Ausdauersportler auf 900 bis 1300 ml. Das Herz ist aufgrund des größeren Fassungsvolumens und der größeren Kontraktionskraft nun in der Lage, pro Herzschlag mehr Blut in den Kreislauf zu pumpen. Man spricht vom größeren Schlagvolumen des Herzens. Damit wird auch verständlich, warum die Pulsfrequenz bei Ausdauersportlern niedriger liegt als bei Nichtsportlern. Während nämlich der Untrainierte nur über eine Steigerung der Herzschläge (Herzfrequenz) in der Lage ist, mehr Blut in den Kreislauf zu befördern, arbeitet das trainierte Herz mit seinem höheren Schlagvolumen und geringerer Frequenz wesentlich ökonomischer. Anpassungen des Herz-Kreislauf-Systems erreichen Sie durch Dauerleistungen bei einer entsprechenden Pulsfrequenz von 130 bis 180 Schlägen pro Minute. Ein Dauerleistungstraining ist auch eine geeignete Belastungsform zur Fettreduktion.

Das Verhältnis von Intensität und Umfang

Entscheidend dafür, ob Sie Ihre Ausdauer verbessern oder aber Ihre Kraft trainieren wollen, ob Ihr Muskel dicker oder nur straffer werden soll, ist das richtige Verhältnis von Trainingsintensität und Trainingsumfang. Intensität und Umfang stehen in einer wechselseitigen Beziehung zueinander. Das heißt, daß Sie niemals intensiv und umfangreich gleichzeitig trainieren können. Je mehr Sie die Intensität erhöhen, desto weniger umfangreich kann die Belastung sein und umgekehrt. Auch hierzu ein Beispiel: Stellen Sie sich vor, Sie laufen 100 m in Ihrer Bestzeit, sagen wir in 9,79 Sekunden. Klar, daß Sie nach diesem Kraftakt völlig erschöpft sind. 1000 m würden Sie so niemals durchhalten können. Je weiter Sie laufen wollen, um so mehr müssen Sie bereits auf den ersten 100 m Ihre Kraft einteilen, das heißt, langsamer laufen. Steigender Umfang bedeutet dementsprechend immer auch eine geringere Intensität pro Einheit. Schauen Sie sich dazu bitte einmal die Abbildung 10 an.

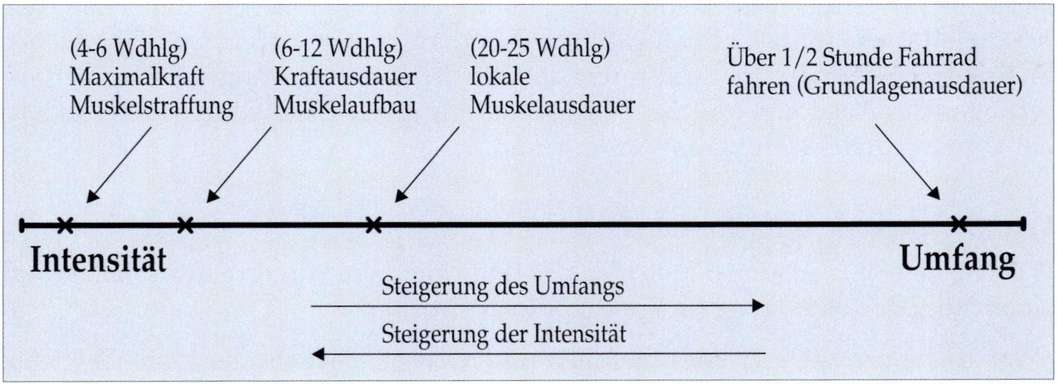

Abb. 10: Das Verhältnis von Intensität und Umfang

Was heißt „intensiv" . . .

Ein intensives Training muß kurz, aber hart sein! So hört man es von den Profis. Leider tun Sie häufig genau das Gegenteil. Im Sportstudio läßt sich immer wieder beobachten, daß große Muskeln wie der Beinstrecker oder der Brustmuskel mit mehr Sätzen trainiert werden als der kleine Bizeps (Armbeuger) oder Trizeps (Armstrecker). Aber welchen Muskel hat man denn nun wirklich intensiver trainiert, den großen oder den kleinen? – Paradoxerweise den kleinen. Denn wenn der Bizeps oder der Trizeps nach wenigen Sätzen bereits ermüdet ist, dann muß die Intensität innerhalb dieser wenigen Sätze entsprechend hoch gewesen sein. Mit steigender Satzzahl nimmt die Intensität pro Satz ständig ab. Deshalb ist nicht die Satzzahl ausschlaggebend, ob ich einen großen oder einen kleinen Muskel trainiere, sondern der zu überwindende Widerstand (Gewicht). Vielleicht sind Sie in der Lage, mit 200 kg Kniebeugen auszuführen, niemals aber Bizepscurls. Muskelwachstum und Straffung erfordern ein intensives und damit ein kurzes Training. Verstehen Sie nun auch, weshalb ich selbst für einen Spitzensportler mehr als sechs bis maximal neun Sätze für zuviel halte?

. . . und was heißt „umfangreich"?

Umgekehrt verhält es sich nicht anders. Wollen Sie beispielsweise Ihre Ausdauer verbessern und Ihr Körpergewicht reduzieren, ist der Umfang der Belastung entscheidend. Wie häufig wird aber auf dem Fahrradergometer einfach die Wattzahl erhöht, weil der Trainierende nicht genügend Zeit oder Lust hat, Fahrrad zu fahren. Auf diese Weise ist er bereits nach 5 Minuten ermüdet. Für sein eigentliches Ziel aber, seine Ausdauer zu verbessern oder den Körperfettanteil zu reduzieren, hat er nicht viel geleistet, denn hier kommt es gar nicht so sehr darauf an, wie schwer oder wie schnell er Fahrrad fährt, sondern daß er ausreichend lange fährt. Im Gegensatz zum Kraft-, Straffungs- und Muskelaufbautraining steht bei Verbesserungen der Ausdauer und der Fettreduzierung also nicht die Intensität, sondern der Umfang der Belastung im Vordergrund.

Wie würden Sie entscheiden?

Wie würden Sie, nachdem Sie sich das SAID-Prinzip vor Augen geführt haben, auf eine häufig gestellte Frage im Sportstudio antworten?

„Was ist besser, viele Wiederholungen und wenig Gewicht oder hohe Gewichte und wenig Wiederholungen?" bzw. „Was ist besser, eine gleichmäßige, ruhige Bewegungsausführung bei den Kraftübungen oder explosive Bewegungen?"

Richtig! — besser ist keine der angeführten Alternativen, sondern ihre Effekte sind anders. Das heißt, der Körper reagiert auf unterschiedliche Belastungen mit unterschiedlichen Anpassungen (SAID). Dementsprechend müßte die Frage genauer gestellt werden:

„Wenn ich stärker werden will, jedoch ohne daß der Muskel dicker wird, muß ich dann mit hohen Gewichten explosiv trainieren oder mit mittleren Gewichten gleichmäßig und langsam?" Nun sind Sie in der Lage, unter Berücksichtigung des SAID-Prinzips die Frage zu beantworten. Die Antwort lautet: „Mit hohen Gewichten und explosiver Bewegungsausführung!"

Das SAID-Prinzip im Überblick

Der Übersichtlichkeit halber wollen wir an dieser Stelle noch einmal die unterschiedlichen Anpassungen des Organismus an gezielte Belastungen in einer Tabelle darstellen:

Tab. 2: Die unterschiedlichen Anpassungen des Organismus an unterschiedliche Formen der Belastung (SAID)

<table>
<tr><th colspan="5">Training</th></tr>
<tr><td colspan="3">Kraft</td><td colspan="2">Ausdauer</td></tr>
<tr><td colspan="3">Wiederholungen</td><td colspan="2">Puls</td></tr>
<tr><td>2 - 6</td><td>6 - 12</td><td>20 - 25</td><td>180 - 150</td><td>150 - 120</td></tr>
<tr><td>Kraft
Straffung</td><td>Muskel-
aufbau</td><td>Muskel-
ausdauer</td><td>Herz-
Kreislauf</td><td>Aktivierung
Fettstoffwechsel</td></tr>
<tr><th colspan="5">Neueinsteiger Training</th></tr>
<tr><td></td><td colspan="2">10 - 20</td><td></td><td>150 - 120</td></tr>
</table>

Die Prinzipien des Trainingsaufbaus

Dieses Kapitel hätte auch „Trainingsperiodisierung" heißen können. Allerdings wird mit dem Begriff „Periodisierung" häufig nur der mittel- und langfristige Aufbau des Trainings assoziiert. Man denkt sofort an Vorbereitungs-, Wettkampf- und Übergangsperiode. Damit ist der Begriff jedoch viel zu eng gefaßt, denn auch der zeitlich richtige Aufbau der kleinsten Einheit im Trainingsprozeß, die Trainingseinheit bzw. der Trainingstag, fällt unter den Begriff der Periodisierung.

Der richtige Aufbau einer Trainingseinheit

Gleichgültig, ob Sie zweimal die Woche oder zweimal am Tag zum Training gehen, jede einzelne dieser Trainingseinheiten sollte unterteilt sein in Aufwärmen, Hauptteil und Ausklang. Von diesen Gliederungsabschnitten darf keiner fehlen oder vertauscht werden. Am Anfang eines jeden Trainings steht das Aufwärmen.

Das Aufwärmen

In puncto „Aufwärmen" gehen die Ansichten der Sportler häufig weit auseinander. Die einen können sich für das Aufwärmen gar nicht erwärmen, die anderen sind mit Beendigung ihres Aufwärmprogramms häufig auch schon am Ende ihrer Kraft. Am besten wählen Sie den gesunden Mittelweg. Hin und wieder stößt man nicht nur in der Umkleidekabine, sondern auch in der Literatur sogar auf die Empfehlung, das Aufwärmen völlig zu unterlassen, um den Effekt des Trainings zu erhöhen. Das halte ich nicht für ratsam, denn gerade für den Leistungssportler ist die Verletzungsvorbeugung von zentraler Bedeutung. Erstens wirft ihn jede Verletzung um Wochen, ja Monate in seiner Leistungsentwicklung zurück, und zweitens besteht die Gefahr einer bleibenden Leistungseinschränkung. Voraussetzung für den Hochleistungssport ist aber ein gesunder und funktionierender Organismus, dessen Gesundheit durch mangelndes Aufwärmen nicht aufs Spiel gesetzt werden darf. Es ist andererseits jedoch ebenso unsinnig, die eigenen Kräfte schon während des Aufwärmens zu vergeuden, zumal bei einsetzender Ermüdung nicht nur die Leistungsfähigkeit abnimmt, sondern zudem die Verletzungsanfälligkeit wieder steigt. Warum schon vor dem eigentlichen Brusttraining den Brustmuskel durch viele Sätze Bankdrücken ermüden? Das Aufwärmen sollte kurz und effektiv sein, keinesfalls ermüdend.

Aktives und passives Aufwärmen

Von passivem Aufwärmen durch Duschen und Einreiben mit durchblutungsfördernden Ölen muß abgeraten werden. Während nämlich durch ein aktives Aufwärmen der Muskel über die Blutdepots wie Leber und Milz mit einer größeren Blutmenge versorgt wird und aufgrund einer gleichzeitigen Verengung der Hautgefäße der Blutdruck ansteigt, bewirken sogenannte durchblutungsfördernde Öle im Gegensatz dazu eine Mehrdurchblutung der Haut und der peripheren Körperregionen, nicht aber des Muskels. Die unsinnige Blutverteilung führt überdies zu einem Blutdruckabfall, der sich wiederum nachteilig auf die Leistung auswirkt. Aus diesem Grund soll im folgenden auch nur noch vom aktiven Aufwärmen die Rede sein. Dabei wird wiederum zwischen einem allgemeinen und einem speziellen Aufwärmen unterschieden.

Allgemeines Aufwärmen

Das allgemeine Aufwärmen, beispielsweise in Form von Laufen oder Fahrrad fahren und gymnastischen Übungen, dient der Erwärmung des ganzen Körpers. Mit dem Temperaturanstieg sinkt die Reibung innerhalb des Muskels, vergleichbar mit einem warmgelaufenen Automotor. Die Verbesserung der Elastizität und Dehnfähigkeit von Muskulatur, Sehnen und Bändern schafft die Voraussetzung für ein Training auf höchstem Niveau und vermindert das Verletzungsrisiko. Sein Umfang richtet sich nach der Tageszeit, der Außentemperatur, dem Alter und der Befindlichkeit des Sportlers sowie den im nachfolgenden Training auftretenden Spannungsspitzen. Während ein Training an einem warmen Nachmittag das allgemeine Aufwärmen stark verkürzt, eventuell überflüssig macht, sollten Sie sich an einem regnerischen, kalten Morgen besonders behutsam und allmählich aufwärmen. 10 Minuten bei einer Pulsfrequenz von 130 bis 150 Schlägen pro Minute sind in der Regel ausreichend. Eine den Verhältnissen angepaßte Trainingskleidung versteht sich von selbst.

Das spezielle Aufwärmen

Das spezielle Aufwärmen beschränkt sich auf die Muskelgruppen, die im anschließenden Hauptteil trainiert werden sollen. Zu Beginn ist ein Satz der entsprechenden Übung mit leichtem Gewicht zu empfehlen, sozusagen als Einstimmung auf den nachfolgenden Bewegungsablauf. Weitere Aufwärmsätze sind eigentlich nicht notwendig. Versuchen Sie es statt dessen lieber einmal mit einem vorgeschalteten Dehntraining. Aber aufgepaßt: Dehnen ist nicht gleich Dehnen. Früher wurde die Muskulatur zumeist durch ruckartiges Wippen und Federn gedehnt. Das war zwar sehr zackig, aber nicht unbedingt effektiv. Mit unserem heutigen Wissen über die

Muskel- und Sehnenreflexe scheidet das Wippen und Federn zumindest als Dehntechnik aus. In unseren Muskeln verlaufen nämlich parallel zur Muskelfaser kleine Empfänger, sogenannte Rezeptoren, die den Dehnungszustand des Muskels überwachen. Das sind die Muskelspindeln. Ihre Aufgabe besteht darin, die Muskelfaser und das betreffende Gelenk bei zunehmender Dehnung vor Verletzungen zu schützen. Je ruckartiger die Bewegung, um so intensiver ist die Erregung der Muskelspindeln. Sie melden die Gefahrensituation über sehr sensible Nervenfasern ans Rückenmark, von wo als Schutzmaßnahme umgehend die Information „Zusammenziehen! (kontrahieren)“ zur Muskelfaser zurückgelangt. In Ausholbewegungen machen sich Sportler diesen Dehnungsreflex auch für eine schnellere und intensivere Muskelkontraktion zunutze. Vermeintliche Dehnungsübungen, wie beispielsweise das oben angeführte Wippen und Federn, die diesen Funktionskreis nicht berücksichtigen, führen deshalb nicht zu einer besseren Dehnfähigkeit des Muskels. Erst nach Verharren von mehreren Sekunden in der maximalen Dehnungsposition akzeptiert die Muskelspindel den neuen Dehnungszustand. So läßt sich der Muskel nach und nach weiter dehnen. Wir kennen diese Methode als „Stretching“. Das Stretching führt allerdings zu einer Senkung des Muskeltonus. Es eignet sich deshalb insbesondere zur Förderung der Erholungsfähigkeit nach dem Training. Und wie dehnen Sie vor dem Training?

Die PNF-Dehntechnik nach Dr. Hatfield

Es gibt eine Dehntechnik, mit der wir nicht nur unseren Muskel optimal auf das nachfolgende Training vorbereiten, sondern mit dem wir außerdem noch unser aktuelles Kraftpotential besser ausschöpfen können, denn wir sind keinesfalls in der Lage, 100 Prozent unserer theoretisch maximalen Leistung auch tatsächlich willentlich zu nutzen. Ein Schutzmechanismus des Körpers hindert uns, die sogenannten „autonom geschützten Reserven“ unserer Leistungsfähigkeit einzusetzen. Die Abbildung 11 auf der folgenden Seite zeigt, daß sich unsere Leistungsfähigkeit in vier Bereiche unterteilt:

- die automatisierten Leistungen,
- die physiologische Leistungsbereitschaft,
- die gewöhnlichen Einsatzreserven und
- die autonom geschützten Reserven.

Alltagsbewegungen, die nur einer geringen Motivation bedürfen, fallen unter die automatisierten Leistungen. Etwas höhere Anforderungen erfüllen wir mit unserer physiologischen Leistungsbereitschaft. Im Training benötigen wir bereits unsere gewöhnlichen Einsatzreserven. Damit können wir zirka 65 Prozent unserer Leistungsfähigkeit willentlich mobilisieren. Die verbleibenden zirka 35 Prozent stellen die sogenannten autonom geschützten Reserven dar. Sie können etwa unter Todesangst mobilisiert werden. Darüber hinaus ist dieser Bereich nur durch Doping, Hypnose etc. zugänglich zu machen.

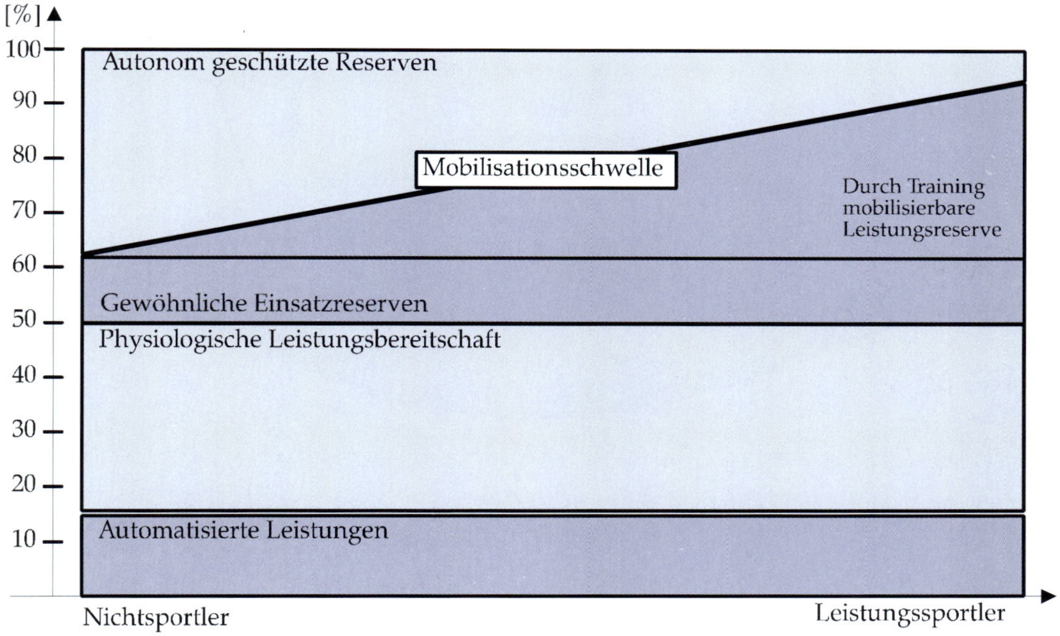

Abb. 11: Die autonom geschützten Reserven

Zwischen den geschützten und den gewöhnlichen Reserven liegt ein Grenzbereich – die Mobilisationsschwelle. Diese Grenze ist unter anderem mitbestimmt durch die Empfindlichkeit des sogenannten Golgi-Sehnenorgans. Das Golgi-Organ ist neben den Muskelspindeln ein weiterer wichtiger Rezeptor unseres Muskels, der sich im Sehnenansatzbereich befindet. Dieses kleine Organ entscheidet unter anderem mit, wieviel unserer Kraft wir tatsächlich einsetzen können. Während die Muskelspindeln bei zunehmender Dehnung des Muskels aktiv werden, reagiert das Golgi-Sehnenorgan auf eine Dehnung der Sehne, die logischerweise insbesondere dann auftritt, wenn sich der Muskel verkürzt. Hat die Sehne einen gewissen Dehnungsgrad erreicht, werden vom Golgi-Apparat über die Nerven Warnsignale an das Rückenmark gegeben. Hemmende Impulse vom Rückenmark aus begrenzen nun wiederum die weitere Kontraktion des Muskels. Das Golgi-Organ wirkt damit in gewisser Weise entgegengesetzt zu den Muskelspindeln. Die folgende Abbildung dient der Veranschaulichung.

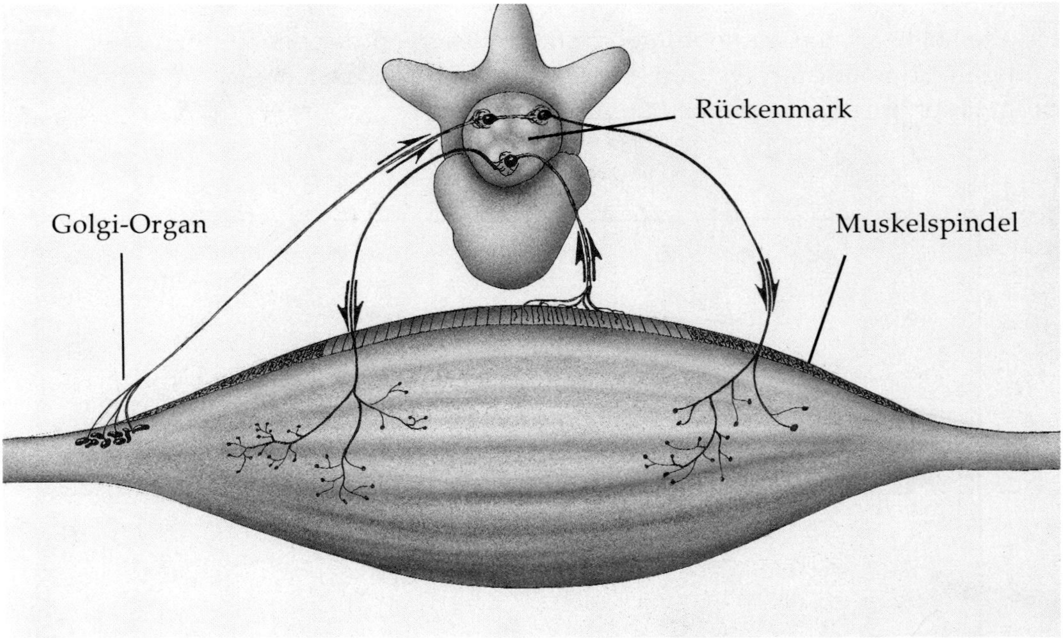

Abb. 12: Vereinfachte Darstellung des neuromuskulären Zusammenspiels

Es gibt nun Strategien im Krafttraining, die Empfindlichkeit des Golgi-Apparates zu beeinflussen, um so die Mobilisationsschwelle in Richtung der autonom geschützten Reserven zu verschieben. Damit besteht die Möglichkeit, das vorhandene Kraftpotential höher auszuschöpfen. Eine dieser Strategien ist die Manipulation des Golgi-Sehnenorgans durch wiederholtes Dehnen nach der PNF-Methode. „PNF" ist die Abkürzung von „Proprioceptive Neuromuscular Facilitation". Haben Sie den Mund wieder frei? – Belasten Sie sich nicht mit Unnötigem, merken Sie sich einfach PNF. Gemeint ist die Optimierung des Zusammenspiels von Gehirn, Nervensystem und Rezeptoren. Ursprünglich entwickelt in der Rehabilitation, hat Hatfield, auch Dr. Kniebeuge genannt, die PNF-Dehntechnik durch leichte Veränderungen den Bedürfnissen von Kraftsportlern angepaßt. Er empfiehlt folgende Ausführung:

1. Setzen Sie Ihren Muskel einer leichten Dehnung aus. Dabei hält Ihr Partner Ihre Gliedmaßen, während Sie Widerstand gegen die Dehnung leisten. Halten Sie die Spannung 6 Sekunden.
2. Entspannen Sie Ihre Muskeln, damit Ihr Partner etwas weiter dehnen kann.
3. Spannen Sie Ihre Muskeln erneut an, und leisten Sie abermals 6 Sekunden Widerstand gegen die Dehnung.

4. Anschließend noch einmal entspannen, damit Ihr Partner Sie bis nahe an die Grenze Ihrer maximalen Dehnungsamplitude weiterdehnen kann.
5. Spannen Sie Ihre Muskeln jetzt nochmals 6 Sekunden an.
6. Entspannen Sie erneut. Nun dehnt Sie Ihr Partner bis zur Dehnungsgrenze. In dieser Position lassen Sie sich einige Sekunden entspannt halten.
7. Ihr Partner verringert allmählich die Spannung und führt Sie langsam zurück in die Ausgangsposition.

Wichtig: Achten Sie darauf, daß Ihr Partner während der Anspannungsphase im gedehnten Zustand des Muskels auf keinen Fall federnde Bewegungen ausführt, sondern einen kontinuierlichen Druck ausübt. (Die einzelnen Dehnungsübungen wurden im Kapitel „Trainingsmittel und -übungen“ bereits erläutert.)

Ein Dehntraining nach Hatfields PNF-Methode schafft auf zweierlei Weise die Voraussetzung für Höchstleistungen. Erstens wird der Muskel durch Verbesserung seiner elastischen Eigenschaften vor Verletzungen geschützt, und zweitens bewirkt die Spannungssteigerung im gedehnten Zustand des Muskels eine Manipulation der Golgi-Organe, deren hemmender Einfluß auf die Muskelkontraktion vorzeitig zum Abbruch der Belastung führen würde. Ein Dehntraining nach der PNF-Methode erlaubt auf diese Weise eine physiologisch unbedenkliche Verschiebung der Mobilisationsschwelle in Richtung der autonom geschützten Reserven und bewirkt so eine Verbesserung der Kraftleistung.

Zusammenfassung: So wärmen Sie sich auf

Dehntechniken, Muskel- und Sehnenreflexe, PNF, autonom geschützte Reserven, das Golgi-Sehnenorgan. Wissen Sie noch, worum es eigentlich geht? – Richtig, es geht immer noch ums Aufwärmen. Fassen wir deshalb das komplette Aufwärmprogramm hier noch einmal kurz zusammen:

1. Allgemeines Aufwärmen auf dem Laufband oder Fahrradergometer bei einer Pulsfrequenz von 130 bis 150 Schlägen. Die Dauer richtet sich nach Tageszeit, Uhrzeit, Alter des Athleten und den im Hauptteil des Trainings auftretenden Spitzenbelastungen. In der Regel sind 10 Minuten ausreichend.
2. Spezielles Aufwärmen durch Ausführung eines Satzes der im Hauptteil folgenden Trainingsübung mit relativ leichtem Gewicht, ohne den Muskel zu ermüden. Diese Übung soll Sie auf den Bewegungsablauf einstimmen.
3. Dehnen der Muskulatur, die im Hauptteil trainiert werden soll, nach Hatfields PNF-Methode. Im Anschluß an dieses Aufwärmprogramm sind Sie auf die Belastungen im nachfolgenden Hauptteil des Trainings bestens vorbereitet.

Der Hauptteil (Das eigentliche Training)

Auch der Aufbau des Hauptteiles einer Trainingseinheit unterliegt gewissen Regeln. Davon basiert ein Großteil auf der Tatsache, daß sich die Ermüdung der motorischen Grundeigenschaften Kraft, Ausdauer, Schnelligkeit, Beweglichkeit und Koordination zuerst auf die Koordination auswirkt. Dafür hat Professor Liesen einmal ein schönes Beispiel gebracht. Er vertritt die Ansicht, Tennisspielen sei gesünder als Joggen. Damit hat er sicherlich nicht die Auswirkungen des Tennisspiels auf Wirbelsäule und Gelenke gemeint. Er wollte vielmehr ausdrücken, daß die meisten Jogger viel zu schnell laufen und sich damit eher schaden als nützen. Beim Tennisspielen dagegen ist eine Überforderung so leicht nicht möglich, da mit zunehmender Ermüdung die Koordination nachläßt. Das wiederum führt zu einem häufigeren Ballverlust und damit zu einer Verkürzung der Belastungsphasen. Aus der Tatsache, daß die Koordination mit steigender Ermüdung nachläßt, ergeben sich auch im Sportstudio grundlegende Regeln für den Aufbau von Trainingseinheiten:

1. Ein Techniktraining gehört grundsätzlich an den Anfang des Hauptteils Ihres Trainings. Wollen Sie beispielsweise einen Bewegungsablauf wie die Kniebeuge, Kreuzheben oder Rudern erlernen, wäre das im ermüdeten Zustand mangels Koordination nicht nur weniger erfolgversprechend, sondern auch ausgesprochen verletzungsträchtig.
2. Auch wenn die unter 1. genannten koordinativ anspruchsvollen Techniken beherrscht werden, sollten sie im nicht ermüdeten Zustand durchgeführt werden, das heißt, wenn das neuro-muskuläre Zusammenspiel noch optimal funktioniert.
3. Grundübungen, die eine gute Koordination erfordern, sollten im Regelfall vor Isolationsübungen durchgeführt werden.
4. Laufen Sie nicht erst eine halbe Stunde und versuchen Sie anschließend schwere Kniebeugen zu machen. Beachten Sie das Prinzip: Kraft vor Ausdauer. Demnach sollten Sie sich vor dem eigentlichen Training wohl erst aufwärmen, anschließend aber Ihr Krafttraining absolvieren und dann erst laufen. Kraftübungen gehören vor die Ausdauerbelastung, da kraftintensives Training eine noch höhere intra- und intermuskuläre Koordination erfordert als das Ausdauertraining.
5. Wie alle anderen Ketten, so ist auch die Muskelkette immer nur so stark wie ihr schwächstes Glied. Das ist, zum Beispiel beim Bankdrücken, der Trizeps. Es wäre also völlig unsinnig, den Trizeps schon vor dem Brusttraining zu ermüden. Achten Sie deshalb darauf, daß Sie die großen Muskelgruppen immer vor den kleineren Muskeln trainieren.

6. Vor der Kniebeuge ist es außerdem sinnvoll, vorab ein kurzes Programm für die Rumpfmuskulatur durchzuführen. Dieses Kurzprogramm darf nicht ermüdend sein. Es soll lediglich für eine höhere Muskelspannung (Tonus) der Rumpfmuskulatur sorgen, die gerade bei Kniebeugen mit der freien Hantel oft leistungsbegrenzend ist.
7. Beginnen Sie nie eine Übung, während Sie gedanklich noch ganz woanders sind oder während Sie sich noch immer mit Ihrem Trainingskameraden unterhalten. Konzentrieren Sie sich direkt vor der Übung, und führen Sie den Bewegungsablauf einige Male in Gedanken durch. So schaffen sie die Voraussetzung für Höchstleistungen und schützen sich vor Verletzungen.
8. Auch zur Pausengestaltung zwischen den Sätzen einige Hinweise: Die Erholung läuft schneller ab, wenn der Kreislauf zwischen den Hauptübungen angeregt bleibt, so daß entstandene Stoffwechselschlacken schneller abtransportiert werden können. Eine Anhäufung dieser Abfallprodukte des Stoffwechsels würde zu einer schnelleren Ermüdung führen. Sollte Ihnen also des öfteren bereits nach der Hälfte Ihres Programms die Luft und die Lust ausgehen, gestalten Sie die Pausen zwischen den Sätzen aktiv. Lockerungs- und Dehnübungen der beanspruchten Muskulatur sowie leichtes Traben beschleunigen den Wiederherstellungsprozeß und halten Sie in Schwung. Versuchen Sie es einfach mal.

Fassen wir nun auch die grundlegenden Regeln zum Aufbau des Trainingshauptteils noch einmal stichwortartig zusammen:

Regeln für den Aufbau des Hauptteils

Erlernen neuer Übungen immer am Anfang des Trainings

Risikoreiche Übungen ebenfalls voranstellen

Grundübungen vor Isolationsübungen

Kraft vor Ausdauer

Große Muskelgruppen vor kleinen Muskelgruppen trainieren

Vorbereiten der Rumpfmuskulatur vor dem Beintraining

Konzentration vor der Übung

Aktive Pausengestaltung

Schlußteil

Aktiv sollte aber nicht nur die Pausengestaltung zwischen den Sätzen sein, sondern auch der Schlußteil der Trainingseinheit. Ein Auslaufen, das sogenannte Cooldown, beschleunigt die längerfristigen Wiederherstellungprozesse. Sie wirken so einem Muskelkater entgegen. Außerdem sollten Sie sich nicht nur vor, sondern auch nach dem Training dehnen, denn Dehnen der Muskulatur erhält Ihre Beweglichkeit und beschleunigt den Erholungsprozeß innerhalb Ihres Muskels. Wir sind im Kapitel „Aufwärmen" bereits auf das „Stretching" eingegangen. Stretching bietet sich nach dem Training als Dehnmethode an, auch wenn einige Sportwissenschaftler nach Extrembelastungen im Hauptteil des Trainings, die einen schweren Muskelkater zur Folge haben werden, ein Dehnen der Muskulatur ablehnen. Versteht man den Muskelkater als Risse und Entzündungszustände in der kleinsten Einheit des Muskels, kann ein weiteres Dehnen diese Zustände verschlimmern. Trotzdem haben empirische Untersuchungen an der Universität Münster, Fb. Sportwissenschaft, ergeben, daß ein Dehntraining auch nach extremen Belastungen empfohlen werden darf.

Der Aufbau einer Trainingswoche

Nur um es einmal erwähnt zu haben, der Aufbau einer Trainingswoche wird auch als Mikrozyklus bezeichnet. Innerhalb eines solchen Mikrozyklusses mag bei Anfängern ein einmaliges Training pro Woche zwar ausreichen, um das aktuelle Leistungsniveau zu halten, für eine Leistungsverbesserung ist das jedoch zu wenig. Einmal ist eben keinmal. Zweimal die Woche sollten Sie schon investieren für Gesundheit und Fitneß. Bei zwei Trainingseinheiten pro Woche trainieren Sie am besten alle Muskelgruppen an einem Tag. Ein so umfangreiches Programm erlaubt jedoch relativ wenig Sätze für den einzelnen Muskel. Mehr als drei Sätze pro Muskelgruppe sind bei einem zweimal wöchentlichen Training aber auch weder nötig noch sinnvoll. Trainieren Sie dabei, wenn möglich, nicht an zwei aufeinanderfolgenden Tagen, sondern verteilen Sie die beiden Trainingseinheiten gleichmäßig über die Woche. Vielleicht montags und donnerstags oder dienstags und freitags. Nur so können Sie die nötigen Ruhephasen einhalten und dafür sorgen, daß die Pausen andererseits aber auch nicht zu lang werden (vgl. Prinzip der Superkompensation). Ein Splitprogramm, das heißt eine Aufteilung der verschiedenen Muskelgruppen auf mehrere Tage, wird erst ab drei, besser noch ab vier Trainingseinheiten pro Woche sinnvoll. Möchten Sie nach einem Splitprogramm trainieren, sollten Sie die Aufteilung zuerst einmal nach dem sogenannten „Pull and Push"-System vornehmen. „Pull" — das kennen Sie vom Rudern. Damit sind alle Muskeln gemeint, die in Form einer Muskelkette an der Zugbewegung beteiligt sind, also die Rückenmuskulatur, z. B. der Latissimus, und der Bizeps. Trainieren Sie diese Muskeln an einem Tag, damit sich die komplette Muskelkette erholen kann, während Sie an den anderen Tagen Ihre Beine oder aber die an der Druck(Push)-Bewegung beteiligten Muskeln, wie Brust, Schultern und Trizeps, trainieren. Für drei Trainingseinheiten pro Woche könnten Sie dementsprechend folgende Aufteilung wählen (die besprochenen Muskelketten sind fett gedruckt):

in der 1. Woche:

Montag:	Oberschenkelvorder- und -rückseite, **Rücken, Bizeps***
Dienstag:	Ruhetag
Mittwoch:	Bauch, **Brust, Schultern, Trizeps,** Waden
Donnerstag:	Ruhetag
Freitag:	wie Montag
Samstag und Sonntag:	Ruhetag

in der 2. Woche:

Montag und Freitag:	Bauch, **Brust, Schultern, Trizeps** und Waden
Mittwoch:	Oberschenkelvorder- und -rückseite, **Rücken, Bizeps**

Bei einem viermaligen Training kann die Aufteilung der Muskelgruppen beibehalten werden:

für ein viermaliges Training pro Woche:

Montag:	Oberschenkelvorder- und -rückseite, **Rücken, Bizeps**
Dienstag:	Bauch, **Brust, Schultern, Trizeps**, Waden
Mittwoch:	Ruhetag
Donnerstag:	siehe Montag
Freitag:	siehe Dienstag
Samstag und Sonntag:	Ruhetag

Bei täglichem Training dagegen bietet sich eine weitere Aufsplittung der Muskelgruppen an:

für ein tägliches Training:

Montag:	**Brust, Schultern, Trizeps**
Dienstag:	Oberschenkelvorder- und -rückseite, Waden
Mittwoch:	**Rücken, Bizeps**, Bauch
Donnerstag:	wie Montag
Freitag:	wie Dienstag
Samstag:	wie Mittwoch
Sonntag:	frei

Sollten Sie vom Pull-and-Push-System abweichen wollen, berücksichtigen Sie bitte bestimmte Abhängigkeiten zwischen den einzelnen Muskelgruppen, die, wie bereits erwähnt, immer in Form von Muskelketten zusammenwirken. Trainieren Sie weder Schultern noch Trizeps am Tage vor Ihrem Brusttraining und den Bizeps nicht am Tage vor Ihrem Latissimustraining. Sie können Ihren Latissimus am Mittwoch nicht trainieren, wenn Ihr Bizeps, der als das schwächere Glied der Muskelkette an dieser Bewegung ebenfalls beteiligt ist, sich vom Training am Dienstag noch nicht erholen konnte. Beachten Sie auch, daß, wenn Sie mit der Übung „Rudern" den unteren Rücken ermüdet haben, schwere Kniebeugen am nächsten Tag sowohl vom leistungsphysiologischen als auch vom gesundheitlichen Standpunkt her nicht ratsam sind, da, auch das wurde bereits erläutert, der untere Rücken an der Leistung in der Kniebeuge maßgeblich beteiligt ist.

Makrozyklen

Nachdem wir uns nun einige Gedanken über den Aufbau einer Trainingswoche, eines Mikrozyklusses also, gemacht haben, stellen Sie sich vielleicht die Frage, ob es zu dem Mikro- wohl auch einen Makrozyklus gibt. Den gibt es. Ein Makrozyklus faßt Trainingsabschnitte von vier bis acht Wochen zusammen. Um die Wichtigkeit einer Einteilung des Trainings in Makrozyklen zu erkennen, müssen wir uns noch einmal das SAID-Prinzip in Erinnerung rufen. – Wie war das noch? Unterschiedliche Belastungen haben auch immer unterschiedliche Anpassungen zur Folge: Gewichte, mit denen Sie maximal 6 Wiederholungen schaffen, führen nicht zum Muskelaufbau, sondern steigern die Kraft und straffen den Muskel durch eine Verbesserung der intramuskulären Koordination. Ein solches Training wird auch als „IK-Training“ bezeichnet, wobei IK für „Intramuskuläre Koordination“ steht. Gewichte, die zwischen 6 bis 12 Wiederholungen erlauben, steigern den Muskelumfang. Allerdings steht hier der Kraftgewinn in keinem Verhältnis zum Muskelwachstum. Deshalb wird ein Training innerhalb dieses Intensitätsbereichs auch als „Muskelaufbautraining“ bezeichnet. Und nun zu der Wichtigkeit von Makrozyklen: Im Krafttraining findet ein ständiger systematischer Wechsel von IK- und Muskelaufbau-Trainingsperioden statt, der auch als die klassische Form der Periodisierung bezeichnet werden kann.

Die klassische Periodisierung

Während Ihrer Muskelaufbauphase schaffen Sie mit einem bestimmten Gewicht, sagen wir 50 kg, sechs Wiederholungen, im nächsten Training sieben, dann acht, bis Sie schließlich 12 Wiederholungen bewältigen. Nun erhöhen Sie das Gewicht: 52,5 kg. Das Spiel beginnt von neuem. Im ersten Training sechs Wiederholungen, im nächsten sieben, acht usw. Plötzlich erreichen Sie jedoch einen Punkt, an dem Sie sich nicht mehr steigern können. Sie schaffen es nicht, sich von neun auf zehn Wiederholungen zu verbessern und finden auch keinen offensichtlichen Grund, der für den Leistungsstillstand verantwortlich sein könnte. Dann wäre es an der Zeit, eine IK-Trainingsphase einzulegen. Wenden Sie an dieser Stelle die sprunghafte Belastungssteigerung an. Dafür erhöhen Sie das Gewicht eventuell um 10 kg und führen damit nur 2 Wiederholungen aus. Im nächsten Training sind es bereits drei Wiederholungen. Sobald Sie sechs vollständige Wiederholungen nach oben bringen, erhöhen Sie wiederum das Gewicht, fangen erneut mit zwei Wiederholungen an und versuchen abermals, sich auf sechs Wiederholungen zu steigern. Innerhalb dieser IK-Trainingsphase verbessern Sie Ihre intramuskuläre Koordination und erhöhen damit Ihre Kraft, so daß Sie während der nächsten Muskelaufbauperiode die erforderlichen 6 bis 12 Wiederholungen mit höheren Gewichten bewältigen können. In dieser Weise wechseln Sie ständig zwischen Kraft- und Muskelaufbauperioden ab. Im allgemeinen wird dabei für das Muskelquerschnittstraining ein grober Zeitraum von sechs bis zehn Wochen angegeben. Sie bilden den Makrozyklus Muskelaufbau. Das IK-Training ist dagegen nur für drei bis fünf Wochen effektiv. 3 bis 5 Wochen umfaßt dementsprechend der Makrozyklus IK-Training. Diese Zeitvorgaben stellen allerdings nur grobe Richtwerte dar. Wesentlich genauer ist es, wenn Sie sich an Ihrer Leistung orientieren. Dann nämlich wechseln Sie von einem Makrozyklus in den nächsten, nicht weil 3 bis 5 Wochen verstrichen sind, sondern weil Sie innerhalb des jetzigen Zyklusses keine Erfolge mehr erzielen. Auch hierfür benötigen Sie ein gut geführtes Trainingsprotokoll!

Das ganzheitliche Training nach Hatfield

Abweichend von der klassischen Periodisierung empfiehlt Hatfield ein Trainingssystem, in dem ganzjährig beide Aufgaben, sprich: Muskelaufbau und IK-Training, parallel gelöst werden. Er nennt diese Trainingsform, die in der folgenden Tabelle dargestellt ist, das ganzheitliche Trainingssystem. Mit beiden Vorgehensweisen lassen sich überragende Erfolge erzielen. Es ist deshalb auch keine der beiden Methoden zu bevorzugen. Probieren Sie am besten beide einmal aus.

Tab. 3: Das ganzheitliche Training nach Hatfield

Sätze	Wiederh.	Gewicht	Pause	Anpassung
1,2	2 bis 6	maximal	4 bis 6 Min.	IK
3,4	6 bis 12	maximal	3 bis 4 Min.	Muskelaufbau
5, 6	20 bis 25	maximal	1bis 2 Min.	lokale Muskelausdauer (Kapillargefäße und Mitochondrien)

Der Aufbau eines Trainingsjahres

Während die Gliederung des Trainings in Mikro- und Makrozyklen für den Fitneßsportler genauso wichtig ist wie für den Profi, ist die Jahresplanung (Jahreszyklus) eigentlich nur für Wettkampfsportler interessant. Sollten Sie an Wettkämpfen teilnehmen, wissen Sie, daß kein Profi in der Lage ist, eine hohe Leistung über das ganze Jahr hinweg zu halten. Er muß die sportliche Form auf den Wettkampf hin systematisch aufbauen, sie auf dem Wettkampf unter Beweis stellen und sich im Anschluß davon erholen. Dementsprechend orientiert er sich bei der Aufstellung seines Jahresplanes an seinen Wettkampfterminen. Der Fitneßsportler dagegen hat in der Regel keine Wettkämpfe zu bestreiten. Er strebt eine ganzjährige, stetige Verbesserung seiner Leistungsfähigkeit an. Die Planung seines Trainingsjahres ist damit wesentlich einfacher gehalten als die der Profis. Für ihn ist von den Trainingsstufen des Leistungssports, dem „Grundlagen-“, „Aufbau-“ und „Höchstleistungstraining“ in erster Linie das „Grundlagentraining“ interessant.

Das Grundlagentraining

Das Grundlagentraining soll eine breite Basis für alle späteren sportlichen Leistungen schaffen. Bezeichnen Sie es als ein umfassendes Fitneßprogramm, in dem genausoviel Wert auf das Training von Beweglichkeit und Ausdauer gelegt werden sollte wie auf die Entwicklung der Kraft. Trainieren Sie innerhalb des Grundlagentrainings bitte auch tatsächlich alle Muskelgruppen. Es gibt Sportler, die würden am liebsten den ganzen Tag nur bankdrücken, oder andere, die haben nur ein einziges Ziel, und zwar das Problem mit den Problemzonen zu beseitigen. Spezialisieren Sie sich nicht zu früh. Sie würden so die volle Entfaltung Ihrer physischen Leistungsfähigkeit verhindern und könnten aufgrund zu einseitiger Belastungen eventuell sogar Ihrer Gesundheit schaden.

Das Aufbau- und Höchstleistungstraining

Erst im Aufbautraining ist eine Spezialisierung sinnvoll. Ab jetzt unterscheiden sich die Programme je nach Zielsetzung. Der Fitneßsportler, der seinen Muskel straffen und sein Herz-Kreislauf-System auf Trab bringen möchte, trainiert nun schon ganz anders als jemand, der Muskeln aufbauen möchte. Das Höchstleistungstraining letztendlich ist alleinige Angelegenheit des Leistungssportlers. Hier gilt es die sportliche Leistung zu stabilisieren und weiter zu steigern. Normalerweise vergehen 6 bis 8 Jahre systematischen Trainings, ehe von Höchstleistungen überhaupt die Rede sein kann.

Die Jahresperiodisierung im Bodybuilding

Im Wettkampfsport wird das Trainingsjahr üblicherweise in die Vorbereitungs-, Wettkampf- und Übergangsperiode gegliedert. Die Jahresplanung im Bodybuilding ist ebenfalls dreiteilig: die Muskelaufbauphase, die Definitionsphase und die Erholungsphase.

Ziel der Muskelaufbauphase ist, wie der Name schon sagt, das Muskelwachstum. Wissen Sie noch, in welche Makrozyklen die Muskelaufbauphase unterteilt wird? – Richtig, in Muskelaufbau- und IK-Trainingszyklen. Wir sind darauf bereits ausführlich eingegangen. Die Erholungsphase nach dem Wettkampf umfaßt etwa vier Wochen, in denen nicht spezifisch trainiert werden sollte. Empfehlenswert wäre ein allgemeines Fitneßprogramm, das sowohl Ausdauer-, Kraft- sowie gymnastische Anteile enthält. Klammern Sie während dieser Zeit Übungen der Aufbauphase bewußt aus, oder führen Sie sie zumindest mit stark reduzierter Intensität durch. Damit entspräche die Erholungsphase des Wettkampfathleten weitestgehend dem Grundlagentraining des Fitneßsportlers.

Ziel der Definitionsphase ist es, die in der Aufbauphase antrainierte Muskelmasse zu erhalten, den Unterhautfettanteil und die extrazelluläre Wasserspeicherung (außerhalb der Zelle/unter der Haut) jedoch zu reduzieren. Das Training während der Definitionsphase ist ein besonders strittiges Thema, deshalb möchte ich etwas ausführlicher darauf eingehen. Im Bodybuilding meint der Begriff Definition die plastische Muskelteilung des Athleten. Genau das also, was den Bodybuilder ausmacht. – Wie erreicht man ein so außergewöhnliches Erscheinungsbild? – Ganz sicher nicht durch die sogenannten Definitionsübungen wie Beinstrecken oder Kabelziehen, da die tiefen Einschnitte, die die Muskeln voneinander trennen und den einzelnen Muskel sichtbar werden lassen, keinesfalls direkte Folgen des Krafttrainings sind. Sie ergeben sich vielmehr bei einer Reduzierung von Unterhautfettgewebe und extrazellulärer Wasserspeicherung von ganz allein. Damit ist das plastische Hervortreten des Muskels in erster Linie Sache der Ernährung. Professor Hamm wird im Ernährungsteil dieses Buches noch ausführlicher darauf eingehen.

Definitionstraining bedeutet demnach nicht, von sogenannten „Masseübungen" wie der Kniebeuge auf vermeintliche „Definitionsübungen" wie Beinstrecken überzuwechseln. Die eigentlichen „Definitionsübungen", wenn man davon überhaupt sprechen will, sind Dauerbelastungen wie Laufen und Fahrrad fahren. Ausdauerübungen also, die große Muskelgruppen in Bewegung setzen und in Verbindung mit einer Diät für eine Verringerung des Unterhautfettgewebes sorgen. Das beste Definitionstraining ist also ein Ausdauertraining. Allerdings hat auch das Krafttraining während der Definitionsphase einen wichtigen Stellenwert, da sich der Muskel nicht nur an steigende Belastung durch Wachstum anpaßt, sondern auch an eine sinkende Belastung durch Muskelschwund. Jede Reduzierung der Intensität führt demnach automatisch zu einer Rückbildung des Muskels. Sorgen Sie deshalb auch in der Definitionsphase für eine hohe Intensität im Training. Bedenken Sie aber, daß Ihre Erholungsfähigkeit aufgrund der Diät vermindert ist. Sie benötigen dementsprechend längere Regenerationszeiten als in der Aufbauphase. Trainieren Sie Ihre Kraft also weiterhin mit hohen Gewichten, aber nicht mehr so häufig, das heißt, führen Sie weniger Sätze pro Trainingseinheit durch und weniger Krafttrainingseinheiten pro Woche. Zwei schwere Sätze pro Muskelgruppe zweimal die Woche reichen aus. Erhöhen Sie dafür den Ausdaueranteil im Training. So erhalten Sie durch das intensive Training Ihre Muskelsubstanz und unterstützen mit dem Ausdauertraining Ihre Diät.

Überlastungsprinzipien

Auch dieses Kapitel behandelt spezielle Trainingsprinzipien für Leistungssportler. Sie sind Fitneßsportler, hätten es aber trotzdem gern gelesen? – Kein Problem! Es wäre allerdings falschverstandener Ehrgeiz, die hier beschriebenen Überlastungsprinzipien früher als notwendig einsetzen zu wollen. Getreu dem Motto: Was für Leistungssportler gut ist, das nützt mir allemal. Sollten Sie der Meinung sein: „Training ist gut, härteres Training ist besser" oder „Viel hilft viel!", dann erinnern Sie sich noch einmal an das Beispiel „Schwielenbildung": Der feste Griff an der Hantelstange führt zum Abrieb von Haut. Auf den erhöhten Verschleiß reagiert der Organismus mit einer Verstärkung der Handinnenfläche durch die Bildung von Hornhaut. Nun stellen Sie sich vor, Sie würden versuchen, die Schwielenbildung zu beschleunigen, indem Sie mehr Haut verschleißen. Dazu reiben Sie nicht über die Hantelstange, sondern über ein Reibeisen. Anschließend ist die Hand blutig. Es bildet sich keine Hornhaut, sondern Borken, Schorf, Kruste. Der Verschleiß war so groß, daß der Organismus nicht mehr mit Anpassung (Superkompensation), sondern nur noch mit Heilung reagieren kann. Überlastungen wirken auf Ihren Muskel wie das Reibeisen auf die Hand. Eine zu hohe Belastung trifft auf Ihren nicht vorbereiteten Organismus. Das Ergebnis ist Heilung, nicht Anpassung. Beanspruchen Sie Ihren Muskel also immer nur so stark, daß er sich auch durch Anpassung davon erholen kann. Der Einsatz von Überlastungsprinzipien ist demnach erst sinnvoll, wenn Sie sich auf einem Leistungsplateau befinden.

Als Sie angefangen haben zu trainieren, waren Leistungssteigerungen kein Problem. Sie sind fünf Minuten länger gelaufen als im vorigen Training, sie haben eine Wiederholung mehr geschafft oder das Gewicht erhöht. Womöglich hören Sie sich noch sagen: „Wenn das so weitergeht, bin ich in zwei Jahren Profi!" Nun, es ging nicht so weiter, und Sie sind auch noch kein Profi. Im Gegenteil, Sie treten schon lange auf der Stelle und haben sich vielleicht sogar schon damit abgefunden, daß Sie nicht mehr weiter kommen. Sie schaffen 97,5 kg im Bankdrücken, und das schon seit einem Jahr. Nur die 100 kg, die schaffen Sie nicht. Das ist der geeignete Zeitpunkt, um ein Überlastungsprinzip einzusetzen. Eines dieser Überlastungsprinzipien, das sich in einem solchen Fall anbieten würde, ist das Prinzip der aufstockenden Ermüdung.

Das Prinzip der aufstockenden Ermüdung

Dem Prinzip der Superkompensation zufolge ist die Anpassung des Organismus abhängig vom Grad der Ermüdung. Da sich der Leistungssportler an die ständigen hohen Trainingsbelastungen weitestgehend gewöhnt hat, ist bei ihm die Störung des inneren chemischen Gleichgewichtes nicht mehr so ausgeprägt. Dementsprechend fällt jedoch auch seine Anpassung an das Training geringer aus. Vergleichen Sie dazu noch einmal Abbildung 6 auf Seite 108. Es ist also naheliegend, zu versuchen, den Organismus stärker zu ermüden, um erneut genügend hohe Anpassungen für weitere Fortschritte zu erzielen. Ein Weg zu höherer Ermüdung ist die Verkürzung der Pausen zwischen den Trainingseinheiten. Lassen Sie dem Muskel keine Zeit, sich zu erholen, sondern trainieren Sie ihn im ermüdeten Zustand erneut. Eventuell am nächsten oder übernächsten Tag. Das führt zu einem weiteren Abfall der Leistungskurve und zu einer tieferen Ausschöpfung der Energiereserven. Anschließend halten Sie eine ausreichend lange Ruhephase ein, um dem Muskel die Gelegenheit zu geben, sich von dem Zustand der Ermüdung völlig zu erholen. Die Folge ist eine höhere Superkompensation, mit der erneute Leistungsverbesserungen möglich werden. Schauen Sie sich dazu die folgende Abbildung an.

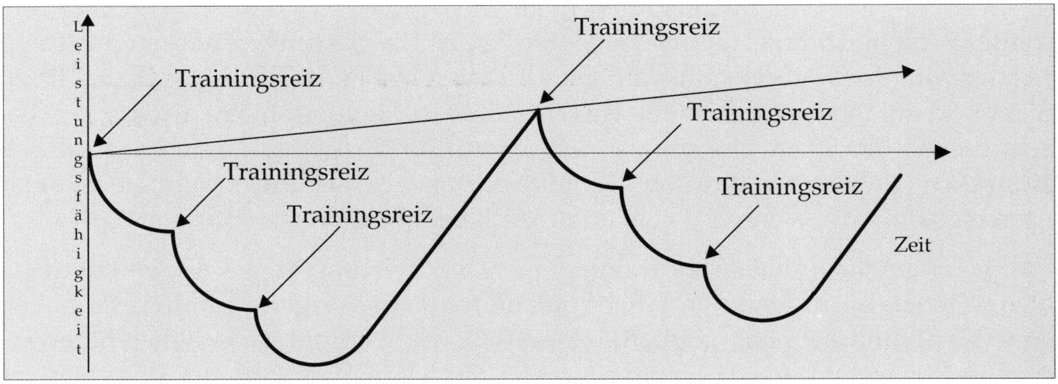

Abb. 13: Aufstockende Ermüdung

Leistungssportler erreichen so erst durch mehrere hintereinandergeschaltete Trainingseinheiten einen Ermüdungsgrad, den Anfänger schon aus einer Trainingseinheit davontragen. Den Ermüdungsverlauf eines Fortgeschrittenen nach zwei Trainingseinheiten im Vergleich zu einem Anfänger nach einer Trainingseinheit zeigt Abbildung 14.

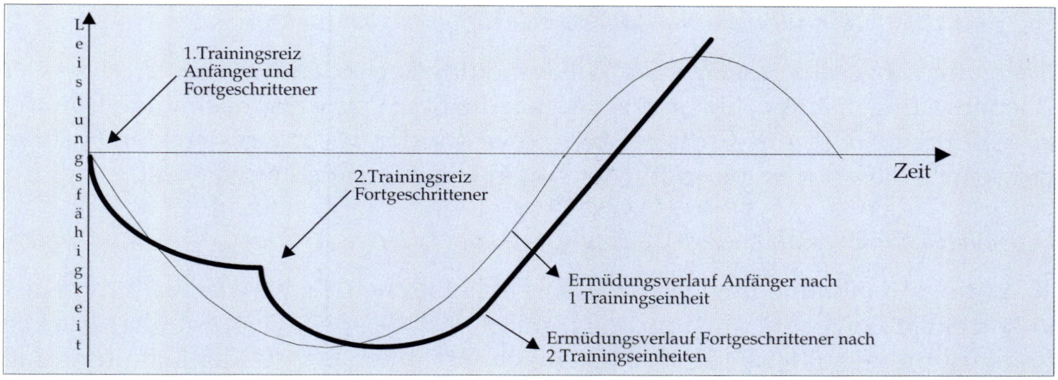

Abb. 14: Vergleich Anfänger - Fortgeschrittener

So ist auch zu verstehen, warum ein Leistungssportler für die Steigerung seiner Leistung viel mehr Zeit benötigt als ein Anfänger. Mit steigendem Trainingsniveau nimmt die Geschwindigkeit in der Leistungsentwicklung kontinuierlich ab. Möglich sind Verbesserungen jedoch immer noch, auch für Spitzensportler.

Strategien der Überlastung

Findige Bodybuilder haben über das Prinzip der aufstockenden Ermüdung hinaus unterschiedlichste Techniken entwickelt, die Intensität im Training zu erhöhen. „Es waren einmal" zwei Brüder, die Brüder Weider, die haben diese Techniken gesammelt so wie die Brüder Grimm Märchen. Ihr Verdienst war es, diese Überlastungsstrategien unter der Bezeichnung „Weider-Prinzipien" einer breiten Öffentlichkeit zugänglich gemacht zu haben. Hier die wichtigsten:

Negativwiederholungen (negative reps)

Der Sportler wählt ein Gewicht, welches er zwar kontrolliert herablassen kann, allein jedoch nicht wieder hinaufbekommt. Er führt mit anderen Worten lediglich die Negativbewegung aus, während seine Trainingspartner das Gewicht immer wieder in die Ausgangsposition zurückbringen. Der Trainierende leistet somit ausschließlich nachgebende (exzentrisch-dynamische) Arbeit.

Die erzwungenen Wiederholungen (forced reps)

Nachdem der Sportler fünf bis sechs Wiederholungen selbständig ausgeführt hat, schließt er weitere Wiederholungen an, bei denen sein Partner hilft.

Die Wiederholungen im nicht-maximalen Belastungsbereich (burns)

Nach ungefähr sechs ermüdenden Wiederholungen werden zwischen zwei bis vier Wiederholungen angeschlossen, bei denen die Bewegung nur noch unvollständig ausgeführt wird. Bizeps-Curls beispielsweise werden aus der gestreckten Position des Armes nur so weit gebeugt, wie es dem Übenden noch möglich ist.

Die mogelnden Wiederholungen (cheatings)

„Cheatings“ heißt die offizielle Erlaubnis abzufälschen. Es wird bewußt mit einer unkorrekten Bewegungsausführung trainiert. Ein Beispiel: Beim Schulterdrücken (military press) sollte die Hantel eigentlich nur unter Einsatz der Schultern und Arme bewegt werden. Durch ein Wippen in den Beinen wird die Bewegung bei den letzten zwei Wiederholungen unterstützt.

Die Wiederholungen nach Vor-Ermüdung (pre-exhaustion principle)

Dieses Prinzip ist innerhalb der bereits erläuterten Muskelketten anwendbar. Wählen wir als Beispiel noch einmal das Bankdrücken. Bei dieser Übung ist der Trizeps das schwächste Glied der Muskelkette und begrenzt mit seiner Kraft die Möglichkeiten, den Brustmuskel vollständig zu ermüden. Übungen wie Seitheben im Liegen, auch als „Fliegende Bewegungen“ oder „Flyes“ bezeichnet, erlauben ein Training des Brustmuskels ohne Einsatz des Trizeps. Schaltet man diese Übung dem Bankdrücken vor, so hat man für das Bankdrücken ein neues Verhältnis innerhalb der Muskelkette geschaffen. Jetzt nämlich trifft ein bereits vorermüdeter Brustmuskel auf einen frischen Trizeps. Damit ist die Kraft des Trizeps für das Bankdrücken nicht mehr leistungsbegrenzend, und der Brustmuskel kann bis zur vollständigen Ermüdung trainiert werden.

Wann ist Überlastung sinnvoll?

Überlastungsprinzipien taugen nicht für Anfänger, das haben wir bereits erläutert. Aber auch im Leistungssport muß ihr Einsatz genau dosiert und zum richtigen Zeitpunkt erfolgen, sonst richten sie mehr Schaden an, als daß sie nützen. Nehmen wir als Beispiel die Negativwiederholungen: Sie befinden sich auf einem Leistungsplateau. Obwohl Sie konsequent trainieren, werden Sie nicht besser. Im Gegenteil, Ihre Leistung entwickelt sich so langsam in den Keller. Der Grund dafür sind häufig zu kurze Erholungsphasen zwischen den einzelnen Trainingseinheiten. Dieses Phänomen kennen wir bereits: Das Prinzip der aufstockenden Ermüdung (vgl. Seite 144 ff.). Viele Sportler kennen dieses Prinzip jedoch nicht. Für sie gibt es eigentlich nur ein Prinzip, nach dem sie trainieren, und das heißt: „Mehr bringt mehr!" Dementsprechend sind sie der Meinung, ihren Muskel zum Wachsen zwingen zu müssen. Überlastungsprinzipien scheinen ihnen dafür genau das geeignete Mittel zu sein. Sehen Sie sich in diesem Zusammenhang bitte noch einmal die Abb. 13 auf Seite 144 an. Wozu führt es, wenn Sportler im Zustand großer Ermüdung Negativwiederholungen einsetzen? – Richtig, zu einem weiteren Abfall ihrer Leistung. Sinnvoll wäre an dieser Stelle nicht Training, und auf gar keinen Fall Negativwiederholungen, sondern eine ausreichend lange Erholungspause. Ein Negativsatz im höchsten Punkt der Anpassungsphase (Superkompensation) kann dagegen sehr hilfreich sein. Wie bereits erwähnt, führt ein längerfristiges Trainieren mit gleichbleibenden Gewichten zur Einschleifung eines „motorisch-dynamischen Bewegungsstereotyps", der weitere Verbesserungen verhindert. Dem Sportler fehlt in einem solchen Fall keineswegs die Kraft, er ist nur nicht in der Lage, sie abzurufen. In diesem Fall kann ein vorgeschalteter Negativsatz, beispielsweise mit 130 kg, wahre Wunder wirken, wenn in den folgenden eigentlichen Trainingssätzen mit 102,5 kg trainiert werden soll. Heben Sie nach einem Satz mit 130 kg ein Gewicht von 102,5 kg aus dem Ständer, haben Sie das Gefühl, ein wesentlich leichteres Gewicht in der Hand zu halten. Wirkungsvoller ist es noch, mit 130 kg gar keinen vollständigen Negativsatz auszuführen, sondern dieses Gewicht nur aus dem Ständer zu heben und drei Sekunden zu halten. Das Ganze dreimal hintereinander. Allein diese Irritation läßt Sie die anschließenden Trainingsgewichte als leicht empfinden.

Überlastungsprinzipien wie Negativsätze haben also ihre Berechtigung, wenn man versteht, sie sinnvoll einzusetzen. In dem oben geschilderten Fall wirken sie als „Schockmechanismus" auf das Nervensystem, so daß Sie in der Lage sind, Ihre aktuellen Kraftfähigkeiten zu aktivieren. Fehlt Ihnen jedoch die Kraft, z. B. aufgrund von Ermüdung, dann können Ihnen auch Schockmechanismen nicht helfen. Und noch etwas sollten Sie bedenken: Wer jeden Tag schockt, der schockt keinen mehr. Der Organismus stellt sich sehr schnell auf die neuen Anforderungen ein. Überlastungen erfüllen ihren Zweck demnach nur, wenn sie kurzfristig und gezielt eingesetzt werden. Auf Dauer würden sie ihren Effekt einbüßen. Das gilt auch für die sogenannten „forced reps", Wiederholungen mit Partnerhilfe.

„Ich habe überhaupt nicht geholfen!" Kennen Sie das nicht irgendwo her? Wahrscheinlich haben Sie es das letzte Mal im Sportstudio gehört, als Sie an der Drükkerbank vorbeigingen. Hier waren gerade zwei Sportler mit Bankdrücken beschäftigt. Besser gesagt, der eine mit Bankdrücken, der andere mit Kreuzheben. Schauen wir den beiden doch einmal etwas genauer zu: Die ersten drei Wiederholungen schafft der Trainierende allein, bei der vierten hilft sein Partner mit zwei Fingern vorsichtig nach. Für die fünfte Wiederholung reichen die zwei Finger schon nicht mehr aus. Sein Trainingskamerad benötigt jetzt bereits die ganze Hand. Bei der neunten Wiederholung steht dem Partner bereits der Schweiß auf der Stirn. Trotzdem werden mindestens zwölf Wiederholungen durchgeführt, in denen der Trainierende immer gerade so gut ist wie sein Trainingspartner im Kreuzheben. Die Krone setzte dem einmal ein Sportler auf, der seinen Trainingskameraden anfeuerte mit den Worten: „Los, versuch noch einen — ich kann noch!" Derartige Praktiken können nicht als „forced reps", sondern nur als Unsinn bezeichnet werden. Anstatt die Intensität im Training zu erhöhen, wird sie durch ständige Partnerhilfe im Gegenteil gesenkt. Warum? — Das ist einfach erklärt. Ihr Körper hat nicht das Bedürfnis, stärker, straffer, schlanker oder muskulöser zu werden. Eigentlich möchte er nur seine Ruhe haben. Wenn Sie nun bankdrücken, in der dritten Wiederholung zögern und es plötzlich leichter wird, weil Ihr Partner Ihnen hilft, dann findet Ihr Körper das ausgezeichnet, daß ihm geholfen wird. Fortan wird er bei der dritten Wiederholung von vornherein auf Unterstützung warten, selbst wenn Sie in der Lage wären, diese Wiederholung auch noch allein zu schaffen. Willentlich sind Sie kaum in der Lage, sich diesem Schutzmechanismus des Körpers vor Überlastung zu widersetzen. Versuchen Sie also allein zu trainieren. Ihr Partner steht lediglich aus Sicherheitsgründen hinter der Bank. Helfen wird er Ihnen nicht. Es sei denn, das Gewicht bewegt sich langsam rückwärts. „Forced reps", Wiederholungen mit Partnerhilfe also, erfüllen ihren Zweck nur, wenn sie gezielt und nicht ständig eingesetzt werden.

Optimierung vor Maximierung

Bevor Sie allerdings überhaupt einen Gedanken an Überlastungsprinzipien verschwenden, seien Sie gewiß, daß Sie im Training keine Fehler mehr machen. Jeder Intensivierung muß immer eine Optimierung vorangehen. Dazu nur ein Beispiel: Sie bauen keine Muskeln auf, weil Sie nicht mehr essen, als Sie bereits zur Erhaltung Ihres Körpergewichtes benötigen. Wie soll das funktionieren? Substanz entwickelt sich nicht aus dem Nichts. Um Muskeln aufzubauen, müssen Sie einen Überschuß an Nahrung zuführen. Dieser Fehler ist Ihnen jedoch nicht bewußt. Sie sind der Meinung, nur durch intensiveres Training, sprich: unter Einsatz von Überlastungsprinzipien, weitere Erfolge erzielen zu können. Dieser Schuß wird ganz sicher nach hinten losgehen. Denn jede weitere Steigerung der Intensität läßt das Verhältnis von Kalorienaufnahme und -verbrauch nur noch ungünstiger ausfallen. Das Ergebnis — Sie bauen ab statt auf. Nicht Überlastungsprinzipien können Ihnen in einem solchen Fall helfen, sondern einzig und allein eine vernünftig durchgeführte Fehleranalyse anhand Ihres Trainingsplanes.

Übertraining

Wo sonst würde das Thema „Übertraining" besser hineinpassen als in das Kapitel „Überlastungsprinzipien". Im Freizeitsport wird die Gefahr im allgemeinen eher überschätzt. Müdigkeit an drei aufeinanderfolgenden Tagen ist noch kein Übertraining. Aufgrund seiner Bedeutung im Leistungssport soll hier jedoch kurz darauf eingegangen werden.

Als Übertraining bezeichnet man eine längerfristige Überforderung des Organismus durch zu hohe Reize. Darunter sind alle Belastungen im sportlichen, beruflichen und privaten Bereich zu fassen. Falsche Ernährung spielt ebenfalls eine nicht unerhebliche Rolle. Entstehungsursache im sportlichen Bereich sind unter anderem

- eine zu schnelle Erhöhung der Belastungsparameter Intensität, Belastungsdauer und Trainingshäufigkeit,
- monotone Trainingsinhalte und -methoden sowie
- zu kurze Erholungsphasen.

Es ist relativ schwierig, den Zustand des Übertrainings zu erkennen, zumal es zwei unterschiedliche Erscheinungsformen von Überforderungsreaktionen gibt.

Das basedowoide Übertraining

Im Zustand des basedowoiden Übertrainings ist der Sportler nervös, er ermüdet schneller bei Belastung und fühlt sich regelrecht krank. Die Behandlung dauert ca. ein bis zwei Wochen.

Das addisonoide Übertraining

Bei dieser Erscheinungsform zeigt der Sportler eher entgegengesetzte Symptome zum basedowoiden Übertraining. Es überwiegt Antriebslosigkeit, kombiniert mit einem körperlichen Schwächegefühl. Die Anzeichen für ein addisonoides Übertraining sind noch schwieriger festzustellen als beim basedowoiden Übertraining, vor allem, weil in Ruhe häufig keinerlei Symptome auftreten. Die Behandlung dauert häufig Wochen, ja sogar Monate.

Übertraining — was tun?

Auf jeden Fall sollten Sie den Trainingsumfang und die -intensität reduzieren. Es wäre sinnvoll, vom gewohnten Training Abstand zu nehmen und dafür spaßorientierte Sportarten in Form eines Erholungstrainings durchzuführen. Auch passive

Erholungsmaßnahmen wie Sauna und Massagen sind durchaus angebracht, ebenso wie eine bewußte, vollwertige Ernährung. Noch viel sinnvoller ist es natürlich, es gar nicht erst soweit kommen zu lassen. Vorbeugen ist besser als Heilen. Das trifft auch hier zu. Eine einzige Maßnahme reicht aus, um der Gefahr des Übertrainings von vornherein zu begegnen: Führen Sie einen Trainingsplan! Auf diesem Plan protokollieren und kontrollieren Sie Ihre Leistungsentwicklung. Sollten Sie erkennen, daß Sie trotz regelmäßigen Trainings keine Fortschritte erzielen, ist Vorsicht angebracht. Trainieren Sie in diesem Fall nicht einfach weiter, sondern versuchen Sie den Fehler zu ermitteln. – Wie eine solche Fehleranalyse aussehen muß, wird im Kapitel „Trainingsplanung und -protokollierung" ausführlich beschrieben.

Regeln für Ihr Training

Zusammengefaßt lassen sich folgende Regeln für Ihr Training ableiten:

1. Achten Sie auf das richtige Verhältnis von Belastung und Erholung! (Das Prinzip der Superkompensation)

2. Achten Sie auf ständige Verbesserungen Ihrer Leistung! (Das Prinzip der steigenden Belastung)

3. Achten Sie auf das richtige Verhältnis von Intensität und Umfang! (Das SAID-Prinzip)

4. Achten Sie auf den zeitlich richtigen Aufbau Ihres Trainings! (Das Prinzip der Periodisierung)

5. Trainieren Sie kontinuierlich! (Das Prinzip der Kontinuität)

6. Trainieren Sie nicht zu einseitig! (Das Prinzip der Variation)

7. Setzen Sie bei einem Leistungsstillstand auf hohem Trainingsniveau gezielt Überlastungsstrategien ein! (Überlastungsprinzipien)

Trainingsmethoden

Nachdem Sie nun die Übungen kennen, aus denen Sie sich Ihr Training zusammenstellen können, und Sie um die Regeln wissen, die Sie beachten müssen, stelle ich Ihnen nun noch die Trainingsmethoden vor, aus denen Sie zum Erreichen Ihrer Ziele die geeignete Methode auswählen dürfen. Nun wird in wer weiß wie vielen Zusammenhängen von „Methoden" gesprochen. Im Bereich Kraft- und Ausdauertraining gibt es jedoch eigentlich nur vier:

- Die Wiederholungsmethode
- die intensive Intervallmethode
- die extensive Intervallmethode
- die Dauermethode
- und zusätzlich die Wettkampf- und Kontrollmethode,

die in unserem Zusammenhang aber nicht weiter interessant ist. Der einzige prinzipielle Unterschied zwischen den vier Methoden liegt in der Dauer der Pausen:

- die Dauermethode beinhaltet keinerlei Pausen,
- die Intervallmethode arbeitet mit lohnenden Pausen,
- die Wiederholungmethode mit beinahe vollständigen Pausen.

Innerhalb Ihres Trainings werden Sie auf jeden Fall eine dieser Methoden anwenden.

Gleichgültig, ob Sie minuten- oder stundenlang laufen, laufen Sie ohne Pause durch, dann trainieren Sie nach der Dauermethode. Erfolgen jedoch in regelmäßigen Abständen Erholungspausen, die nur so lange dauern, bis Ihr Puls auf ca. 120 Schläge pro Minute abgefallen ist – in diesem Fall spricht man von sogenannten „lohnenden Pausen" –, dann wenden Sie die Intervallmethode an. Bei der intensiven Intervallmethode ist der Belastungsreiz relativ kurz, aber von höherer Intensität, bei der extensiven Methode ist das umgekehrt. Sind die Pausen jedoch so lang, daß sie zur beinahe vollständigen Erholung führen, trainieren Sie nach der Wiederholungsmethode. Nun stellt sich die Frage, für welches Trainingsziel welche Trainingsmethode geeignet ist?

Die Dauermethode

Die Auswirkungen der Dauermethode liegen vorwiegend im Bereich Herz-Kreislauf-System. Der Körper reagiert unter anderem mit einer Vergrößerung des Herzvolumens und einer Verstärkung der Herzwände, einer Verbesserung der Kapillarisierung im Muskel sowie einer Aufstockung der Glykogenspeicher und einer Aktivierung des Kohlehydrat- und Fettsäureabbaus. Innerhalb der Dauermethode führt dabei insbesondere ein umfangreiches Training mit geringeren Intensitäten, damit ist eine Belastungsdauer von über einer halben Stunde gemeint, zur Aktivierung des Fettstoffwechsels. Deshalb ist diese Methode besonders für übergewichtige Personen zur Reduzierung ihres Körpergewichtes geeignet. Sie können ein Fettstoffwechselaktivierungstraining, ein Training mit einer Pulsfrequenz von 140 bis 160 Schlägen pro Minute, jeden Tag absolvieren. Zur Verbesserung der allgemeinen Grundlagenausdauer muß allerdings innerhalb der Dauermethode auch mit höheren Intensitäten gearbeitet werden. Die Belastung liegt dabei über der Dauerleistungsgrenze. (Bei dieser Laufgeschwindigkeit werden Sie sich während des Laufens nur noch mit Mühe unterhalten können.) Für diese intensive Form des Ausdauertrainings benötigen Sie längere Erholungsphasen. Ein zweimaliges Training pro Woche kann bereits ausreichend sein.

Auch Kraftsportlern sei ein Ausdauertraining empfohlen. Ihren Befürchtungen, sie würden ihre Muskeln „weglaufen", sind unbegründet, vorausgesetzt, sie achten sorgfältig auf eine gut abgestimmte überkalorische Ernährung. Das heißt, sie essen etwas mehr, als sie zur Erhaltung ihres Körpergewichtes brauchen.

Mit ihren positiven Auswirkungen auf das Herz-Kreislauf-System und den Fettstoffwechsel eignet sich die Dauermethode insbesondere

- für Übergewichtige als Gewichtsreduktionstraining
- als Ausgleich bei beruflich bedingtem Bewegungsmangel
- und als Basistraining für alle weiteren sportlichen Leistungen.

Mit anderen Worten ist die Dauermethode die grundlegende Trainingsmethode überhaupt, gleichgültig welches Trainingsziel Sie verfolgen.

Die Wiederholungsmethode

Sie ist im Gegensatz zur Dauermethode die Krafttrainingsmethode schlechthin. Die beinahe vollständigen Erholungspausen zwischen den einzelnen Belastungsphasen erlauben die Aufrechterhaltung einer hohen Intensität bis zur Beendigung des Trainings. Während der Haupteffekt der Dauermethode im Bereich Herz/Kreislauf liegt, führen die hohen Trainingsintensitäten der Wiederholungsmethode ausschließlich zu Anpassungen innerhalb des Muskels. Die Wiederholungsmethode ist damit interessant

- für Fitneßsportler zwecks Muskelaufbau und Kraftzuwachs,
- für Fitneßbewußte zur Straffung des Muskels,
- bei Haltungsschwächen zur Kräftigung der abgeschwächten Muskeln,
- als Ausgleich zu einseitigen Belastungen im Beruf oder in anderen Sportarten.

Damit ist auch die Wiederholungsmethode für ein umfassendes Körpertraining unumgänglich.

Das Intervalltraining

Das Intervalltraining zeichnet sich durch einen regelmäßigen Wechsel von Belastung und Erholung aus. Die Pause ist dabei unvollständig. Diese sogenannte „lohnende Pause" oder auch „Ein-Drittel-Pause" ist das eigentlich Typische an der Intervallmethode. Grundsätzlich erholen Sie sich nämlich nach einer Belastung nicht gleichmäßig schnell, sondern im ersten Drittel der gesamten Erholungszeit schneller als in den übrigen zwei Dritteln. Als Maßstab für die Dauer der Pause dient die Pulsfrequenz. Sobald der Puls auf 120 Schläge/Minute abgefallen ist, erfolgt die nächste Belastung.

Je nach Intensitätsgrad werden zwei Formen des Intervalltrainings unterschieden, das extensive und das intensive Intervalltraining. Im extensiven Intervalltraining wird mit hohem Umfang und einer relativ geringen Intensität, ca. 30 bis 50 Prozent der maximalen Kraft, trainiert. Die Belastungsdauer der einzelnen Intervalle reicht von 60 Sekunden bis 15 Minuten. Der Effekt dieser Methode liegt wie bei der Dauermethode in erster Linie im Bereich Herz/Kreislauf. Im Sportstudio kann sie deshalb ergänzend zur Dauermethode eingesetzt werden. Der wesentliche Effekt des intensiven Intervalltrainings dagegen liegt in der Verbesserung der anaeroben Kapazität. Damit ist die Fähigkeit zur Energiegewinnung ohne Beisein von Sauerstoff gemeint. Im Fitneßcenter kann sie ergänzend zur Wiederholungsmethode eingesetzt werden, eventuell im Rahmen eines Zirkeltrainings. Besonders bei Leistungsstagnationen liefert die Intervallmethode neue Reize, um weitere Fortschritte zu erzielen.

Gestalten Sie die Pausen im Intervalltraining unbedingt aktiv. Da das Gefäßsystem nach der Belastung weitgestellt ist, könnte Ihnen sonst das Blut in die unteren Extremitäten absacken. Die Bewegung des Muskels übt einen massierenden Druck auf die Venen aus. Auf diese Weise wird das Blut zum Herzen zurückgepumpt.

Trainingsprogramme

Es gibt Sportler, die ernsthaft glauben, daß Sie nach fünf Jahren Training aussehen wie Arnold Schwarzenegger, weil sie nach dessen Trainingsprogramm trainieren. Glücklicherweise sind das nicht viele. Wesentlich mehr sind da schon der Ansicht, daß ein Trainingsprogramm, mit dem Arnold Schwarzenegger Erfolg hatte, ihnen auch nicht schaden kann. Das ist ebenso falsch. Es kann! Als Beispiel soll uns noch einmal der Krankenhauspatient dienen, der ein viertel Jahr im Bett gelegen hat. Vorsichtiges Treppensteigen wäre für ihn das geeignete Trainingsprogramm zur Kräftigung seiner Beinmuskulatur und nicht etwa Arnolds Programm für die Waden. Das nämlich würde ihm schaden. Was anderen Erfolg gebracht hat, das muß nicht auch für Sie das Richtige sein. Übernehmen Sie deshalb nicht ungeprüft Trainingsprogramme anderer Sportler, gleichgültig wie erfolgreich diese damit waren. Sie tun besser daran, sich Ihr individuelles Trainingsprogramm selbst zusammenzustellen, denn keiner kennt Sie so gut, wie Sie sich selbst. Die Voraussetzungen dafür haben Sie:

Sie kennen die TRAININGSMITTEL UND -ÜBUNGEN, aus denen Sie Ihr persönliches Trainingsprogramm zusammenstellen können,

Sie kennen die TRAININGSPRINZIPIEN, die die Grundlage Ihres Programmes darstellen und

Sie kennen die TRAININGSMETHODEN, die Sie für das Erreichen eines bestimmten Trainingszieles einsetzen müssen.

Damit lassen sich beliebig viele TRAININGSPROGRAMME entwickeln. So viele, daß an dieser Stelle nur einige beispielhaft aufgeführt werden können.

Ein Trainingsprogramm für Anfänger

Da das Ausgangsniveau bei Anfängern vom Krankenhauspatienten bis zum durchtrainierten Sportler anderer Disziplinen reicht, ist vor Erstellung eines Anfänger-Trainingsprogramms die Durchführung eines Fitneßtests zur Beurteilung des aktuellen Leistungsvermögens empfehlenswert. Fragen Sie zunächst vor Aufnahme des Trainings Ihren Arzt. Gibt er Ihnen „grünes Licht", können Sie mit dem Training beginnen. Aufgabe des Anfängerprogramms ist es dabei, den Körper langsam an die Belastung heranzuführen und eine breite, solide Basis für alle weiteren konditionellen Anforderungen zu schaffen. Aus diesem Grund umfaßt das Anfängertraining neben einem Übungsteil, in dem schwierigere Bewegungsabläufe ohne Gewicht geübt werden (Techniktraining), einen Kraft- und einen Ausdauerteil und könnte damit folgenden Aufbau haben.

Tab. 4: Trainingsprogramm für Anfänger

1. **Aufwärmen:** Führen Sie ein kurzes Aufwärmprogramm durch, z. B. fünf Minuten Fahrrad fahren, und dehnen Sie zur Vorbereitung auf die Übung schwieriger Bewegungsabläufe die entsprechende Muskulatur.
2. **Techniktraining:** Üben Sie einen schwierigeren Bewegungsablauf wie Kniebeugen, Kreuzheben oder vorgebeugtes Rudern ohne Gewicht, damit Sie auch diese Übungen in zukünftige Trainingsprogramme einbeziehen können.
3. **Krafttraining:** Wählen Sie pro Muskelgruppe eine Übung aus, und führen Sie pro Übung ein oder zwei Sätze durch. Die Pausendauer zwischen den Sätzen sollte vollständig sein. Orientieren Sie sich an zwei bis drei Minuten.
4. **Ausdauertraining:** Fahren Sie beispielsweise zur Verbesserung Ihrer Ausdauerleistungsfähigkeit im Anschluß an das Krafttraining Fahrrad.

Lassen Sie keine Muskelgruppe aus, aber achten Sie darauf, daß Sie sich nicht überfordern. Wählen Sie deshalb für Ihr Krafttraining ein Gewicht, mit dem Sie sich ca. 20 Wiederholungen zutrauen. Führen Sie davon jedoch nur 10 Wiederholungen aus. Bleiben Sie also freiwillig weit unter Ihrer maximalen Leistung. Steigern Sie sich erst im nächsten Training auf 11 Wiederholungen, dann auf 12, bis Sie die 20 Wiederholungen erreicht haben. Nun wählen Sie ein höheres Gewicht und beginnen erneut mit 10 Wiederholungen. Auf diese Weise führen Sie Ihren Körper langsam an die Belastung heran. Halten Sie es mit dem Fahrrad fahren ebenso. Beginnen Sie Ihr Ergometerprogramm mit 5 Minuten, und fahren Sie dann kontinuierlich in jedem Training etwas länger, bis Sie in der Lage sind, 30 Minuten durchzufahren. Ihre Fahrgeschwindigkeit innerhalb des Anfängerprogramms bestimmen Sie anhand Ihrer Pulsfrequenz (Pulsschläge pro Minute). Orientieren Sie sich an der Faustformel „180 minus Lebensalter". Auf der nebenstehenden Seite finden Sie ein beispielhaft ausgefülltes Trainingsprogramm.

Pulsmessung

Sollte Ihnen in Ihrem Sportstudio kein spezielles Pulsmeßgerät zur Verfügung stehen, reicht Ihnen zur Bestimmung Ihres Pulses auch eine Uhr mit Sekundenzeiger. Fühlen Sie Ihren Puls mit zwei Fingern am Hals oder aber am Unterarm. Wo genau, zeigen Ihnen die folgenden Fotos.

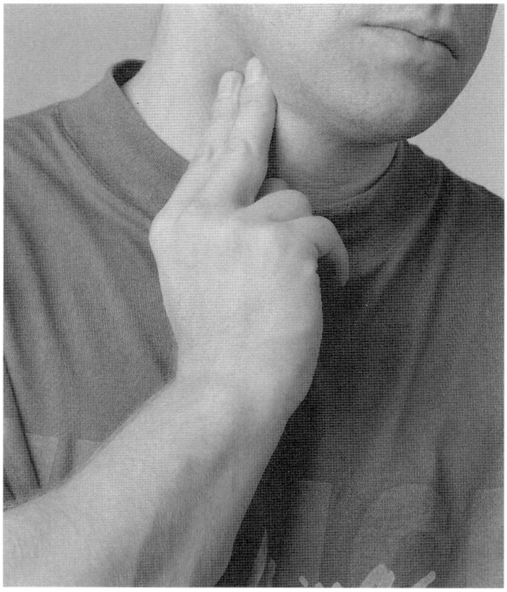

Bild 66: Pulsmessung am Hals

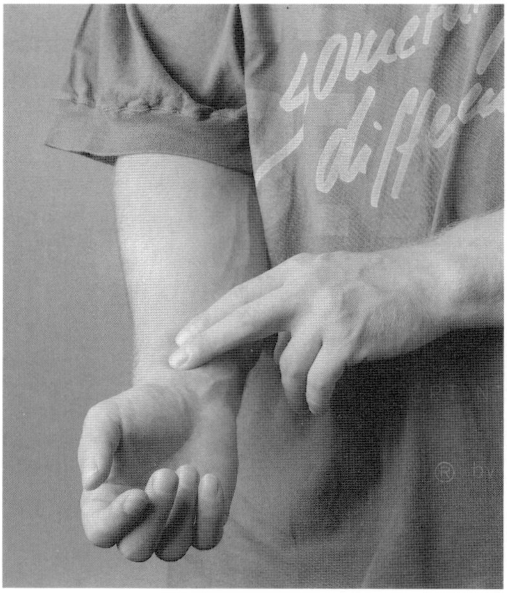

Bild 67: Pulsmessung am Unterarm

Zählen Sie direkt nach der Belastung 10 Sekunden lang die Schläge. Nehmen Sie diesen Wert mal sechs, und Sie haben Ihre Pulsfrequenz ermittelt. Nach einigen Tests werden Sie ein Gespür dafür bekommen, mit welchem Puls Sie trainieren.

Trainingsprogramm

für Neueinsteiger

Aufwärmprogramm

Allgemeines Aufwärmen	Übung: FAHRRAD	Dauer: 5 Min.
Spezielles Aufwärmen	Übung: DEHNEN	Dauer: 2x 6 sec.

Techniktraining

Übung/Wiederholung	KNIEBEUGEN	
Übung/Wiederholung	KREUZHEBEN	
Übung/Wiederholung	VORGEBEUGTES RUDERN	

Krafttraining

Muskeln	Übung	Sätze/Pause	Wiederholungen	Gewicht
OBERSCHENKEL VORN	BEINPRESSE	1	10	
OBERSCHENKEL HINTEN	BEINBEUGER	1	10	
WADEN	WADENHEBEN	1	10	
UNTERER RÜCKEN	RÜCKENAUFRICHTEN	1	ENTSPRECHEND	
BAUCH	BAUCHPRESSEN	1	ENTSPRECHEND	
OBERER RÜCKEN	FRONTZIEHEN	1	10	
BRUST	BUTTERFLY	1	10	
SCHULTERN	NACKENDRÜCKEN	1	10	
TRIZEPS	KABELZIEHEN	1	10	
BIZEPS	ARMBEUGEN	1	10	

Ausdauertraining

Übung	Watt/Programm	Puls	Dauer/Min.
FAHRRAD	P3	130- 150	

Trainingshäufigkeit

MO	X	MI	DO	X	SA	SO

Wie lange bin ich Anfänger?

Genaue Angaben in Wochen und Monaten werden zwar immer wieder gegeben, sind aufgrund der individuellen Unterschiede jedoch eigentlich gar nicht möglich. Orientieren Sie sich besser an Ihrer persönlichen Leistungsentwicklung. Jedes Trainingsprogramm ist genau so lange gut, wie Sie damit Erfolg haben. Solange Sie also Leistungssteigerungen erzielen, trainieren Sie auch nach dem richtigen Programm. Reicht die Belastung innerhalb des Anfängerprogramms für weitere Leistungsverbesserungen jedoch nicht mehr aus, sind höhere Intensitäten erforderlich, und damit sind Sie dem Anfängerstadium entwachsen.

Wie oft sollte ich trainieren?

Auch diese Frage wird häufig viel zu allgemein mit „zwei- oder dreimal die Woche“ beantwortet. Eine wesentlich individuellere und verläßlichere Auskunft gibt Ihnen Ihr Trainingsplan bzw. Trainingsprotokoll. Orientieren Sie sich mit anderen Worten auch in dieser Frage nicht an Pauschalaussagen, sondern an Ihrer persönlichen Leistungsentwicklung. Verbessern Sie sich bei einem zweimaligen Training pro Woche, ist die Belastung ausreichend. Haben Sie damit keinen Erfolg, müssen Sie zwangsläufig häufiger trainieren. Sollten Sie andererseits so motiviert sein, daß Sie jeden Tag trainieren möchten, ist auch dagegen nichts einzuwenden, vorausgesetzt, Sie verbessern sich in Ihrer Leistung. Stagnieren Sie, oder Ihre Leistung fällt sogar noch ab, sind Sie auf dem besten Wege, sich zu überlasten. Sollte das der Fall sein, müssen Sie entweder Ihre Trainingsintensität oder aber Ihre Trainingshäufigkeit reduzieren.

Trainingsprogramme für Fortgeschrittene

Während das Ziel des Anfängertrainings in erster Linie darin besteht, den Sportler langsam an höhere Belastungen heranzuführen und eine breite Grundlage für künftige Anforderungen zu schaffen, sind die Trainingsprogramme Fortgeschrittener bereits differenzierter. Sie werden unterschieden in Programme zur Verbesserung der Ausdauerleistungsfähigkeit, zur Gewichtsreduktion, zur Kräftigung und Straffung des Muskels und zum Muskelaufbau.

Trainingsprogramme zur Verbesserung der Ausdauer und zur Gewichtsreduktion

Wie bereits erwähnt, sollten Sie zum Zwecke der Gewichtsreduzierung große Muskelgruppen in Bewegung setzen. Dafür bieten sich Ihnen mehrere Möglichkeiten. Sie können ein Cardio-Fitneßprogramm auf einem Ergometer (Fahrrad, Laufband, Rudern) absolvieren oder aber einen Gerätezirkel durchlaufen. Sofern in Ihrem Sportstudio die Möglichkeit besteht, ist auch ein Aerobicprogramm wirkungsvoll. Entscheidend ist die Trainingsdauer, denn erst nach 20 bis 30 Minuten Dauerbelastung stellt der Stoffwechsel allmählich auf Fettverbrennung um. Da Sie bereits innerhalb Ihres Anfängerprogramms auf eine Dauerbelastung von 30 Minuten hintrainiert haben, sollten Sie diesen Trainingsumfang in Ihren Gewichtsreduktionsprogrammen nun auch nicht mehr unterschreiten.

Fitneßprogramm auf dem Laufband

Die Beanspruchung bei einem Lauftraining ist wesentlich höher als beispielsweise auf dem Fahrradergometer. Sie werden dementsprechend eher eine halbe Stunde Fahrrad fahren durchhalten als 30 Minuten Dauerlauf. Deshalb bietet sich auf dem Laufband eine behutsame Steigerung der Leistung über die extensive Intervallmethode an. Ein Laufprogramm, bei dem Sie sicher sein können, daß Sie sich als gesunder Mensch nicht überfordern und dennoch bemerkenswerte Fortschritte erzielen, stelle ich Ihnen auf der folgenden Seite vor:

Tab. 5: Laufprogramm

	Gehen	Laufen	Gehen	Laufen	Gehen	Laufen	Gehen	Laufen	Gehen
1. TE	2 Min.	3	3	3	3	3	5 Min.		
2. TE	2	3	3	3	3	3	3	3	5
3. TE	2	3	2	3	2	3	2	3	5
4. TE	2	4	3	3	3	4	3	3	5
5. TE	2	4	2	3	2	4	2	3	5
6. TE	2	4	2	4	2	4	2	4	5
7. TE	2	5	3	3	3	5	3	3	5
8. TE	2	5	2	4	2	5	2	4	5
9. TE	2	5	2	5	2	5	5	5	5
10. TE	2	6	3	5	3	6	3	5	5
11. TE	2	6	2	5	2	6	2	5	5
12. TE	2	6	2	6	2	6	2	6	5
13. TE	2	7	3	6	3	7	3	6	5
14. TE	2	7	2	6	2	7	2	6	5
15. TE	2	7	2	7	2	7	2	7	5
16. TE	2	8	3	7	3	8	3	7	5
17. TE	2	8	2	7	2	8	2	7	5
18. TE	2	10	3	10	3	10	5		
19. TE	2	10	2	10	2	10	5		
20. TE	2	10	1	10	1	10	5		
21. TE	2	15	3	15	5				
22. TE	2	15	2	15	5				
23. TE	2	15	1	15	5				
24. TE	2	30	5						

* TE = Trainingseinheit

Sie können das Programm je nach Wohlbefinden und Leistungsstand drosseln oder verschärfen, indem Sie Trainingseinheiten entweder überspringen oder aber zur Stabilisierung der Leistung mehrfach hintereinander durchlaufen, bevor Sie die nächsthöhere Trainingsstufe wählen. Außerdem läßt sich das Programm auf eine Gesamtdauer von einer Stunde erweitern. Erhöhen Sie nach Beendigung des Programms die Laufgeschwindigkeit und beginnen Sie das Programm nun auf höherem Intensitätsniveau von vorn.

Zirkeltraining

Das Zirkeltraining ermöglicht im Fitneßbereich die Verbindung von Muskel- und Herz-Kreislauf-Training. Während dabei ein Zirkel mit höherer Gewichtsbelastung und geringem Umfang schwerpunktmäßig die Kraft trainiert, dienen umfangreiche, leichtere Rundgänge in erster Linie der Verbesserung der Ausdauerleistung und, wie wir bereits wissen, der Gewichtsreduzierung. Nachfolgend wird ein Zirkel beschrieben, so wie er im Sportstudio üblicherweise durchgeführt wird. Teil A der Tabelle zeigt dabei den Aufbau und die Zeiteinteilung der vorgesehenen drei Durchgänge, Teil B benennt eine Übungsauswahl für die einzelnen Stationen. Dabei sind Kräftigungsübungen wichtiger Muskelgruppen kombiniert mit einigen Ganzkörperübungen. Sollten Sie andere Übungen bevorzugen, achten Sie darauf, daß ein und dieselbe Muskelgruppe nicht zweimal hintereinander belastet wird.

Tab. 6: Beispiel einer Zirkeltrainingseinheit

a) Aufbau und Zeitaufwand:

1. Aufwärmen: mindestens 5 Minuten
2. Zirkeltraining mit 3 Durchgängen:

Durchgang	Gesamt-Dauer	Belastungsdauer	Pause	Bemerkungen
A:	6 Min.	20 Sekunden	20 Sec.	in der Pause direkt nach der Belastung Pulsmessung
anschließend 2 Minuten Pause				
B:	8 Min.	30 Sekunden	20 Sec.	gegebenenfalls zu hohe Pulswerte einzelner Teilnehmer durch Temporeduzierung regulieren
anschließend 2 Minuten Pause				
C:	12 Min.	bei fortgeschrittenen Teilnehmern 40 Sec	30 Sec.	ansonsten wie Durchgang 2 erneute Pulsmessung

3. Cooldown: Lockern und Dehnen

Auf der nächsten Seite folgt Teil B der Tabelle mit den Übungsvorschlägen:

b) Die Übungen:

Station	Muskelgruppe	Übung
1	(Bauch)	Bauchpressen (Crunches)
2	(Brust)	Seitheben im Liegen („Fliegende")
3	(Ganzkörperübung)	Hampelmann springen (je nach Trainingsniveau mit leichten Handgewichten)
4	(Oberer Rücken)	Latziehen (Front- oder Nackenziehen)
5	(Ganzkörperübung)	Kniebeugen und Schulterdrücken mit Kurzhantel im Wechsel (Kein Hohlkreuz!)
6	(Unterer Rücken)	Bauchlage, Oberkörper in der Vorhalte — Arme anziehen und ausstrecken (je nach Trainingsniveau mit leichten Zusatzgewichten)
7	(Rücken/Brust)	Überzüge mit der Kurzhantel
8	(Bizeps)	Bizepscurls mit der Kurzhantel
9	(Ganzkörperübung)	Ausfallschrittkniebeuge nach hinten (für Fortgeschrittene mit Kurzhantel)
10	(Trizeps)	Kabelziehen (Pushdowns)

Fitneßprogramm auf dem Fahrradergometer

Beachten Sie auch auf dem Fahrradergometer das Prinzip der steigenden Belastung. Beginnen Sie dabei immer mit einer Erhöhung des Umfanges und dann erst mit einer Steigerung der Intensität. Steigern Sie zum Beispiel Ihre Fahrdauer über die im Anfängertraining bereits erreichten 30 Minuten hinaus von Training zu Training um ein oder zwei weitere Minuten, bis Sie eine Stunde durchfahren können. Sollten Sie Probleme haben, schieben Sie zwischendurch eine Pause ein. Das heißt, falls Sie noch nicht in der Lage sind, 60 Minuten durchzuhalten, fahren Sie 30 Minuten, lockern Sie sich 3 Minuten, und fahren Sie anschließend noch einmal 30 Minuten. Sind Sie in der Lage, 1 Stunde durchzufahren, erhöhen Sie die Intensität. Wählen Sie also eine höhere Wattstufe oder bei computergesteuerten Fahrrädern ein schwierigeres Programm. Wichtig: Beginnen Sie das Training auf höherem Intensitätsniveau wiederum mit 30 Minuten und steigern Sie sich wie zuvor auf 60 Minuten. Falls die Belastungssprünge zwischen den einzelnen Programmen zu groß sein sollten, dürfen Sie auch mit einer noch kürzeren Fahrdauer, beispielsweise 15 Minuten, beginnen, um von hier aus minutenweise den Umfang der Belastung zu steigern.

Trainingsprogramme zum Muskelaufbau

Jede Zelle reagiert auf spezielle Belastungen auch mit ganz speziellen Anpassungen. Sie erinnern sich: Das SAID-Prinzip. Diesem Prinzip entsprechend reagiert der Muskel auf eine Belastung im Bereich von 6 bis 12 Wiederholungen pro Satz mit einer Verdickung insbesondere der roten Muskelfasern. Die weißen Fasern jedoch sprechen auf diese spezielle Form der Belastung kaum an, und auch die intramuskuläre Koordination wird nicht geschult. So ist ein Muskel, der über Jahre nur im Bereich von 10er-Wiederholungen trainiert wurde, nicht fähig, seine volle Kraft zu entwickeln. In der Praxis läßt sich ein solches Kraftdefizit an Sportlern beobachten, die zwar mit 100 kg 10er-Wiederholungen ausführen können, maximal aber nur 110 kg nach oben bringen. Dementsprechend sind übrigens auch alle Prozentberechnungen, die sich am Maximum orientieren, falsch. Nur durch ein eingeschobenes IK-Training, ein Training mit hohen Gewichten zur Verbesserung der intramuskulären Koordination also, lernt der Muskel tatsächlich 95 Prozent seines Leistungsvermögens auszuschöpfen. Die daraus resultierende Kraftsteigerung ist wiederum die Voraussetzung, 10er-Wiederholungen mit höheren Gewichten ausführen zu können. Kurz: Mehr Kraft – mehr Masse! Entsprechend sollten auch Bodybuilder, die in der Regel im Bereich von 6 bis 12 Wiederholungen trainieren, das Krafttraining mit hohen Gewichten (2 bis 6 Wiederholungen pro Satz) nicht vernachlässigen. Diesem Umstand wird in allen wissenschaftlich aufgebauten Trainingsprogrammen Rechnung getragen. Selbst im guten alten Pyramidentraining.

Das Pyramidentraining

Die Pyramide (Abb. 15 auf der folgenden Seite) sollten Sie eigentlich von unten nach oben durchlaufen. Demnach würden Sie

2 Sätze à 10 Wiederholungen,
2 Sätze à 8 Wiederholungen,
2 Sätze à 6 Wiederholungen,
2 Sätze à 4 Wiederholungen,
2 Sätze à 2 Wiederholungen,
1 Satz à 1 Wiederholung

ausführen und damit das höchste Gewicht im ermüdeten Zustand des Muskels heben. Das wäre nicht nur vom leistungsphysiologischen Standpunkt her unsinnig, sondern auch vom gesundheitlichen, denn gerade der ermüdete Muskel ist besonders anfällig für Verletzungen. Stellen Sie die Pyramide deshalb auf den Kopf oder, anders ausgedrückt, beginnen Sie Ihr Training stets mit dem hohen Gewicht.

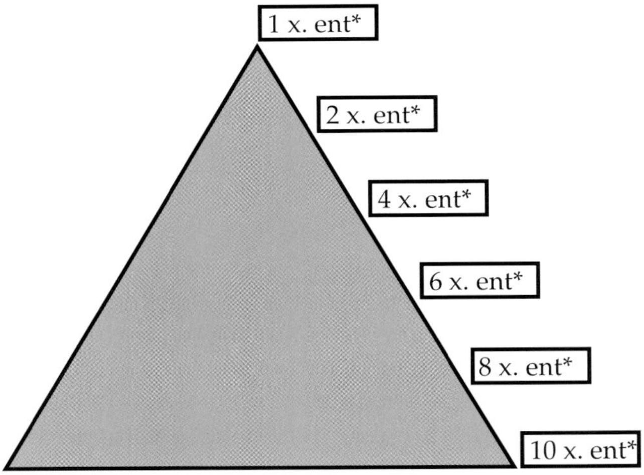

* Die Angabe "ent" bezieht sich auf das entsprechende Trainingsgewicht bei der angegeben Wiederholungszahl

Abb. 15: Pyramidentraining

Selbstverständlich erst nach einer vernünftig durchgeführten Aufwärmphase. Dr. Frederik C. Hatfield empfiehlt darüber hinaus, die Einzelwiederholungen auszulassen. Für Anpassungserscheinungen des Muskels ist bei den sogenannten „Singles" die Dauer der Belastung zu kurz, die Verletzungsgefahr dagegen hoch. Selbst Wettkampfsportler im Kraftdreikampf (Powerlifter) führen Einzelwiederholungen im allgemeinen nur in der direkten Vorbereitung auf eine Meisterschaft durch, um ihren Körper an die hohen Anforderungen des Wettkampfs zu gewöhnen. Beginnen Sie also Ihr Training mit einem Gewicht, mit dem Sie mindestens zwei Wiederholungen schaffen. Wenn Sie Ihr Training auf diese Weise mit hohem Gewicht beginnen und mit leichten Gewichten, dafür aber vielen Wiederholungen beenden, haben Sie entweder die Pyramide auf den Kopf gestellt oder bereits ein neues Trainingsprogramm, und zwar das ganzheitliche Training nach Hatfield.

Das ganzheitliche Training

Auch Dr. Hatfields ganzheitliches Trainingsprogramm zielt darauf ab, den Muskel in seiner Gesamtheit zu trainieren, also die Verbesserung der intramuskulären Koordination (Kraft + Straffung), das Wachstum der Muskelfasern und die Kapillarisierung des Muskels (Neubildung von Blutgefäßen). Das Training für eine Muskelgruppe umfaßt dabei insgesamt sechs Sätze. Während die Sätze 1 und 2 mit 2 bis 6 Wiederholungen und explosiver Bewegungsausführung der Verbesserung der intramuskulären Koordination dienen, bewirken die Sätze 3 und 4 mit 6 bis 12 Wiederholungen und mittlerer Bewegungsgeschwindigkeit ein Wachstum der Muskelfasern. Die Sätze 5 und 6 mit 20 bis 25 Wiederholungen unter ständiger Spannung des Muskels führen zur Neubildung von Blutgefäßen (Kapillargefäße) und zur Vergrößerung der Mitochondrien. Die folgende Tabelle zeigt Hatfields ganzheitliches Training im Überblick.

Tab. 7: Das ganzheitliche Training nach Hatfield

1.) Aufwärmen: Durchzuführen wie im Kapitel „Aufwärmen" erläutert

2.) Training:

Sätze	Wiederh.	Gewicht	Ausführung
1 + 2	2 bis 6	ent.*	Explosive Bewegungsausführung mit Entspannungsphasen zwischen den Wiederholungen, so wie sie sich beim Durchdrücken der Gelenke ergeben
3 + 4	6 bis 12	ent.	Bewegungen mittlerer Geschwindigkeit, ebenfalls mit kurzen Entspannungsphasen zwischen den Wiederholungen
5 + 6	20 bis 25	ent.	Gleichmäßige Bewegungen unter ständiger Spannung des Muskels

* Die Angabe „ent" bezieht sich auf das entsprechende Trainingsgewicht bei der angegebenen Wiederholungszahl.

Pausengestaltung:	Nach den Sätzen 1 + 2	jeweils	4 bis 6 Minuten
	Nach den Sätzen 3 + 4	jeweils	3 bis 4 Minuten
	Nach den Sätzen 5 + 6	jeweils	1 bis 2 Minuten

3.) Dehnen: Dehnen Sie sich nach dem Training zur schnelleren Erholung Ihrer Muskeln.

Wie ein ganzheitliches Training zum Beispiel für den Brustmuskel aussehen könnte, zeigt die Tabelle 8 auf der folgenden Seite.

Tab. 8: Das ganzheitliche Training für den Brustmuskel

a. Aufwärmen

b. Training

Sätze	Wiederh.	Gewicht	Übung
2	2 bis 6	ent.*	Bankdrücken
2	6 bis 12	ent.*	Butterfly
2	20 bis 25	ent.*	Kabelziehen

c. Dehnen

* Die Angabe „ent“ bezieht sich auf das entsprechende Trainingsgewicht bei der angegebenen Wiederholungszahl.

Leistungsorientierte Sportler mit einem hohen Anspruch an sich selbst sind häufig der Ansicht, für ein Muskelwachstum seien sechs Sätze zuwenig. Als Begründung führen sie an, daß sie nach dem Training nicht ermüdet sind. Ein sicheres Zeichen dafür, daß sie bisher zwar umfangreich, nicht aber intensiv trainiert haben. Dazu noch einmal ein Beispiel aus der Leichtathletik: Wer nach einem 100-m-Lauf nicht ermüdet ist, der ist ganz einfach nicht schnell genug gelaufen. Es wäre unsinnig, 1000 m zu laufen, um auf 100 m schneller zu werden. Übertragen Sie das auf Ihr Krafttraining: Sollten Sie nach sechs Sätzen nicht ermüdet sein, helfen Ihnen nicht mehr Sätze, sondern ganz allein höhere Gewichte. Denken Sie daran: Ein intensives und ein umfangreiches Training stehen sich unvereinbar gegenüber.

Das klassische IK- und Muskelaufbautraining

Neben dem ganzheitlichen Training und dem Pyramidentraining ist die Aufteilung in IK- und Muskelaufbauperioden die dritte und inzwischen wohl populärste Methode, den Muskel in seiner Gesamtheit zu trainieren. Dazu teilen Sie Ihr Training in Makrozyklen auf, wobei für die IK-Trainingsperiode im allgemeinen ein Zeitraum von 3 bis 5 Wochen angegeben wird, während die Muskelaufbauperiode bis zu 10 Wochen umfassen kann. Sie trainieren mit anderen Worten 3 bis 5 Wochen ausschließlich im Bereich von 2 bis 6 Wiederholungen und führen anschließend 6 bis 10 Wochen lang mindestens 6 bis 12er Wiederholungen aus. Nun sind die Angaben „3 bis 5 Wochen“ und „6 bis 10 Wochen“ alles andere als konkret. Den genauen Zeitpunkt, eine Periode zu beenden und mit der anderen zu beginnen, ersehen Sie aus Ihrer Leistungsentwicklung. Stagnieren Sie im Bereich 6 bis 12 Wiederholungen, ist es an der Zeit, eine IK-Trainingsphase einzuschieben und umgekehrt. Das Training innerhalb der einzelnen Perioden sähe dementsprechend folgendermaßen aus:

Tab. 9: Die klassische Trainingsperiodisierung

Periode	Zeitraum	Anzahl Sätze	Wdhlg.	Gewicht	Bemerkung
1. Muskelaufbautraining	6 bis 10 Wochen	2 bis 6	6 bis 12	ent.*	gleichmäßige Bewegungsausführung
2. IK- Training	3 bis 5 Wochen	2 bis 6	2 bis 6	ent.*	explosive Bewegungsausführung
3. Regenerationstraining	2 bis 4 Wochen	2 bis 6	20 bis 25	mittel	gleichmäßige Bewegungsausführung, zusätzliche Ausdauerbelastungen

* Die Angabe „ent" bezieht sich auf das entsprechende Trainingsgewicht bei der angegebenen Wiederholungszahl.

Wählen Sie geeignete Übungen nach den im Kapitel „Trainingsmittel und -übungen" erläuterten Kriterien, d. h. Kabelzuggeräte für die Sätze mit leichtem Gewicht und kontinuierlicher Bewegungsausführung, Grundübungen für die Sätze mit schweren Gewichten, insbesondere bei explosiven Bewegungen.

Trainingsprogramme zur Muskelstraffung

Wie bereits erläutert, erreichen Sie eine Festigung und Straffung des Muskels über eine Verbesserung der Koordination (IK) sowie der Durchblutungssituation innerhalb des Muskels. Die dazu notwendige Belastung liegt im Bereich Ihrer Maximalkraft, also zwischen 2 und 6 Wiederholungen pro Satz. In den anschließenden Sätzen sollten Sie etwas für die Durchblutung und den Sauerstoffhaushalt Ihrer Muskulatur tun. Dafür wählen Sie 2 Sätze mit jeweils 20 bis 25 Wiederholungen. Der entscheidende Unterschied zum Muskelaufbautraining ist demnach das Fortlassen der für den Muskelaufbau verantwortlichen 6 bis 12er Wiederholungen. Tabelle 10 auf der folgenden Seite zeigt ein entsprechendes Straffungsprogramm.

Tab. 10: Straffungsprogramm

a.) Aufwärmen : Durchzuführen wie im Kapitel „Aufwärmen“ erläutert

b.) Training:

1. Trainingstag

	Sätze	Wdhlg.	Gewicht	Übung
Oberschenkel-vorderseite (Quadrizeps)	2	2 bis 6	ent.*	Beinpresse
	2	20 bis 25	ent.	Beinstrecker
Oberschenkelrückseite (Beinbizeps)	2	2 bis 6	ent.	Beinbeugen
	2	20 bis 25	ent.	Beinbeugen
Waden	2	2 bis 6	ent.	Wadenheben an der Beinpresse
	2	20 bis 25	ent.	Wadenheben stehend
Unterer Rücken	4	endlos	KG**	Rückenstrecken
Bauch	4	endlos	KG	Crunches

2. Trainingstag

	Sätze	Wdhlg.	Gewicht	Übung
Oberer Rücken	2	2 bis 6	ent.*	Frontziehen
	2	20 bis 25	ent.	Nackenziehen
Brust	2	2 bis 6	ent.	Bankdrücken
	2	20 bis 25	ent.	Butterfly
Schultern	2	2 bis 6	ent.	Nackendrücken
	2	20 bis 25	ent.	Seitheben
Trizeps	2	2 bis 6	ent.	Armstrecken
	2	20 bis 25	ent.	Kabelziehen
Bizeps	2	2 bis 6	ent.	SZ-Curls
	2	20 bis 25	ent.	Curls an der Maschine

* Die Angabe „ent“ bezieht sich auf das entsprechende Trainingsgewicht bei der angegebenen Wiederholungszahl. ** KG = Körpergewicht

c. Stretchingprogramm für alle trainierten Muskelgruppen

Für das dargestellte Trainingsprogramm ergeben sich unterschiedliche Variationsmöglichkeiten:

1. Variante (Trainingsübungen): Die Übungen sind unter den im Kapitel „Trainingsmittel und -übungen“ bereits besprochenen Bedingungen austauschbar.
2. Variante (SAID-Prinzip): Sie können das 2-Tage-Splitprogramm in ein Ganzkörpertraining umwandeln, indem Sie die Sätze mit 20 bis 25 Wiederholungen zur Kapillarisierung Ihres Muskels weglassen und statt dessen im Anschluß an das Krafttraining ein Ausdauertrainingsprogramm auf dem Fahrradergometer durchführen. Diese Variante bietet sich besonders an, wenn Sie neben der Straffung Ihrer Muskulatur eine Gewichtsreduzierung anstreben.
3. Variante (Periodisierung): Teilen Sie das Training in Makrozyklen auf. Das heißt, trainieren Sie über einen Zeitraum von drei bis fünf Wochen mit hoher Belastungsintensität (Sätze mit 2 bis 6 Wiederholungen) und anschließend ca. zwei bis vier Wochen mit leichten Gewichten (Sätze mit 20 bis 25 Wiederholungen). Auch diese Variante bietet die Möglichkeit, Muskelstraffung und Gewichtsreduzierung zu kombinieren, indem Sie Ihr Krafttraining mit einem Ausdauertraining koppeln. Die Periodisierung des Trainings in Makrozyklen ist im Kapitel „Prinzipien des Trainingsaufbaus“ ausführlich erläutert.

Speziell zum Straffungsprogramm noch zwei Hinweise:

1. Ein Training mit hohem Gewicht (2 bis 6 Wiederholungen) bedarf der Vorbereitung durch ein sinnvoll aufgebautes Anfängerprogramm.
2. Hohe Gewichte führen nicht zwangsläufig zu dicken Muskeln. Dieses Vorurteil ist so tief verwurzelt, daß ich hier noch einmal extra darauf hinweisen möchte. Sollten Sie sich dennoch sorgen, gibt es einen zusätzlichen Schutz, der ein Wachsen des Muskels unmöglich macht. Essen Sie nicht mehr, als Sie zur Erhaltung Ihrer Körpersubstanz benötigen, denn ohne einen Überschuß an Nährstoffen kann der Körper keine Muskeln aufbauen, gleichgültig wie Sie trainieren.

Trainingsprogramme zur Behebung von Haltungsschwächen

Die Haltung des Menschen wird unterschieden in eine aktive und eine passive Haltung. Die aktive Haltung ergibt sich aus der ständigen Spannung von Muskeln, Sehnen und Bändern. Dementsprechend ist sie infolge der Ermüdung zeitlich begrenzt. Die unvermeidliche Ruhehaltung bei erschlaffter Rumpfmuskulatur ist durch ein Abkippen des Beckens und ein Nachvornsinken der Schultern gekennzeichnet. Je nach Konstitution entsteht auf diese Weise entweder ein Hohlkreuz mit nach vorn gekipptem Beckengürtel oder aber ein Rundrücken mit einer Überstreckung in den Hüftgelenken. Kann aufgrund zu schwacher Muskeln und Bänder die aktive Haltung nur noch sehr kurzfristig durchgehalten werden, wird die passive Ruhehaltung zur Dauerhaltung. Damit liegt eine Haltungsschwäche vor. So gesehen handelt es sich also im Gegensatz zum Haltungsschaden bei der Haltungsschwäche noch keineswegs um einen krankhaften Zustand. Gesundheitliche Probleme wie frühzeitige Verschleißerscheinungen an Gelenken, Sehnen und Bändern ergeben sich vielmehr erst, wenn zur Behebung der Haltungsschwäche nichts unternommen wird.

Was können Sie unternehmen?

Haltungsschwächen sind in erster Linie die Folge zu schwacher Muskeln. Betreiben Sie also Krafttraining. Damit Sie ein sinnvolles Trainingsprogramm zur Behebung von Haltungsschwächen aufbauen können, müssen Sie jedoch erst einmal wissen, welche spezielle Schwäche vorliegt. Haben Sie ein Hohlkreuz, einen Rundrücken, einen Hohlrundrücken, einen Flachrücken oder bestehen vielleicht seitliche Haltungsabweichungen? Sehen Sie dazu Abb. 16 auf der folgenden Seite.

Der Rund- und Totalrundrücken

Charakteristisch für den Totalrundrücken ist eine Bänder- und Muskelschwäche des gesamten Rückens, des vorderen Oberschenkels und des Hüftbeugers (Iliopsoas). Verkürzt sind dagegen die Muskeln des hinteren Oberschenkels sowie die Gesäß- und Brustmuskulatur.

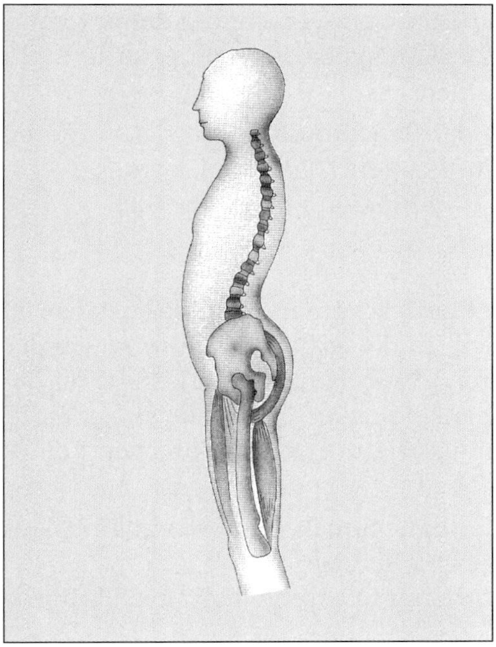

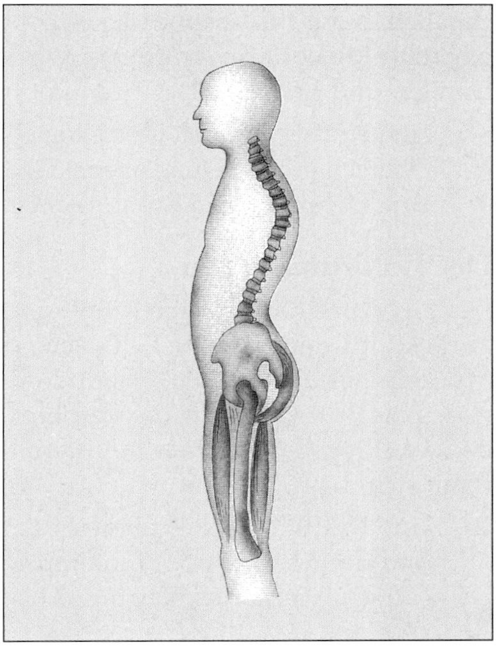

Abb. 16: Hohlkreuz ▲ ▼ Rundrücken Hohlrundrücken ▲ ▼ seitliche Abweichungen

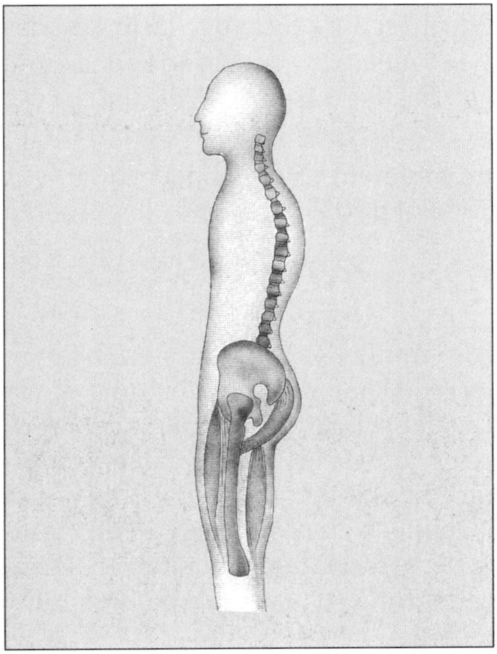

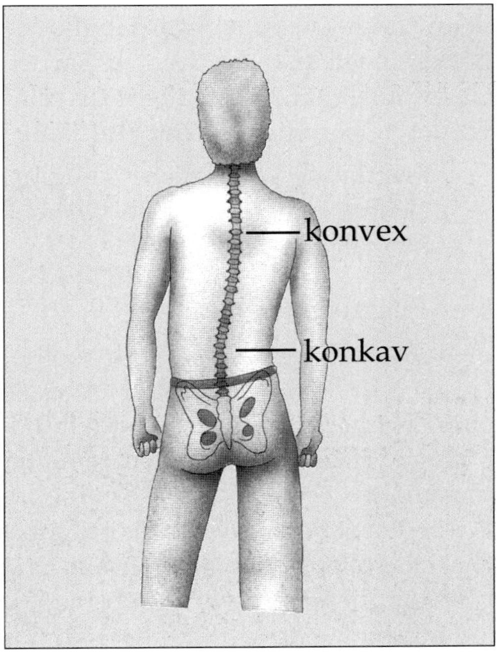

Zur Behebung Ihres Rundrückens sollten Sie Übungen wählen, die die unterentwickelte Muskulatur kräftigen. Die verkürzten Muskeln dagegen erfordern ein Dehnen und Lockern. Das bedeutet im einzelnen

- eine Kräftigung des gesamten Rückens, der Bauchmuskulatur, des vorderen Oberschenkels (Quadrizeps) und des Hüftbeugers (Iliopsoas) sowie
- eine Dehnung von Brust, Gesäßmuskel und hinterem Oberschenkel.

Der Hohlrundrücken

Der Hohlrundrücken, eine Kombination aus Rundrücken und Hohlkreuz also, ist zurückzuführen auf eine Schwäche der Bauch- und Gesäßmuskulatur sowie der Muskeln des oberen Rückens und des hinteren Oberschenkels. Verkürzt sind dagegen die Brustmuskeln, der vordere Oberschenkelmuskel (Quadrizeps), der Hüftbeuger (Iliopsoas) sowie die untere Rückenmuskulatur. Dementsprechend empfiehlt sich

- eine Kräftigung des oberen Rückens, der Bauchmuskeln, des Gesäßmuskels und der Muskeln des hinteren Oberschenkels sowie
- eine Dehnung des Brustmuskels, des vorderen Oberschenkels, des Hüftbeugers und des Rückenstreckers.

Der Hohlrücken

Beim Hohlrücken, auch als Hohlkreuz bezeichnet, ist die Brust abgeflacht und das Becken nach vorn gekippt. Ursache ist zumeist eine Schwäche der Bauch- und Gesäßmuskulatur sowie der Muskeln des hinteren Oberschenkels. Verkürzt ist der vordere Oberschenkel, der Hüftbeuger sowie der untere Rückenstrecker. Daher

- Kräftigung von Bauch, Gesäßmuskel und hinterem Oberschenkel sowie
- Dehnung des vorderen Oberschenkels, des Hüftbeugers und des unteren Rückenstreckers.

Der Flachrücken

Beim Flachrücken fehlt die physiologische Krümmung der Wirbelsäule. Sie ist sozusagen flach wie ein Brett. Hervorgerufen werden kann diese Fehlhaltung durch eine Knochenerkrankung im Kleinkindalter (Rachitis) bzw. durch eine angeborene Stützgewebsschwäche. Im allgemeinen liegt eine Schwäche der gesamten Rumpfmuskulatur vor. Die Folge ist eine frühzeitige Abnutzung der Bandscheiben und Wirbelkörper durch verstärkte Stauchungen. Übungen zum Ausgleich eines Flachrückens sollen die physiologische Krümmung der Wirbelsäule unterstützen. Demnach empfiehlt sich vor allem eine Kräftigung der Rücken-, Bauch- und Brustmuskulatur sowie des Hüftbeugers und Gesäßmuskels.

Seitliche Haltungsabweichungen

Seitliche Haltungsabweichungen sind im wesentlichen gekennzeichnet durch eine schiefe Körperhaltung. Sie führen zu einer Verkürzung und Verspannung der Rükkenstrecker auf der konkaven Seite, während auf der konvexen Seite eine muskuläre Schwäche vorliegt. Soweit es sich nicht um krankhafte Skoliosen handelt, können bei seitlichen Haltungsabweichungen Kräftigungsübungen für die abgeschwächte Muskulatur (auf der konvexen Seite) bei gleichzeitigen Dehnübungen für die verkürzten Muskeln auf der gegenüberliegenden (konkaven) Seite zu Verbesserungen führen.

Organleistungsschwächen

Unter dem Begriff Organleistungsschwächen wird eine verminderte Leistungsfähigkeit des Herz-Kreislauf-Systems und der Atemorgane verstanden. Sie sind häufig die Folge eingefallener Schultern und der damit einhergehenden flachen Atmung. Kennzeichen eines solchen Zustandes sind unter anderem Kopfschmerzen, Herzbeklemmung, Müdigkeit während des Tages, eine verlangsamte Erholungsfähigkeit sowie Schwindelgefühle bis hin zur Ohnmacht. Übungen zur Behebung von Organleistungsschwächen sind alle Dehnübungen der Brustmuskulatur bei gleichzeitiger Kräftigung der oberen Rückenmuskeln sowie der Schultermuskulatur. Darüber hinaus ist ein Ausdauertraining sehr zu empfehlen.

Berücksichtigen Sie Ihre Haltungsschwächen im Training!

Zur Behebung Ihres Hohlkreuzes oder aber Rundrückens benötigen Sie nicht unbedingt ein spezielles Trainingsprogramm. In der Regel reicht es aus, wenn Sie eines der oben beschriebenen Trainingsprogramme durchführen, z. B. das Anfängerprogramm oder eines der Programme für den Muskelaufbau, jedoch unter besonderer Berücksichtigung Ihrer Haltungsschwäche. Das heißt, daß auch bei einem Rundrücken gegen Bankdrücken zur Entwicklung Ihrer Brustmuskulatur nicht unbedingt etwas einzuwenden ist. Sie sollten jedoch mehr noch als bei einer Normalhaltung besonderen Wert auf das anschließende Dehnen legen und der Kräftigung Ihres Rückens besondere Beachtung schenken. Andernfalls laufen Sie Gefahr, daß Sie Ihren Rundrücken noch verstärken. Wie ebenfalls schon erwähnt, sollten Sie bei einem Hohlkreuz auch nicht unbedingt Situps ausführen. Wählen Sie zur Entwicklung Ihrer Bauchmuskulatur deshalb lieber das Bauchpressen (Crunches). Achten Sie außerdem stets auf eine korrekte Bewegungsausführung. Gehen Sie beispielsweise beim Bankdrücken nicht ins Hohlkreuz, und heben Sie beim

Beinbeugen liegend das Gesäß nicht an. Beide Fehler führen zu einer Überstrekkung der Lendenwirbelsäule. Das kann, insbesondere wenn bereits ein Hohlkreuz vorliegt, zu Quetschungen der Bandscheiben führen.

Meiden Sie darüber hinaus alle Übungen, die Ihre Wirbelsäule über Gebühr belasten, z. B. freistehende Bizepscurls, Schulterdrücken, Kreuzheben usw., zumindest so lange, bis Sie Ihre Rückenprobleme durch ein gezieltes Training behoben haben. Weichen Sie bis dahin auf Alternativübungen aus, z. B. Kurzhantelcurls sitzend, Seitheben sitzend, aufgelegtes Rudern und andere. Wenn Sie in dieser Weise Ihren Haltungsproblemen Rechnung tragen, wird sich jedes Trainingsprogramm, in dem Sie alle Muskeln Ihres Körpers sowohl kräftigen als auch dehnen, positiv auf Ihre Gesundheit und Ihre Haltung auswirken.

Suchen Sie sich nun also nach Ihren Wünschen das passende Programm aus. Gleichgültig jedoch, für welches Programm Sie sich entscheiden und wie erfolgreich Sie anfangs damit sein mögen, klammern Sie sich nicht daran fest. Ihr Trainingsprogramm ist kein starres System. Es unterliegt vielmehr einem stetigen Wandel, da Sie Ihre Leistung durch Training verändern und so ständig neue Voraussetzungen schaffen, an die Sie auch Ihr Programm immer wieder aufs neue anpassen müssen. Salopp ausgedrückt: Ihr Trainingsprogramm von heute ist morgen auch schon Schnee von gestern.

Trainingsplanung und -protokollierung

Mit steigendem Trainingsniveau wachsen Sie aus Ihrem Trainingsprogramm heraus wie aus einem zu eng gewordenen Schuh. Das war wohl eine der wesentlichen Aussagen des letzen Kapitels. Sinnvolle Veränderungen sind deshalb notwendig, um Ihr Programm laufend an die neuen Gegebenheiten anzupassen. Voraussetzung dafür ist eine umfassende Übersicht über den Trainingsprozeß, die Ihnen nur ein vernünftig aufgebauter Trainingsplan liefern kann. Anhand eines solchen Protokolls haben Sie bei einem Leistungsstillstand die Möglichkeit, gemeinsam mit Ihrem Trainer nach einem Fehler zu suchen.

Einen Fehler finden und abstellen, das ist die Voraussetzung für weitere Erfolge.

Hat man sich die Wichtigkeit der Leistungskontrolle einmal vor Augen geführt, erstaunt es um so mehr, wieviel Zeit Sportler auf ihr Training verwenden, dabei aber vergessen, zu kontrollieren, ob ihr Training auch effektiv ist. Ohne Leistungskontrolle zu trainieren kann bedeuten, viele Stunden vergeblich zu schwitzen. Das wollen Sie ganz sicher nicht, aber schauen Sie sich doch spaßeshalber in Ihrem Studio einmal um, wie viele oder besser wie wenig Sportler einen Trainingsplan führen. Vereinzelt sieht man tatsächlich den einen oder anderen mit einem kleinen Büchlein von Gerät zu Gerät wandern. Solche Trainingskladden sind zwar schon besser als gar keine Kontrolle, aber ausreichend sind sie auch noch nicht. Um das Problem dieser „Trainingskladden" auf einen einfachen Nenner zu bringen: Der Sportler stellt anhand seiner Notizen zwar fest, daß er auf der Stelle tritt, den dafür verantwortlichen Fehler jedoch erkennt er bei dieser Form der Trainingsprotokollierung nicht. Mit anderen Worten: Sie sehen anhand Ihrer Aufzeichnungen, daß Sie an Ihrem Training etwas ändern müssen, Sie wissen nur nicht, was. Einen Trainingsplan zur Protokollierung des Trainings, mit dem Sie tatsächlich Fehler im Trainingsprozeß entdecken und dann auch abstellen können, um jedes Training effektiv zu gestalten, habe ich 1984 entwickelt:

Der Aufbau des Trainingsplanes

Der Trainingsplan besteht aus insgesamt sechs Seiten, drei Vorder- und drei Rückseiten. Er wird zweimal gefaltet. Wie Sie ihn falten, zeigt die Abbildung unten. Im zusammengelegten Zustand hat er DIN-A4-Format. Er ist unterteilt in eine Kopfreihe mit Namensfeld, Abkürzungsverzeichnis und Erfolgskontrolle, einer Datumsleiste (Kalendarium) sowie einer Rubrik „Leistungsbestimmende Faktoren", „Ausdauertraining" und „Krafttraining".

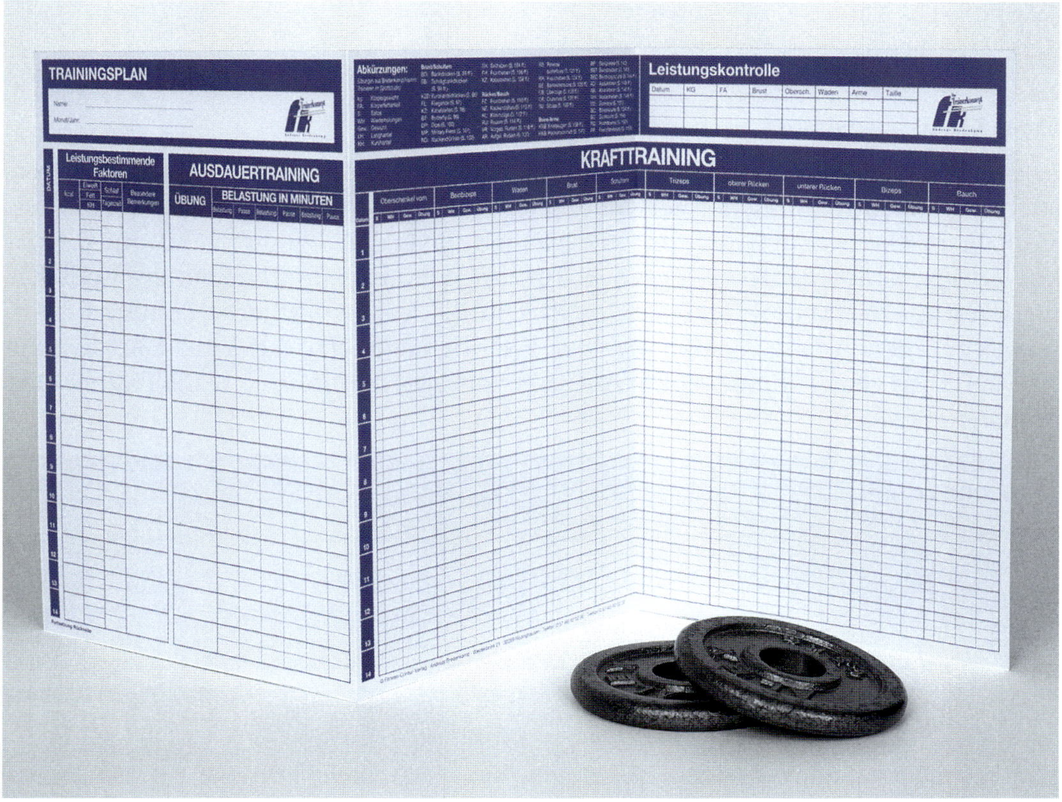

Abb. 17: Der Trainingsplan

Das Namensfeld

Die Kopfreihe beinhaltet ganz links ein Feld, in das Sie Ihren Namen, den Trainingsmonat und das Jahr eintragen können.

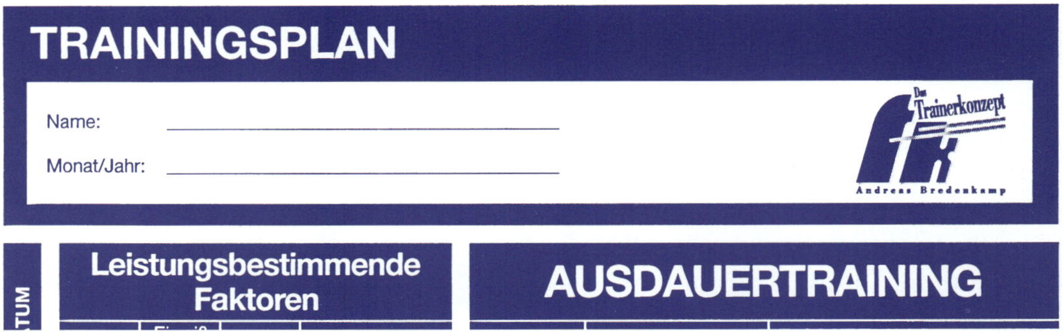
TRAININGSPLAN

Name: ______________________

Monat/Jahr: ______________________

Das Trainerkonzept

Andreas Bredenkamp

TUM | Leistungsbestimmende Faktoren | AUSDAUERTRAINING

Abb. 18: Name und Trainingsmonat

Das Abkürzungsverzeichnis

In der Kopfzeile der Mittelseite befindet sich ein Abkürzungsverzeichnis zur erleichterten Handhabung der verwendeten Trainingsbegriffe und -übungen. Erfaßt sind alle in diesem Buch erläuterten Übungen, so daß Sie bei Ihrer Trainingsprotokollierung auf die hier festgelegten Abkürzungen zurückgreifen können. Vollständig kann die Auflistung natürlich nicht sein. Es werden sicherlich einige Ergänzungen vorgenommen werden müssen. Wichtig ist jedoch, daß Sie tatsächlich die auf dem Plan verwendeten Abkürzungen benutzen, damit Sie und Ihr Trainer eine Sprache sprechen.

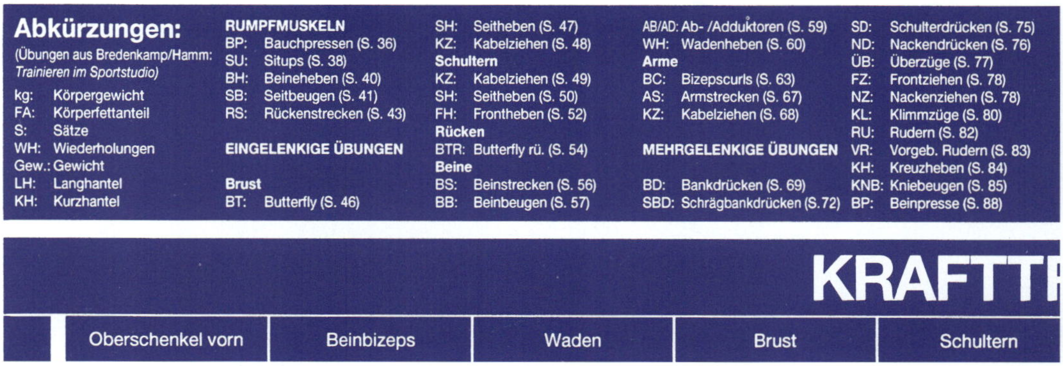
Abkürzungen:
(Übungen aus Bredenkamp/Hamm: *Trainieren im Sportstudio*)
kg: Körpergewicht
FA: Körperfettanteil
S: Sätze
WH: Wiederholungen
Gew.: Gewicht
LH: Langhantel
KH: Kurzhantel

RUMPFMUSKELN
BP: Bauchpressen (S. 36)
SU: Situps (S. 38)
BH: Beineheben (S. 40)
SB: Seitbeugen (S. 41)
RS: Rückenstrecken (S. 43)

EINGELENKIGE ÜBUNGEN

Brust
BT: Butterfly (S. 46)
SH: Seitheben (S. 47)
KZ: Kabelziehen (S. 48)
Schultern
KZ: Kabelziehen (S. 49)
SH: Seitheben (S. 50)
FH: Frontheben (S. 52)
Rücken
BTR: Butterfly rü. (S. 54)
Beine
BS: Beinstrecken (S. 56)
BB: Beinbeugen (S. 57)

AB/AD: Ab- /Adduktoren (S. 59)
WH: Wadenheben (S. 60)
Arme
BC: Bizepscurls (S. 63)
AS: Armstrecken (S. 67)
KZ: Kabelziehen (S. 68)

MEHRGELENKIGE ÜBUNGEN

BD: Bankdrücken (S. 69)
SBD: Schrägbankdrücken (S.72)

SD: Schulterdrücken (S. 75)
ND: Nackendrücken (S. 76)
ÜB: Überzüge (S. 77)
FZ: Frontziehen (S. 78)
NZ: Nackenziehen (S. 78)
KL: Klimmzüge (S. 80)
RU: Rudern (S. 82)
VR: Vorgeb. Rudern (S. 83)
KH: Kreuzheben (S. 84)
KNB: Kniebeugen (S. 85)
BP: Beinpresse (S. 88)

KRAFTTR

Oberschenkel vorn | Beinbizeps | Waden | Brust | Schultern

Abb. 19: Abkürzungsverzeichnis

Das Kalendarium

Das Kalendarium umfaßt 31 Tage. Auf der Vorderseite notieren Sie Ihr Training vom 1. bis zum 14. und auf der Rückseite vom 15. bis zum 31. des Monats. Sie sollten diese Einteilung beibehalten. Machen Sie nicht den Fehler, die trainingsfreien Tage zu streichen. Dann nämlich ist der Plan für die Fehleranalyse unbrauchbar (siehe Abb. 20).

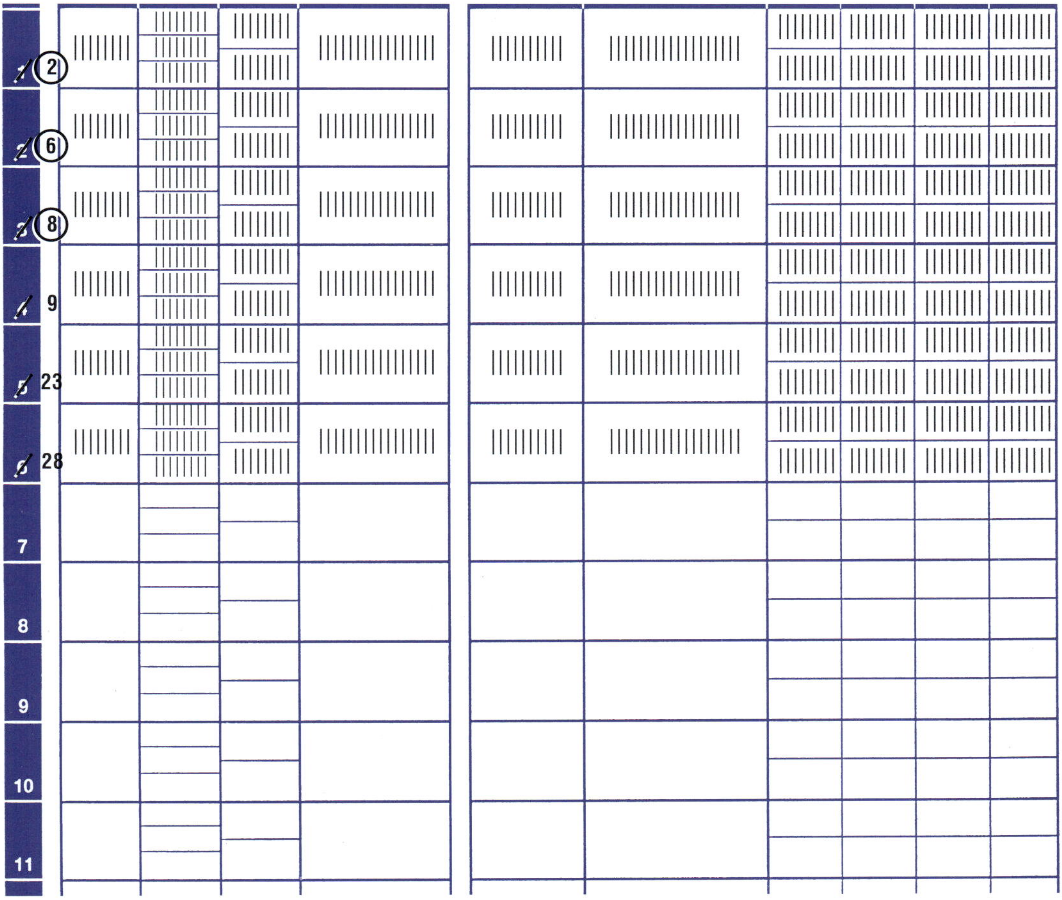

Abb. 20: Wie Sie es nicht machen sollten!

Seit Sie das Prinzip von Belastung und Erholung (Superkompensation) kennen, wissen Sie, daß für Ihren Erfolg nicht allein das Training entscheidend ist, sondern das richtige Verhältnis von Trainings- und Erholungstagen. Dementsprechend müssen Sie auf Ihrem Plan selbstverständlich neben Ihren Trainingseinheiten auch die Erholungstage berücksichtigen. Wie Sie den Trainingsplan richtig führen, zeigt die folgende Abbildung.

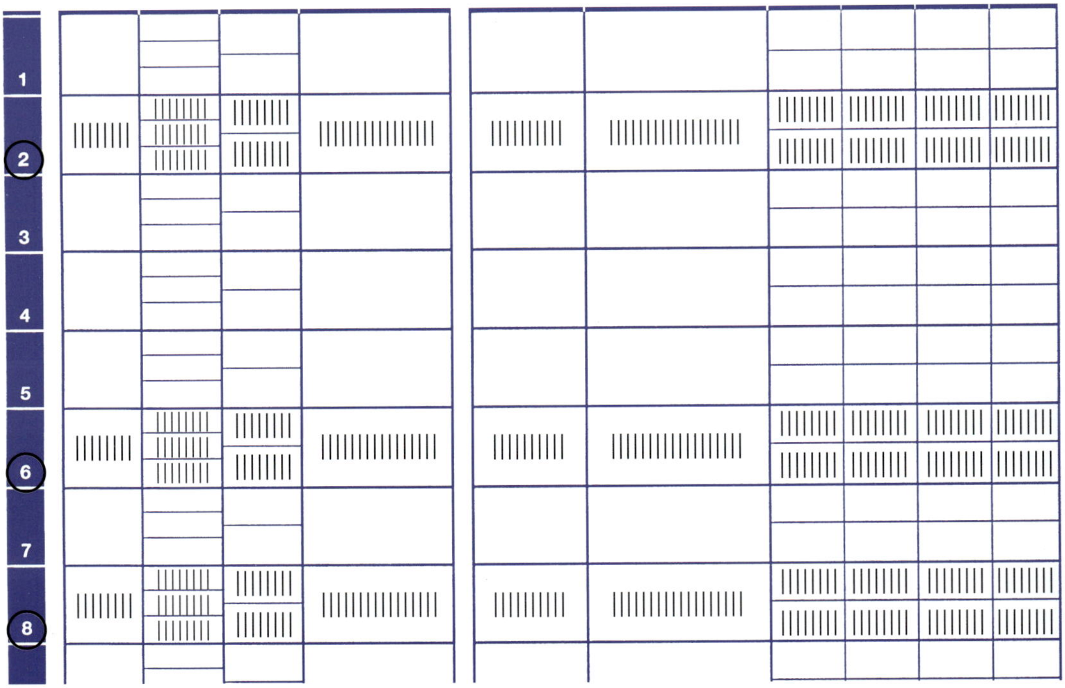

Abb. 21: So wird's gemacht!

Ein in dieser Weise geführter Trainingsplan liefert Ihnen und natürlich auch Ihrem Trainer einen Überblick über den Trainingsprozeß. Sie erkennen an Ihrer Leistungsentwicklung, ob die Ruhephasen zwischen den einzelnen Trainingstagen stimmen oder ob sie vielleicht zu lang beziehungsweise zu kurz sind.

Nachdem nun der Aufbau des Trainingsplanes erläutert ist, wenden wir uns den vier wesentlichen Rubriken zu, in denen der Trainingsprozeß dokumentiert wird:

1. Die Erfolgskontrolle

2. Die leistungsbestimmenden Faktoren

3. Das Ausdauertraining

4. Das Krafttraining

Die Erfolgskontrolle

Rechts oben in der Kopfzeile des Trainingsplanes ist ein spezielles Feld für die Erfolgskontrolle angelegt. Die einzelnen Spalten dieses Abschnittes beinhalten Angaben über das Körpergewicht (KG), den Fettanteil (FA) sowie die einzelnen Körpermaße. Selbstverständlich ist es nicht erforderlich, jeden Tag die Muskelumfänge zu messen und den Körperfettanteil zu bestimmen. Je mehr Daten Sie jedoch sammeln, um so deutlicher wird das Bild Ihres Trainingserfolges, vergleichbar mit einem Puzzle (siehe Abb. 22).

ERFOLGSKONTROLLE

Datum	KG	FA	Brust	Obersch.	Waden	Arme	Taille

Abb. 22: Erfolgskontrolle

Erfolgskontrolle: Muskelstraffung und Muskelaufbau

Wenn sie nur Ihr Körpergewicht notieren und es in Beziehung setzen zu Ihrer Trainingsleistung, gestattet Ihnen das bereits einen guten Überblick über die Effektivität Ihres Trainings. So dürfen Sie bei steigendem Körpergewicht und gleichzeitiger Verbesserung der Kraft von Muskelwachstum ausgehen. Kraftsteigerungen bei konstantem Körpergewicht dagegen beweisen eine Verbesserung der intramuskulären Koordination. Mehr Kraft bei gleichbleibendem Körpergewicht ist demnach ein sicheres Zeichen für Muskelstraffung. Der entgegengesetzte Fall, eine Gewichtszunahme bei gleichbleibend schlechten Kraftleistungen, sollte Ihnen allerdings zu denken geben. Sie bauen zwar auf, aber leider keine Muskeln, sondern nur Fett. Messen Sie in diesem Fall monatlich Ihren Körperfettanteil. Das ist nicht schwer. Ziehen Sie knapp unterhalb des Bauchnabels mit zwei Fingern eine Hautfalte ab und messen Sie nun die Dicke dieser Hautfalte mit Hilfe eines speziellen Meßgerätes (Kaliper). Wo Sie einen solchen Kaliper erhalten, erfahren Sie in Ihrem Sportstudio. Wird die Hautfalte dicker, stimmt entweder Ihr Training oder aber Ihre Ernährung nicht. Vielleicht auch beides. Allein durch das Notieren Ihres Körpergewichtes und Ihrer Trainingsleistungen können Sie demnach feststellen, ob Ihr Muskel dicker oder ausschließlich straffer wird. Eine Messung des Körperfettanteils ist dafür noch nicht notwendig. Sollten Sie jedoch auf Muskelwachstum trainieren, vergewissern Sie sich durch die Körperfettmessung, ob das zusätzliche Gewicht tatsächlich auf Muskulatur beruht und nicht etwa auf Fett.

Erfolgskontrolle: Gewichtsreduktion

Es kommt immer wieder vor, daß sich Fitneßsportler und -sportlerinnen nach mehreren Wochen Training beklagen, nicht ein Kilo abgenommen zu haben. Waren nun alle Bemühungen umsonst? — Sicher nicht, denn

**Sie können kiloweise Fett abnehmen, ohne an Gewicht zu verlieren,
Sie können aber auch kiloweise an Gewicht verlieren, ohne Fett abzunehmen.**

Gehen wir zuerst auf den letzteren Fall ein. Wie ist das gemeint, Gewicht verlieren und kein Fett abnehmen? — Haben Sie schon einmal auf Ihrer Waage gestanden und sich gefreut, daß Sie fünf Kilo abgenommen haben? Durch einen Blick in den Spiegel mußten Sie jedoch ernüchtert feststellen, daß die fünf Kilo leider nicht dort verschwunden sind, wo Sie es gern gehabt hätten. Eine typische Erfahrung von Männern und Frauen, die Ihr Gewicht über eine drastische Kalorieneinschränkung zu reduzieren versuchen. Der Körper gerät in Überlebensangst und greift nicht seine Überlebensration, das Fett an, sondern fettfreies Gewebe in Form von Glykogen (die Speicherform des Zuckers), Mineralien, Eiweiß und Wasser.

Fazit: Sie nehmen überall ab, nur nicht dort, wo das Fett sitzt.

Bevor Sie also weniger essen, sollten Sie sich lieber etwas mehr bewegen. Dann nämlich dürfen Sie sicher sein, daß es sich bei einer Gewichtsabnahme tatsächlich um eine Reduzierung des Körperfettes handelt.

Wenn Sie sich mehr bewegen, ist jedoch auch der umgekehrte Fall möglich. Sie nehmen Fett ab, nicht aber an Gewicht. Die Begründung ist einfach: Durch Ihr Training verlieren Sie zwar Fett, bauen im Gegenzug jedoch Muskeln auf. Damit bleibt Ihr Körpergewicht konstant. Diese Version hat allerdings einen entscheidenden Vorteil. Da Muskulatur schwerer ist als Fett, reduzieren Sie zwar nicht Ihr Gewicht, dafür aber Ihr Körpervolumen. Sie werden mit anderen Worten nicht leichter, dafür aber schlanker. Ihre Jeans aus längst vergangenen Zeiten paßt Ihnen plötzlich wieder. Führen Sie dazu gern einmal einen kleinen Test durch. Legen Sie ein Kilo reines Fett neben ein Kilo Filet. Nun sehen Sie deutlich, warum Sie an Volumen verlieren können, ohne an Gewicht abzunehmen.

Es stellt sich die Frage, was Sie gern möchten, einfach nur Gewicht verlieren oder tatsächlich Fett abnehmen und dadurch Ihr Volumen reduzieren. Für Letzteres reicht die Waage allein als Kontrollinstrument nicht aus, sondern dafür werden Sie auch Ihren Fettanteil mit Hilfe des bereits erwähnten Kalipers bestimmen müssen.

Gewicht verlieren, Fett abnehmen, Volumen reduzieren – ganz schön verwirrend! Die folgende Tabelle soll Ihnen deshalb noch einmal kurz verdeutlichen, wie Sie eine Erfolgskontrolle anhand des Trainingsplanes durchführen können:

Tab. 11: Erfolgskontrolle

Verbesserung der Kraftleistungen Steigerung des Körpergewichts	Muskelaufbau, eventuell aber auch Aufbau von Fettsubstanz
Verbesserung der Kraftleistungen Steigerung des Körpergewichtes Konstante Hautfaltendicke Konstanter Taillenumfang	Muskelaufbau
Verbesserung der Kraftleistungen Konstantes Körpergewicht Konstanter Muskelumfang	Muskelstraffung
Verbesserung der Ausdauerleistung Verbesserung der Kraftleistungen Konstantes Körpergewicht Verringerung der Körperumfänge Verringerung der Hautfaltendicke	Fettreduktion Muskelaufbau
Verbesserung der Ausdauerleistung Verbesserung der Kraftleistungen Verringerung des Körpergewichts Verringerung der Hautfaltendicke	Fettreduktion Muskelstraffung
Konstante und schlechtere Kraftleistungen Konstante und schlechtere Ausdauerleistung Verringerung des Körpergewichtes Verringerung der Muskelumfänge Kaum Veränderungen der Hautfaltendicke	Abbau fettfreier Körpersubstanz (Glykogen, Mineralien, Eiweiß und Wasser)

Leistungsbestimmende Faktoren

Solange Sie in Ihrem Training Fortschritte erzielen, sind Eintragungen in die Rubrik „Leistungsbestimmende Faktoren" nicht erforderlich. Lassen Sie die Felder einfach frei. Notieren Sie lediglich Ihr Körpergewicht und Ihre Trainingsleistung. Sollten Verbesserungen jedoch ausbleiben, prüfen Sie, ob die Ursachen nicht vielleicht außerhalb des Trainings liegen: Haben Sie vielleicht zu wenig gegessen? Hatten Sie nicht genügend Schlaf? Trainieren Sie nicht zur üblichen Tageszeit? Sind Sie vielleicht krank, oder ist es einfach nur zu warm? All diese Faktoren können sich leistungsmindernd auf Ihr Training auswirken. Deshalb müssen sie bei der Fehleranalyse auch berücksichtigt werden. Wie, darauf wollen wir nun im einzelnen eingehen.

Ernährung

Um Muskeln aufzubauen, müssen Sie dem Körper mehr Kalorien zuführen, als er bereits zur Aufrechterhaltung seiner Körpersubstanz benötigt. Sie können kein Haus bauen ohne Steine! Schlimmer noch: Je härter Sie trainieren, um so mehr werden Sie an Substanz verlieren, da der Energieverbrauch in keinem Verhältnis zur Energieaufnahme steht. Eine nicht minder wichtige Rolle spielt die Ernährung für die Gewichtsreduktion. Sollten Sie also Ihrem Trainingsziel – gleichgültig, ob Muskelaufbau oder Fettabnahme – nicht näher kommen, vergewissern Sie sich, ob der Fehler nicht vielleicht in der Ernährung liegt. Dann nämlich wäre es sicher günstiger, die Zeit im Sportstudio zu nutzen, um sich mit Hilfe einer Nährwerttabelle einen Überblick über die Kalorienaufnahme zu verschaffen, anstatt weiter zu trainieren und auf ein Wunder zu hoffen.

Ernährungskontrolle

Auch bei der Ernährungskontrolle gilt es, mit einem Minimum an Aufwand ein Maximum an Effekt zu erzielen. Deshalb ist es vielleicht gar nicht erforderlich, gleich mit dem Kalorienzählen zu beginnen. Viele Sportler, die Muskeln aufbauen wollen, essen nämlich nicht ein paar Kalorien zuwenig, sondern ganze Mahlzeiten. Dementsprechend kann es bereits ausreichen, wenn Sie zu Beginn nicht Kalorien notieren, sondern Mahlzeiten, am besten durch Punkte in Form eines Würfels.

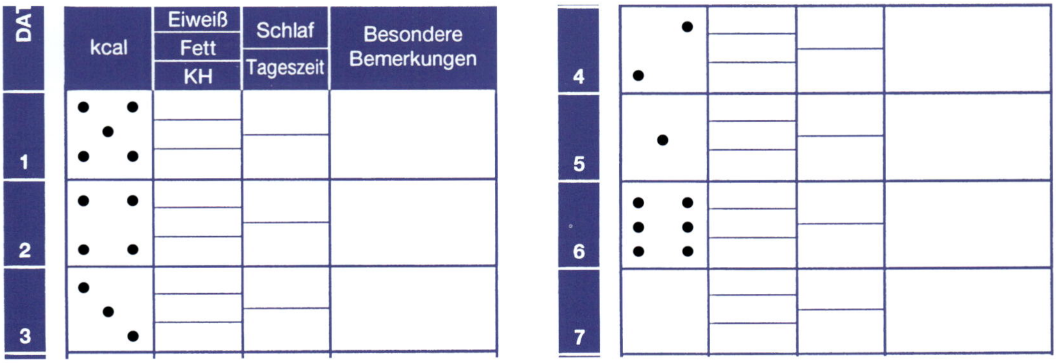

Abb. 23: Das Notieren von Mahlzeiten

Bei einer Kalorienbilanz von 2500 kcal müßten Sie 3000 kcal zu sich nehmen, um Muskeln aufbauen zu können. Rechnen Sie für eine normale Mahlzeit 600 kcal, dann wären das fünf normale Mahlzeiten am Tag. Der Würfel sollte also immer eine Fünf zeigen. Vergessen Sie häufiger pro Woche die ein oder andere Mahlzeit, trainieren Sie wahrscheinlich vergebens.

Sollte das Kontrollieren von Mahlzeiten allein nicht ausreichen, ermitteln Sie Ihre persönliche Kalorienbilanz, das Gleichgewicht also zwischen Kalorienaufnahme und -verbrauch. Dieser Wert kann von Person zu Person bis zu 30 Prozent variieren und muß deshalb individuell ermittelt werden. Zu diesem Zweck essen Sie 10 Tage lang wie gewohnt, kontrollieren Ihre Kalorienaufnahme jedoch mittels einer Nährwerttabelle und tragen die Werte auf Ihrem Trainingsplan ein. Dafür vorgesehen sind die Felder „kcal", „Eiweiß", „Fett" und „Kohlenhydrate (KH)". Bleibt Ihr Körpergewicht über die gesamten zehn Tage hinweg konstant – Gewichtsschwankungen von einem Kilo nach oben und nach unten spielen dabei keine Rolle –, errechnen Sie den Mittelwert. Damit haben Sie Ihre persönliche Energiebilanz ermittelt. Vergleichen Sie dazu die Abbildung 24 auf der folgenden Seite.

Ihre Energiebilanz müssen Sie nun je nach Trainingsziel um 500 kcal unter- oder aber überschreiten. Dabei ist jedoch zu beachten, daß der Organismus auf eine Veränderung der Energiezufuhr mit entsprechenden Veränderungen im Stoffwechsel reagiert, so beispielsweise auf eine strenge Kalorieneinschränkung mit einer

Verlangsamung der Stoffwechselrate. Der Körper kocht sozusagen auf Sparflamme. Das würde für Sie bedeuten, daß Sie kaum noch etwas essen, in schlimmen Fällen weniger als 1000 kcal, und trotzdem kein Gramm abnehmen. Um diesem

DATUM	Leistungsbestimmende Faktoren			
	kcal	Eiweiß / Fett / KH	Schlaf / Tageszeit	Besondere Bemerkungen
1	2850			70,2 ~ 70 kg
2	3100			70,5 ~ 70 kg
3	2200			69,6 ~ 70 kg
4	2000			70 kg
5	3200			70 kg
6	2400			69,8 ~ 70 kg
7	2200			70,3 ~ 70 kg
8	2600			70.5 ~ 70 kg
9	2900			70 kg
10	2350			70 kg
	2580 ~ 2600			70 kg

Abb. 24: Energiebilanz errechnen

DATUM	Leistungsbestimmende Faktoren			
	kcal	Eiweiß / Fett / KH	Schlaf / Tageszeit	Besondere Bemerkungen
1	~ 1,9			
2	~ 1,9			
3	~ 1,9			
4	~ 2,7			
5	~ 1,9			
6	~ 1,9			
7	~ 1,9			
8	~ 2,7			
9	~ 1,9			
10	~ 1,9			
	~ 2100			Energiebilanz 2600

Abb. 25: Intervallmethode

unerwünschten Effekt vorzubeugen, sollten Sie Sport treiben und nicht über einen längeren Zeitraum hinweg konstant zuwenig essen. Nach meinen Erfahrungen hat es sich als günstig erwiesen, drei Tage wenig, am vierten Tag jedoch viel zu essen. Sie wenden dann die sogenannte Intervallmethode an (siehe Abbildung 25).

Die Intervallmethode

Ein Beispiel für die Intervallmethode: Ihre Kalorienbilanz beträgt 2600 kcal. Diesen Wert haben Sie wie oben beschrieben ermittelt. Nun essen Sie von Montag bis Mittwoch täglich nicht mehr als 1900, am Donnerstag jedoch 2700 kcal. Sie haben Ihre persönliche Energiebilanz so durchschnittlich um 500 kcal unterschritten, ohne aber konstant zuwenig gegessen zu haben (sehen Sie auch dazu die Abbildung auf der linken Seite). Die relativ hohe Energiezufuhr am 4. Tag wirkt einer Senkung des Stoffwechsels entgegen, die eine Verringerung der Gewichtsabnahme zur Folge hätte bis hin zur völligen Stagnation.

Möchten Sie Ihr Gewicht steigern, müssen Sie ähnlich verfahren, denn essen Sie konstant zuviel, reagiert der Organismus häufig mit einer Ankurbelung des Stoffwechsels. Es kommt zu einem „Luxusverbrauch" an Nährstoffen und/oder zu einer gesteigerten Wärmeabgabe. Die Folge wäre, daß Sie essen und essen, aber kein Gramm an Gewicht zunehmen. Überschreiten Sie Ihre persönliche Energiebilanz deshalb drei Tage lang um 700 kcal, am vierten Tag jedoch bleiben Sie 100 kcal darunter. Auf diese Weise haben Sie insgesamt immer noch einen für den Muskelaufbau notwendigen Überschuß von 500 kcal zugeführt.

„Ich esse schon fast gar nichts mehr und nehme trotzdem nicht ab!"

Sollten Sie bereits weniger als 1500 kcal essen, ohne an Gewicht zu verlieren, (eine Erfahrung von Personen, die bereits zahlreiche Diätversuche hinter sich haben, hier ließe sich bereits von „Diätgeschädigten" sprechen), scheidet die oben beschriebene Intervallmethode wie jeder andere Diätversuch aus. Ein weiteres Senken der Kalorienzufuhr wäre in diesem Fall nicht nur wenig erfolgversprechend, sondern auch gesundheitsgefährdend. Lesen Sie dazu in Professor Hamms Ernährungsteil in diesem Buch das Kapitel *Schlankheitsdiät = Mangeldiät?*. Hier hilft nur eins: statt runter mit den Kalorien hoch mit der Belastung! Doch Vorsicht! Eine Erhöhung der Belastung allein reicht häufig nicht aus. Steigern Sie nicht Ihre Trainingsleistungen ohne gleichzeitige Erhöhung der Kalorienzufuhr. Zum einen drohen Ihnen Mangelerscheinungen, und zum anderen laufen Sie Gefahr, daß Sie trotz hoher körperlicher Belastung bei einer Kalorienzufuhr von weniger als 1500 kcal nicht an Gewicht verlieren. – Warum? Sie trainieren Ihren Körper, bei geringer Energiezufuhr immer höhere Leistungen zu erbringen. Auf diese Weise kann es passieren, daß Sie den ganzen Tag lang Sport treiben, kaum etwas essen und trotzdem nicht abnehmen. Lassen Sie es nicht soweit kommen!

Sollten Sie bereits weniger als 1500 kcal am Tag zu sich nehmen, ohne an Gewicht zu verlieren, empfehle ich Ihnen folgende Vorgehensweise:

1. Erhöhen Sie kontinuierlich die Belastung, speziell den Trainingsumfang. Fahren Sie beispielsweise in jeder Trainingseinheit etwas länger Fahrrad. Nutzen Sie eines der Programme zur Gewichtsreduzierung aus dem Kapitel „Trainingsprogramme".

2. Steigern Sie gleichzeitig Ihre Kalorienzufuhr. Rechnen Sie pro 10 Minuten Belastungssteigerung 100 Kalorien mehr. Geben Sie Ihrem Stoffwechsel eine Chance!

3. Beobachten Sie Ihr Körpergewicht. Eine plötzliche Gewichtszunahme von ein bis zwei Pfund sollten Sie gelassen hinnehmen. Es handelt sich hierbei nicht um Fett, sondern um fettfreie Substanz, zum Beispiel Glykogen und Wasser.

4. Sehen Sie es als Ihr Ziel, bei über 2000 kcal das Körpergewicht konstant zu halten. Eventuell reicht Ihnen die Stoffwechselaktivierung allein bereits aus. Andernfalls sind Sie in der Lage, mit einer Kalorieneinschränkung, die ungefähr Ihrer damaligen Energiebilanz entspricht, also ca. 1500 kcal, Ihr Gewicht zu reduzieren.

5. Wenden Sie nun die Intervallmethode an. Achten Sie jedoch darauf, daß Sie nicht mehr als 1 Pfund pro Woche verlieren. Erhöhen Sie sonst sofort die Kalorienzufuhr. Diese Methode ist langwierig, dafür ist ihr Erfolg jedoch auch langanhaltend.

Eine letzte Anmerkung: Sehen Sie das Kalorienzählen als eine anfänglich sinnvolle Methode, um sich einen Überblick über Ihre Ernährung zu verschaffen. Nach einiger Zeit werden Sie ohne langwieriges Zählen ein Gespür für die Mengenverhältnisse auf Ihrem Teller bekommen. Damit wird die (schriftliche) Ermittlung der Kalorien überflüssig. Mehr über den Sinn und Unsinn von Diäten erfahren Sie von Professor Hamm im Ernährungsteil dieses Buches.

Die Tageszeit

Ihre Leistungsfähigkeit unterliegt im Laufe des Tages erheblichen Schwankungen. Man spricht von der sogenannten Tagesperiodik (siehe Abbildung 26). Die Tagesperiodik ist jedoch durch ein ständiges Trainieren zur gleichen Tageszeit beeinflußbar. So führt eine regelmäßige Belastung beispielsweise zwischen 18.00 und

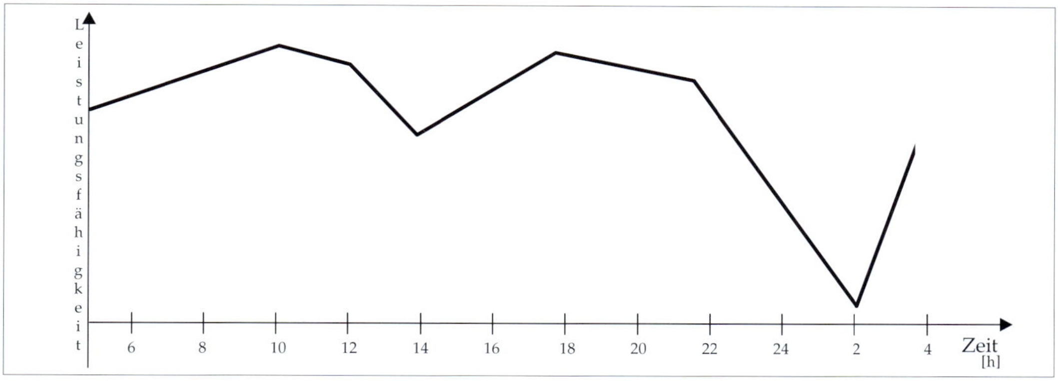

Abb. 26: Tagesperiodik

20.00 Uhr zu einer Verlagerung der Leistungsspitze in die Abendstunden. Unter diesen Voraussetzungen wäre eine Leistungssteigerung am Morgen jedoch kaum anzunehmen. Sollten Sie also zu einer für Sie ungewohnten Zeit trainieren und keinen Leistungsfortschritt erzielen, dann wissen Sie, wo der Fehler liegt. Mit anderen Worten: Wenn Sie immer abends trainieren, müssen Sie sich nicht wundern, wenn Sie sich Sonntag morgens um 10.00 Uhr nicht verbessern. Notieren Sie diesen Grund, wie in Abbildung 27 gezeigt, auf Ihrem Trainingsplan.

Erkennen Sie an der Abbildung 27, warum der Sportler am 2. des Monats im Training keine Verbesserung verzeichnen konnte? Richtig, er hat außer der Reihe am Morgen trainiert.

DATUM	Leistungsbestimmende Faktoren				AUSDAUERTRAINING					
	kcal	Eiweiß / Fett / KH	Schlaf / Tageszeit	Besondere Bemerkungen	ÜBUNG	BELASTUNG	DAUER IN MINUTEN Belastung	Pause	Belastung	Pause
1										
2			10⁰⁰!							
3										
4										

Abb. 27: Notiz Trainingszeit

Schlaf

Neben der passenden Tageszeit ist ausreichender Schlaf unbedingte Voraussetzung für Leistungssteigerungen im Sport. Führen Sie also ausbleibende Trainingserfolge auf mangelnden Schlaf zurück, notieren Sie das ebenfalls auf Ihrem Plan. Denn haben Sie den Fehler hier erkannt, sollten Sie Ihr Training auch speziell darauf abstimmen, das heißt entweder länger schlafen oder aber längere Ruhephasen zwischen den einzelnen Trainingstagen einlegen. Schauen Sie sich dazu die Abbildung 28 an.

<table>
<tr><th rowspan="3">DATUM</th><th colspan="4">Leistungsbestimmende Faktoren</th><th colspan="6">AUSDAUERTRAINING</th></tr>
<tr><th rowspan="2">kcal</th><th rowspan="2">Eiweiß
Fett
KH</th><th rowspan="2">Schlaf
Tageszeit</th><th rowspan="2">Besondere Bemerkungen</th><th rowspan="2">ÜBUNG</th><th rowspan="2">BELASTUNG</th><th colspan="4">DAUER IN MINUTEN</th></tr>
<tr><th>Belastung</th><th>Pause</th><th>Belastung</th><th>Pause</th></tr>
<tr><td>1</td><td></td><td></td><td></td><td></td><td></td><td></td><td></td><td></td><td></td><td></td></tr>
<tr><td>2</td><td></td><td></td><td>5 STD</td><td></td><td>|||||||||</td><td>||||||||||||||||</td><td>|||||||
						</td><td>						
						</td><td>						
						</td><td>						
						</td></tr>
<tr><td>3</td><td></td><td></td><td></td><td></td><td></td><td></td><td></td><td></td><td></td><td></td></tr>
<tr><td>4</td><td></td><td></td><td></td><td></td><td></td><td></td><td></td><td></td><td></td><td></td></tr>
<tr><td>5</td><td></td><td></td><td></td><td>Kopf-schmerzen!</td><td>|||||||||</td><td>||||||||||||||||</td><td>|					
						</td><td>						
						</td><td>						
						</td><td>						
						</td></tr>
</table>

Abb. 28: Notiz Mangelnder Schlaf und Notiz Besondere Bemerkungen

Besondere Bemerkungen

Weitere Störgrößen, beispielsweise eine ungewohnt hohe körperliche Belastung im Beruf, Krankheit oder aber außergewöhnliche klimatische Verhältnisse können unter „Besondere Bemerkungen“ festgehalten werden, denn auch wenn Sie tagsüber außergewöhnlich beansprucht wurden, wenn Sie Kopschmerzen haben oder es schlicht zu warm zum Trainieren ist, sind Leistungsverbesserungen häufig unmöglich.

Unter „Besondere Bemerkungen" sind gegebenenfalls auch besondere Erschwernisse wie „Schichtdienst" zu berücksichtigen, denn gerade für den Schichtarbeiter gilt, daß optimales Training einen theoretischen Idealfall darstellt, den er vielleicht nicht erreicht, dem er sich aber so weit wie möglich annähern kann. Mit einer Markierung von Früh- und Spätschichten werden Regelmäßigkeiten in der Leistungsentwicklung sichtbar, die im Trainingsverlauf berücksichtigt werden müssen. Bleiben beispielsweise bei der Umstellung von Früh- auf Nachtschicht Verbesserungen aus, sollte ein Training an diesen Tagen von vornherein vermieden werden. Trainieren Sie in diesem Fall nach dem Prinzip der aufstockenden Ermüdung, das heißt, verkürzen Sie die Pausen zwischen den einzelnen Trainingseinheiten, und gleichen Sie diese nun unvollständigen Erholungspausen durch eine verlängerte Ruhephase über die kritischen Tage des Schichtwechsels hinweg aus.

Haben Sie innerhalb der leistungsbestimmenden Faktoren bereits den Fehler für eine schlechte Trainingsleistung gefunden, erübrigt sich eine Umstellung des Trainings. Sollte der Fehler jedoch weder in der Ernährung noch im mangelnden Schlaf liegen, Sie sind überdies gesund, trainieren zur gewohnten Tageszeit und es ist auch nicht zu heiß, dann stimmt in Ihrer Trainingsmethodik etwas nicht. Damit Sie oder Ihr Trainer dort eventuelle Fehler finden können, notieren Sie Ihre sportlichen Leistungen in die Sparten „Ausdauertraining" und „Krafttraining". Dabei ist es übrigens völlig gleichgültig, nach welchem Trainingsprogramm Sie trainieren.

Fehler im Training aufdecken und korrigieren

Notieren der Trainingsleistungen

Wie Sie die Eintragungen Ihrer Trainingsleistungen vornehmen können, zeigen Ihnen nachfolgend einige Beispiele. Darüber hinaus sind Abwandlungen selbstverständlich Ihrer Kreativität überlassen. So können Sie beispielsweise bei einer täglichen Kontrolle Ihres Körpergewichtes diese Eintragung auch unter „Besondere Bemerkungen" vornehmen usw.

Ausdauertraining

In die Rubrik „Ausdauertraining" tragen Sie ausschließlich Belastungen ein, die der Verbesserung Ihrer Ausdauerleistungsfähigkeit dienen. Fahren Sie beispielsweise Fahrrad bei einer vorgegebenen Trainingsintensität, beispielsweise „Leistungsstufe 5 (L 5)", bei Computer-Fahrrädern eventuell „Programm 5 (P 5)", tragen Sie unter „Dauer in Minuten" die Fahrzeit in Minuten ein.

DATUM	Leistungsbestimmende Faktoren				AUSDAUERTRAINING					
	kcal	Eiweiß / Fett / KH	Schlaf / Tageszeit	Besondere Bemerkungen	ÜBUNG	BELASTUNG	DAUER IN MINUTEN			
							Belastung	Pause	Belastung	Pause
1					RAD	L 5	15			

Abb. 29: Eintragung Fahrradergometer

Sollten Sie auf dem Laufband ein Ausdauertraining nach der extensiven Intervallmethode durchführen, notieren Sie in die Sparte „Belastung" die Geschwindigkeit der Laufphase in km/h. Unter „Dauer in Minuten - Belastung" tragen Sie dann die Dauer der Laufphase ein, in die Sparte „Pause" die Dauer der Gehphase.

DATUM	Leistungsbestimmende Faktoren				AUSDAUERTRAINING					
					ÜBUNG	BELASTUNG	DAUER IN MINUTEN			
	kcal	Eiweiß / Fett / KH	Schlaf / Tageszeit	Besondere Bemerkungen			Belastung	Pause	Belastung	Pause
1					LAUF	6 km/h	5	3	5	3

Abb. 30: Eintragung Laufband

Soweit zu den Eintragungen Ihrer Ausdauerleistungen. Nun zum Krafttraining.

Krafttraining

Die Eintragung Ihrer Kraftleistungen erfolgt in Sätzen (S), Wiederholungen (WH) und Gewicht (Gew). Umfaßt Ihr Training beispielsweise neun Sätze, also drei verschiedene Übungen à drei Sätze, müßte die Eintragung wie folgt aussehen:

KRAFTTRAINING																
Brust				Schultern				Trizeps				oberer Rücken				
S	WH	Gew.	Übung	S	WH	Gew.	Übung	S	WH	Gew.	Übung	S	WH	Gew.	Übung	S
				3	6/4/3	40	ND									
				3	10/9/8	7,5	SH									
				3	10	7,5	KZ									

Abb. 31: Eintragung Krafttraining 9 Sätze

Die in der Sparte „Übung" verwendeten Abkürzungen entnehmen Sie dem Abkürzungsverzeichnis in der Kopfzeile Ihres Trainingsplanes. Sollte Ihr Trainingsprogramm sehr umfangreich sein, nehmen Sie Felder des nächsten Tages dazu. Machen Sie jedoch kenntlich, daß es sich um eine Ergänzung handelt.

Die anfänglichen Aufwärmsätze zu notieren ist nicht erforderlich, weder im Kraft- noch im Ausdauerbereich. Zum einen wird das Aufwärmen vor jedem Training vorausgesetzt und zum anderen stellt es keine Trainingsbelastung dar, das heißt, es wird keine Leistungssteigerung angestrebt. Sollten Sie sich jedoch einmal nicht ausreichend aufgewärmt haben und eine schlechte Leistung, die besonders im ersten Trainingssatz spürbar wird, auf diese Unterlassung zurückführen, notieren Sie diesen Fehler in die Sparte „Besondere Bemerkungen“. Nachdem Sie nun wissen, wie die Eintragungen auf dem Trainingsplan vorgenommen werden können, wollen wir uns der Fehleranalyse im einzelnen zuwenden.

Fehleranalyse

Fehler in der Planung und Durchführung Ihres Trainings finden Sie, indem Sie Ihr Training auf die konsequente Einhaltung der Trainingsprinzipien hinterfragen. Gehen wir die einzelnen Prinzipien hier deshalb einmal der Reihe nach durch.

Das Prinzip der steigenden Belastung

Voraussetzung für Trainingsanpassungen, gleichgültig, ob Muskelaufbau, Straffung oder Verbesserungen der Ausdauerleistungsfähigkeit, ist die ständige Steigerung der Belastung. Aber schon hier werden häufig grundlegende Fehler begangen. So stoße ich bei der Fehleranalyse immer wieder auf magische Zahlen, wie z. B. in der Rubrik Wiederholungen auf die „10". Ein eindeutiges Zeichen dafür, daß der Sportler gar nicht erst versucht, sich zu verbessern, sondern lediglich seine 10 Wiederholungen des letzten Trainings wieder schaffen möchte. Das ist wohl der sicherste Weg, vergeblich zu trainieren. Haben Sie im letzten Training 10 Wiederholungen bewältigt, kann Ihr nächstes Training nur als erfolgreich angesehen werden, wenn Sie 11 Wiederholungen schaffen, vorausgesetzt, Sie haben das Gewicht nicht erhöht. Sollte es Ihnen nicht gelingen, eine Wiederholung mehr zu schaffen, trainieren Sie nicht einfach weiter, sondern befragen Sie Ihren Trainer.

Magische Zahlen trifft man allerdings nicht nur bei Sportlern, die gar nicht erst versuchen, sich zu verbessern. Auch Sportler, die sich mit ihrer Leistung am Maximum orientieren, das heißt, die in jedem Training versuchen, 100 Prozent ihrer Leistung zu erbringen, stagnieren häufig, allerdings ungewollt. Sie würden sich zwar gern verbessern, treten aber häufig monatelang auf der Stelle. Was kann man tun? Zuerst einmal sollte ein elementarer Fehler abgestellt werden: Sich am Maximum zu orientieren. Versuchen Sie mit anderen Worten nicht in jedem Training zu geben, was Sie können. Orientieren Sie sich vielmehr am Minimum. Damit ist gemeint, daß Sie nur etwas mehr heben als im letzten Training. Training ist keine Quälerei. Sich ständig verbessern zu wollen, heißt nicht, sich von Training zu Training mehr quälen zu müssen. Wer das Prinzip der Superkompensation verstanden hat, dem muß klar sein, daß auf höherem Leistungsniveau eine Wiederholung mehr zu schaffen, nicht anstrengender ist, als die Leistung im letzten Training.

Sich am Minimum orientieren zu wollen macht das Führen eines Trainingsplanes bzw. eines Trainingsprotokolls unumgänglich. Wenn Sie im letzten Training beispielsweise 6mal 95 kg bei einer beliebigen Übung geschafft haben, versuchen Sie im nächsten Training nicht zu schaffen, was Sie können, vielleicht 9 oder 10 Wiederholungen, sondern führen Sie lediglich eine Wiederholung mehr aus als im letzten Training. Wenn Sie auf diese Weise bei 12 Wiederholungen angelangt sind, erhöhen Sie das Gewicht um 2,5 kg auf 97,5 kg und beginnen Sie erneut bei 6 Wiederholungen. So orientieren Sie sich am Minimum, steigern sich jedoch beständig und beugen Leistungsstagnationen vor.

Ein ähnlicher Fehler ist bei Sportlern zu beobachten, die sehr umfangreich trainieren. Während in den ersten Sätzen Leistungssteigerungen zu verzeichnen sind, treten jedoch in den letzten drei, vier Sätzen wieder die gleichen, uns nun schon bekannten „magischen Zahlen“ auf. Wie würden Sie dieses Phänomen interpretieren? – Richtig, der Sportler hat zu Beginn seines Trainings durchaus intensiv trainiert, doch dann ist plötzlich „die Luft raus“. Die letzten Sätze absolviert er nur noch, um sein Trainingspensum zu erfüllen. Da er mit diesen Sätzen keinerlei Trainingseffekte mehr erzielt, sollte er sie sich lieber sparen. Ein sicheres Zeichen übrigens für ein viel zu umfangreiches Training.

Das Prinzip der Superkompensation

Alle Fehler, die in Zusammenhang mit dem Verhältnis von Belastung und Erholung stehen, sind ein Verstoß gegen dieses Prinzip. So ist ein Leistungsstillstand oder auch -rückgang nach einer längeren Trainingspause nicht verwunderlich. Sollten Sie anhand Ihres Trainingsplanes bzw. -protokolls also feststellen, daß Sie einen Muskel seit sieben und mehr Tagen nicht mehr trainiert haben, sind Leistungsverbesserungen nicht mehr zu erwarten, es sei denn, Sie haben zuvor mit einer für eine vollständige Erholung zu kurzen Ruhephase trainiert (vgl. Prinzip der aufstockenden Ermüdung). Andernfalls ist dieser Zeitraum für Leistungsverbesserungen zu lang. – Sie haben sich einmal sogar nach 10 Tagen Pause verbessert, obwohl Sie zuvor gar nicht so intensiv trainiert haben? Nehmen Sie das als ein sicheres Zeichen für ein relativ niedriges Trainingsniveau. Das heißt, in diesem Stadium erzielen Sie Fortschritte, auch wenn Sie im Sinne einer strengen Anwendung der Trainingsprinzipien Fehler begehen (vgl. Anfängertraining).

Nun der umgekehrte Fall: Sie trainieren regelmäßig und intensiv drei- eventuell auch viermal die Woche einen Muskel, sind trotz des konsequenten Trainings jedoch nicht in der Lage, Ihre Leistung zu steigern, und eventuell fühlen Sie sich sogar von Mal zu Mal müder. In diesem Fall sind Ihre Erholungspausen ganz eindeutig zu kurz.

Prinzipien des Trainingsaufbaus

Nicht ausreichende Regenerationsphasen können allerdings auch aufgrund einer falschen Belastungsreihenfolge der einzelnen Muskelgruppen innerhalb eines Mikrozyklusses auftreten. Abbildung 32 zeigt eine solch ungünstige Kombination von Muskelgruppen am Beispiel der Muskelkette Brustmuskulatur, Schultern und Trizeps.

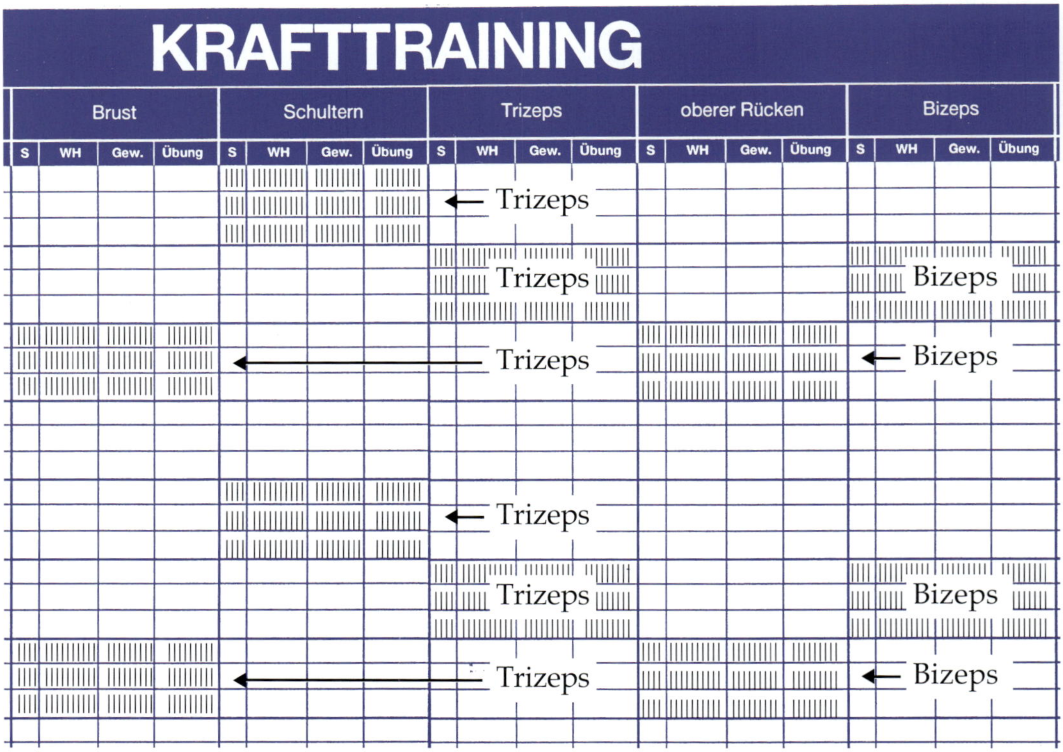

Abb. 32: Falsche Kombinationen von Muskelgruppen

Der Sportler trainiert am ersten Tag Beine und Schultern. (Das Beintraining ist auf der Abb. jedoch nicht berücksichtigt.) Weiterhin trainiert er am zweiten Tag Trizeps und Bizeps, am dritten Tag Brust und Rücken und am vierten Tag macht er Pause. Eine wahrlich unglückliche Kombination, bei der er den Trizeps, der im Brust- und Schultertraining ebenfalls mittrainiert wird, völlig überfordert. Der Trizeps wird praktisch an drei Tagen hintereinander trainiert. Den Brustmuskel dagegen kann er aufgrund des erschöpften Trizeps nicht ausreichend belasten. Ähnlich verhält es sich mit seinem Rücken- und Bizepstraining, da auch diese Muskeln, genau wie Brust, Schultern und Trizeps, gemeinsam eine Muskelkette bilden.

Grundsätzlich sinnvoll ist ein Training nach dem Push-and-Pull-System, das eine gleich lange Erholungspause für alle Muskelgruppen gewährleistet. Nach diesem System werden alle an der Zugbewegung beteiligten Muskeln, sprich Latissimus und Bizeps, und alle an der Druckbewegung beteiligten Muskeln, namentlich Brust, Schultern und Trizeps, gemeinsam an einem Tag trainiert. Eine zusätzliche Trainingseinheit umfaßt die Beinmuskulatur, also Quadrizeps, Beinbizeps und Waden (siehe Abbildung 33).

An dieser Stelle muß zudem darauf hingewiesen werden, daß es sich bei den zahlreich auftretenden Schulterbeschwerden häufig um Reizungs- oder Entzündungszustände handelt, die ebenfalls auf eine verkehrte Kombination einzelner Muskel-

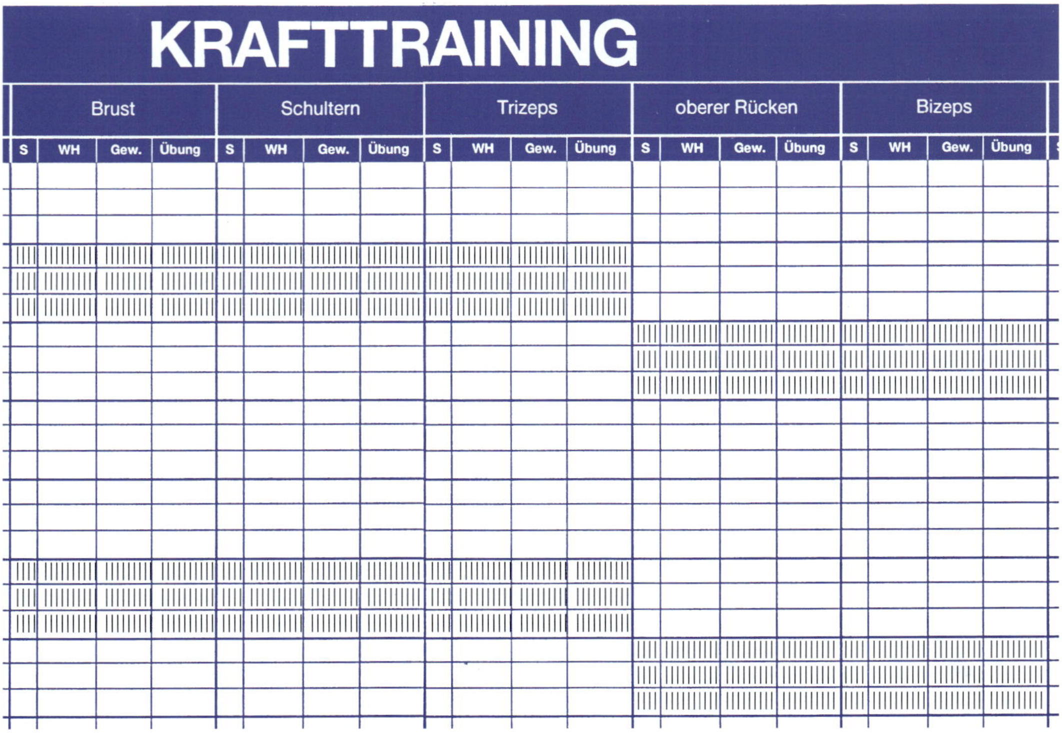

Abb. 33: Push-and-Pull-System

gruppen zurückzuführen sind. So bedeutet ein getrenntes Trainieren von Brust, Schultern und Trizeps zumeist eine tägliche Belastung der Schultern, da diese an allen Druck- und Zugbewegungen beteiligt sind. Aufgrund der fehlenden Regeneration kommt es zu Überlastungsbeschwerden, die häufig zum Abbruch des Trainings führen. Wird nach einer längeren Trainingspause von neuem mit den gleichen Fehlern begonnen, treten auch die gleichen Beschwerden nach kurzer Zeit wieder auf, bis sie sich zu chronischen Entzündungszuständen entwickelt haben. So enden häufig vielversprechende Sportlerkarrieren, da unter Schmerzen niemals die für herausragende Leistungen nötige Intensität entwickelt werden kann.

Weitere ungünstige Überschneidungen können zwischen Ihrem Ausdauer- und Ihrem Krafttraining auftreten. So ist es ziemlich zwecklos, nach einem ermüdenden Lauftraining am Montag dienstags schwere Kniebeugen ausführen zu wollen. — Aber wie ist es dann zu interpretieren, daß es Sportler gibt, die montags einen zweistündigen Waldlauf machen und sich dienstags trotzdem in der Kniebeuge verbessern? — Ganz einfach! Wer bereits seit Jahren stundenlang durch die Wälder läuft, für den stellt das Laufen bei gleichbleibender Intensität und Dauer keine ermüdende Belastung mehr dar. Der Körper hat sich mit anderen Worten am nächsten Tag bereits erholt.

Das SAID-Prinzip

Gehen wir nun davon aus, daß Sie all die bisher genannten Fehler nicht begangen haben, weder innerhalb der leistungsbestimmenden Faktoren noch im Training selbst. Sie verbessern sich trotzdem nicht mehr. In diesem Fall sollten Sie Ihr Training unter besonderer Beachtung des SAID-Prinzips überprüfen. Wie lange trainieren Sie bereits innerhalb eines bestimmten Belastungsbereiches, z. B. zwischen 6 und 12 Wiederholungen? Sollte dieser Zeitraum einen sogenannten Makrozyklus überschreiten, das heißt, Sie führen schon länger als 6 bis 10 Wochen ein Muskelaufbautraining durch, dann sollten Sie nun eine IK (Intramuskuläre Koordinations)-Phase einlegen. Trainieren Sie mit anderen Worten die nächsten 3 bis 5 Wochen im Bereich von 2 bis 6 Wiederholungen. In dieser Zeit verbessern Sie Ihre Kraft und sind damit anschließend in der Lage, 10er-Wiederholungen mit höherem Gewicht auszuführen.

Das SAID-Prinzip hilft Ihnen jedoch auch, wenn Ihr Training in die verkehrte Richtung läuft. Sie bauen beispielsweise Muskeln auf, obwohl Sie das gar nicht wollen, oder aber Sie trainieren fleißig Bauch, nehmen aber dort nicht ab. Auch hier könnte der Fehler im falschen Verhältnis von Intensität und Umfang begründet liegen. Überprüfen Sie beispielsweise, ob für eine Gewichtsreduktion die Belastung vielleicht nicht umfangreich genug ist – Sie wissen ja, mindestens 20 bis 30 Minuten Dauerbelastung sind notwendig –, oder ob Sie im Falle des Muskelaufbaus nicht vielleicht die für den Muskelaufbau entscheidenden Sätze zwischen 6 und 12 Wiederholungen ausführen und darüber hinaus auch noch zuviel essen. In beiden Fällen muß deshalb selbstverständlich auch die Ernährung zur Fehleranalyse herangezogen werden.

Prinzip der Kontinuität und Prinzip der Variation

In gleicher Weise sollten Sie bei ausbleibenden Trainingserfolgen Ihr Training auch nach den restlichen Prinzipien überprüfen. Läßt Ihr Training beispielsweise eine gewisse Kontinuität vermissen? Das heißt, trainieren Sie eventuell viel zu unregelmäßig, oder werfen Sie vielleicht ständig Ihr Trainingsprogramm über den Haufen? Damit wäre eine kontinuierliche Leistungsentwicklung nicht möglich (Prinzip der Kontinuität)! Oder könnte sich in einer Übung ein Bewegungsstereotyp herausgebildet haben, der nun weiteren Leistungsverbesserungen im Wege steht? Dann würde sich ein Wechseln der Übung oder aber der Belastungskomponenten anbieten (Prinzip der Variation)!

Überlastungsprinzipien

Irgendwann ist jedoch tatsächlich der Punkt erreicht, an dem Sie auf Ihrem Plan keine Fehler mehr finden werden und eine Leistungssteigerung trotzdem ausbleibt. Das ist genau der Punkt, an dem die Anpassungen an die Trainingsbelastungen so gering geworden sind, daß sie für weitere Verbesserungen nicht mehr ausreichen. Von nun an sind Leistungssteigerungen nur noch durch eine Intensivierung des Trainings möglich. Dafür bietet sich unter anderem das Prinzip der aufstockenden Ermüdung an (vgl. Überlastungsprinzipien). Die Trainingsplanung wird nun immer wichtiger, da sich Verbesserungen auf diesem Trainingsniveau nur noch langfristig einstellen und dann auch nur, wenn selbst leichte Verstöße gegen die Trainingsprinzipien vermieden werden können. Sie sehen, es gibt viele Punkte, die Sie beachten sollten, um den größtmöglichen Erfolg in möglichst kurzer Zeit sicherzustellen. Bewegen Sie deshalb nicht einfach nur Hanteln oder sich selbst auf dem Laufband, sondern machen Sie sich darüber hinaus einige Gedanken über die Grundlagen Ihres Trainings.

Auf den Spuren der starken Männer

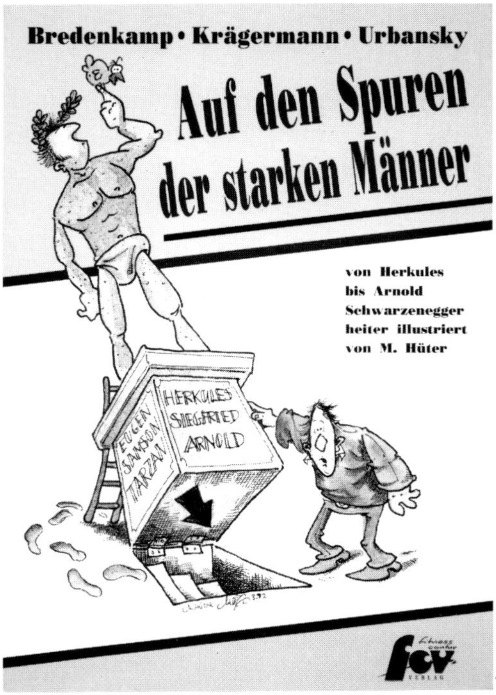

Seien Sie gut unterhalten mit vielen humorvollen Geschichten aus der Geschichte der Athletik im allgemeinen und des Bodybuilding im besonderen. Von Herkules bis Arnold Schwarzenegger, heiter erzählt und reichlich illustriert. Steigen Sie ein und begleiten Sie die Autoren auf ihrem abenteuerlichen Ausflug in die Geschichte der Athletik. Von den starken Männern der Antike über die Athletik in der Ritterzeit geht die Fahrt zu den Kraftakrobaten der Jahrhundertwende bis hin zum modernen Kraftsport der Gegenwart. Erfahren Sie die interessantesten Dinge. Zum Beispiel, daß der Erfinder der berühmten Sherlock Holmes Geschichten bei der ersten Bodybuilding-Meisterschaft in der Jury gesessen oder daß James Bond alias Sean Connery 1953 an den Mr.-Universum-Wahlen teilgenommen hat.

„Mit zum Lachen zwingendem Sprachwitz, einer gehörigen Prise Selbstironie und einem durch und durch fundierten Fach- und Geschichtswissen präsentieren die Autoren Bredenkamp, Krägermann und Urbansky zu Lauenbrunn ein Buch, das Bodybuilding erstmals von der humorvollen Seite und seinen geschichtlichen Hintergründen präsentiert. Unwiderstehlich wird der 254 Seiten starke Band durch die Karikaturen von Michael Hüter, der mit seiner spitzen Feder alles phantastisch illustiert." (Westfalen-Blatt)

ISBN-3-928148-04-4, Preis 29,80 DM, 254 Seiten, 88 Illustrationen

Die Ernährung des Sportlers

von Professor Dr. Michael Hamm

Kleine Fitness-Ernährungslehre im Überblick

Die Nährstoffe

Sie genießen Lebensmittel in Form von Speisen und Getränken, benötigen aber Nährstoffe, das heißt Kohlenhydrate, Fette, Eiweiße, Vitamine, Mineralstoffe (Mengen- und Spurenelemente) sowie Wasser. Die Höhe Ihres Nährstoffbedarfs ist dabei abhängig von

- Ihrem Alter,
- Ihrem Geschlecht und
- individuellen Leistungen (zum Beispiel Berufstätigkeit, Schwangerschaft und Stillzeit, Freizeitsport, Leistungssport).

In der einen oder anderen Weise sind alle Nährstoffe mit mindestens einer der drei folgenden Ernährungsfunktionen verbunden:

- Energiebereitstellung (Kohlenhydrate, Fette und Eiweiße)
- Aufbau und Erhaltung (Eiweiße, Mineralstoffe und Wasser) sowie
- Schutz und Steuerung (Vitamine, essentielle Fettsäuren und Mineralstoffe).

Der Schlüssel zur Gesundheit und Leistungfähigkeit ist nicht einer der oben genannten Nährstoffe für sich allein, sondern das richtige Zusammenspiel aller Nahrungsfaktoren in Form einer abwechslungsreichen Ernährung. Damit ist gemeint, daß es nicht ausreicht, einfach nur viel Eiweiß zu essen, wenn Sie Muskeln aufbauen wollen bzw. die Kohlenhydrate wegzulassen, wenn Sie abnehmen möchten.

Gehen wir zunächst auf die Nährstoffe ein, die unser Körper als „Brennstoffe" nutzt. Prinzipiell kann der Körper aus drei Nahrungsquellen Energie gewinnen, und zwar aus den Kohlenhydraten, Fetten und Eiweißen. (Natürlich liefert auch Alkohol Kalorien, er ist aber dennoch kein Nährstoff).

Kohlenhydrate (Stärke, Zucker und Ballaststoffe)

Kohlenhydrate werden oft als das Muskelbenzin beziehungsweise der Supertreibstoff unter den Brennstoffquellen für körperliche Leistungen bezeichnet. Transportiert wird Kohlenhydrat-Energie im Körper in Form des Blutzuckers (Glukose).

Die Speicherform der Kohlenhydrate in Leber und Muskeln heißt Glykogen (tierische Stärke). Bei Muskelarbeit wird Glykogen abgebaut. Daraus bezieht der Organismus seine Energie. Kohlenhydratreiche Kost füllt die Energiespeicher wieder auf. Wir können die Nahrungskohlenhydrate vereinfacht in zwei große Gruppen aufteilen:

1. Die komplexen Kohlenhydrate. Sie enthalten Stärke und Ballaststoffe. Wir beziehen sie aus Getreide, Kartoffeln, Hülsenfrüchten und Gemüse. Davon sollten Sie reichlich essen! Komplexe Kohlenhydrate sättigen anhaltend, stabilisieren die für die geistige Fitneß (wird beim Sport mehr gebraucht als allgemein angenommen!) wichtige Blutzuckerkonzentration und versorgen Sie gleichzeitig mit B-Vitaminen, Magnesium und Kalium.
2. Die einfachen, süßschmeckenden Zucker. Sie kommen als Haushaltszucker, Traubenzucker oder Fruchtzucker, aber auch im Honig und in vielen Süßungsmitteln und Süßigkeiten vor. Essen Sie davon insgesamt wenig! Diese Produkte halten nicht lange vor, machen im ungünstigsten Fall hungrig und müde und tragen so gut wie gar nicht zur Versorgung mit Vitaminen, Mineralstoffen, Spurenelementen sowie Ballaststoffen bei.

Zwischen diesen beiden Gruppen stehen die Früchte und die Kohlenhydrat-Energie-Konzentrate für Sportler, die Maltodextrine (aus Getreidestärke gewonnen). Während die gesündeste Süße (weil von Vitaminen und Mineralstoffen begleitet) sicherlich im reifen Obst steckt, können Maltodextrine bei sehr hohem Kalorienumsatz als gut verträgliche Kohlenhydrat-Nahrungsergänzung genutzt werden.

Fette (höchste Energiedichte)

Während Kohlenhydrate und Eiweiße mit je 4 Kilokalorien (kcal) bzw. 17 Kilojoule (kJ) zu Buche schlagen, 1 g Alkohol immerhin 7 kcal bzw. 30 kJ liefert, beträgt der Brennwert von 1 g Fett satte 9 kcal bzw. 38 kJ.

Die Fettenergie-Speicher – selbst einer schlanken Person – sind so gut angelegt, daß sie auch bei sportlichen Ausdaueraktivitäten schier unerschöpflich sind. Immerhin könnte derjenige, der sportlich nicht aktiv ist, seinen Energiebedarf für zirka drei Tage ohne jede Kalorienzufuhr aus einem Kilogramm Depotfett decken.

Trotz ihrer hohen Energiedichte sind Fette die 2. Energiequelle im Sport, da sie das unökonomischere „Brennmaterial" sind; u. a. benötigen sie mehr Sauerstoff bei der Verbrennung im Vergleich zu den Kohlenhydraten. Je höher die Leistungsintensität ist, desto größer ist der Anteil der Energiegewinnung aus Kohlenhydraten. Sie können also davon ausgehen, daß Sie Ihre Energie während eines Krafttrainings in erster Linie aus den Kohlenhydraten und nicht aus Fett beziehen.

Nahrungsfette sollten nur die Hälfte der Kohlenhydratenergie in der täglichen Ernährung bereitstellen. Konkret heißt das: Essen Sie nicht mehr als 25 bis 30 Prozent der täglichen Kalorien in Form von Fett, dafür aber 50 bis 60 Prozent der täglichen Kalorien in Form von Kohlenhydraten.

Was die Qualität der Fettzufuhr betrifft, so gilt in der Fitneßernährung die bewährte Drittel-Formel, das heißt ein Drittel gesättigte, ein Drittel einfach ungesättigte und ein Drittel mehrfach ungesättigte Fettsäuren. Dazu mehr im ausführlichen Kapitel „Nahrungsfette".

Eiweißstoffe (= Proteine)

Kein anderer Nahrungsbestandteil hat eine so mystische Bedeutung in der Ernährung des Sportlers erlangt wie die Gruppe der Proteine. Nicht ganz ohne Berechtigung. Schließlich sind Eiweiße unersetzbar beim Aufbau und Erhalt der Zellen und Gewebe sowie für die Gewährleistung von Enzym- und Hormonaktivitäten. Sie spielen sogar eine lebenswichtige Rolle im Immunsystem, d. h. bei der körpereigenen Krankheitsabwehr. Sie kennen sicherlich die Aussage:

„Ohne Eiweiß kein Leben".

Den Eiweißbedarf von Jung und Alt, vom Büroarbeiter bis zum Sportler zu dekken, fällt beim heutigen Lebensmittellangebot jedoch nicht schwer. Im Gegenteil, „Otto-Normalbürger" verzehrt bereits doppelt soviel Eiweiß, wie für Erwachsene mit leichter körperlicher Arbeit empfohlen wird. Damit bewegt er sich als Nicht-Sportler bereits im Bereich der Empfehlungen für Sportler (1,6 g Protein/kg Körpergewicht als Mittelwert der Bandbreite der empfohlenen Höhe der Proteinzufuhr von 1,2 bis 2,0 g Protein/kg Körpergewicht). Von Nachteil ist allerdings, daß Sportler wie Nicht-Sportler oft „kopflastig" tierische Eiweißträger bevorzugen und so gleichzeitig relativ viel Fett mitkriegen. Fleischwaren, Wurst, Eier und Käse sind eben kein Eiweiß „pur". Es wäre empfehlenswert, die pflanzlichen Eiweißlieferanten vermehrt zu berücksichtigen. Essen Sie Brot, Teigwaren, Kartoffeln und Hülsenfrüchte ergänzt mit Milch, Ei, Fisch und Fleisch. Damit erhalten Sie biologisch hochwertige Proteinkombinationen, die den Körper sicher mit allen benötigten essentiellen Aminosäuren (kleinste Bausteine des Eiweißes) versorgen können.

Mehr pflanzliche Eiweißträger (zirka 50 Prozent der täglichen Proteine) verbessern die Versorgung mit Kohlenhydraten, Ballaststoffen, Magnesium und Kalium und tragen gleichzeitig zur Fett- und Cholesterineinsparung bei. Allerdings wird dadurch auch das Nahrungsvolumen größer. Bei sehr hohem Energieeinsatz im Leistungssport sind Athleten, vor allem wenn Sie auf fettreiche Speisen verzichten, häufig nicht in der Lage, die benötigten Mengen an Kohlenhydraten und Eiweiß zu essen. Das heißt, das Nahrungsvolumen übersteigt die Kapazität Ihres Verdauungsapparates. In diesem Fall können Eiweiß- aber auch Kohlenhydratkonzentrate im Sinne einer Nahrungsergänzung das „Mengenproblem" bewältigen helfen.

Vitamine - Stoffwechsel-„Katalysatoren" und Schutznährstoffe

Obwohl wir 13 Vitamine benötigen, ist Vitamin C immer noch der bekannteste Vertreter der sogenannten N.E.E.-Nährstoffgruppe. N.E.E. bedeutet „nicht energieliefernd essentiell". Damit wird ausgesagt, daß diese Nahrungsbestandteile, wie z. B. die Vitamine, andere Aufgaben als die der Energiebereitstellung haben, und daß sie im Körper nicht gebildet werden können. Sie sind also auf eine Versorgung mit der Nahrung angewiesen — am besten durch eine vielseitige Lebensmittelauswahl.

Fehlen darf keiner dieser Mikronährstoffe mit vielfältigen Stoffwechselfunktionen. Die meisten Vitamine greifen regelnd in die Vorgänge des Energie- und Baustoffwechsels ein. Andere sind an der gesunden Haut- und Schleimhautfunktion sowie an der Krankheitsabwehr beteiligt. Die Vitamine A (auch als Provitamin = beta Carotin), C und E schützen als Schutzstoffe (Antioxidantien) die empfindlichen Fettsäuren der Zellmembranen vor den negativen Einflüssen des Sauerstoffs, das heißt einer Oxidation („Ranzigwerden"). Mit täglich Vollkorn und Frischkost (am besten 1 Portion Rohkostsalat mit Keimöl zubereitet und mindestens 1 Stück Obst) sind Sie schon auf der sicheren Seite. Milch und fettarme Milchprodukte, schonend gegarte Kartoffeln und Gemüse, frische Küchenkräuter, Fisch, Fleisch und Ei runden das Vitaminangebot ab.

Vorsicht: Vitaminmangel

Sollten Sie weniger als 1500 Kalorien essen und gleichzeitig körperlich aktiv sein, laufen Sie Gefahr, nicht alle benötigten Vitamine in ausreichender Menge zu erhalten. Zur Sicherheit sollten Sie in diesem Fall auf ein Multivitaminpräparat zurückgreifen, das an den Vitaminzufuhrempfehlungen der Deutschen Gesellschaft für Ernährung orientiert ist. (Im Anhang finden Sie eine Tabelle mit den Empfehlungen für die tägliche Zufuhr). Zuviel Vitamine können aber auch schädlich sein. So ist besonders vor Langzeitgebrauch und hochdosierten Gaben der Vitamine A und D zu warnen. Nehmen Sie diese nicht ohne Abstimmung mit Ihrem Arzt.

TIP: Ein knackig frischer Salat mit Sprossen (= Keimlinge, Frischkost zum Selberziehen im Winter!) ist die schmackhafteste Art der Vitaminversorgung.

Mineralstoffe (Mengen- und Spurenelemente)

Mineralstoffe sind als anorganische Nährstoffe Baubestandteile des Körpers. So dienen beispielsweise Calcium und Phosphat als „Hartmacher" von Knochen und Zähnen. Darüber hinaus erfüllen sie in gelöster Form (= Elektrolyte) in den Körperflüssigkeiten zahlreiche Aufgaben. Sie regeln den Wasserhaushalt und sind wichtig für die Informations- und Reizweiterleitung im Nervensystem, aber auch für die Muskelkontraktion. Magnesium schützt schließlich vor Muskelverkrampfungen.

Wer Sport treibt, schwitzt viel. Schweiß schmeckt bekanntlich salzig, das heißt, Sie verlieren nicht nur Wasser, sondern auch darin gelöste Mineralsalze. Längst aber ist nicht mehr das Kochsalz (Natriumchlorid) das Salz in der Suppe – pardon – in Ihrem Elektrolytgetränk. Aufgrund der allgemeinen Verzehrsgewohnheiten nehmen Sie genug Kochsalz auf. Wichtiger ist die Beachtung einer ausreichenden Magnesium- und Kaliumversorgung (sehen Sie dazu die Tabelle 12).

Tab. 12: Empfohlene Nährstoffzufuhr für erwachsene Männer (DGE 1985)

Energie:	ca. 10000kJ oder 2400 kcal	d. h. ca.	350 g Kohlenhydrate 80 g Fett 70 g Proteine
1,0 mg	Vitamin A (3333 I.E.)	3 bis 4 g	Kalium
5,0 µg	Vitamin D3 (200 I.E.)	1 bis 3 g	Natrium
12,0 mg	Vitamin E (18 I.E.)	0,8 bis 1,0 g	Calcium
0,08 mg	Vitamin K1	0,3 bis 0,4 g	Magnesium
1,3 mg	Thiamin (Vit. B1)	2 bis 5 g	Chlorid
1,7 mg	Riboflavin (Vit. B2)	0,8 bis 1,0 g	Phosphor
1,8 mg	Pyridoxin (Vit. B6)	15 mg	Zink
5,0 µg	Cobalamin (Vit. B12)	12 mg	Eisen (Frauen 18 mg)
0,10 mg	Biotin	2 bis 5 mg	Mangan
0,16 mg	Folsäure (reine)	2 bis 4 mg	Kupfer
18,0 mg	Nicotinamid (Niacin)	0,18 bis 0,20 mg	Jod
8,0 mg	Pantothensäure	0,10 bis 0,20 mg	Molybdän*
		0,05 bis 0,20 mg	Chrom*
		0,07 bis 0,15 mg	Selen*

* Diese Werte stammen aus den USA (NAS, NRC 1989)

(Quelle: F. Kieffer, Die Bedeutung der Spurenelemente für Sportler, Leistungssport (1990)

Trinken und Getränke – Wasser ist lebensnotwendig

Wasser zählt zu den wichtigsten Nährstoffen überhaupt und ist Hauptbestandteil des Körpers. Je aktiver eine Zelle ist, desto höher ist ihr Wasserbedarf. So besteht beispielsweise der Muskel als sehr aktive Zelle zu 70 Prozent aus Wasser. Ein Wassermangel wirkt sich unter allen Mangelsituationen am schnellsten leistungsmindernd aus. Das heißt, haben Sie ein Flüssigkeitsdefizit, sind Sie im Training nur vermindert leistungsfähig.

Wasser transportiert in Form der Blutflüssigkeit die einzelnen Nährstoffe und Sauerstoff zu den Zellen, aber auch verbrauchte Stoffwechselendprodukte zu den Ausscheidungsorganen. Schließlich dient das Schwitzen und die damit verbundene Wasserverdunstung der Regulierung der „körperfreundlichen Betriebstemperatur". Trinken Sie also genügend. Trinken ist lebenswichtig.

Zwar nehmen Sie Wasser nicht nur mit Getränken, sondern auch mit vielen Lebensmitteln, beispielsweise Obst und Gemüse, auf. 1,5 bis 2,0 Liter sollten Sie täglich allerdings schon trinken. Pro Stunde schweißtreibenden Einsatzes benötigen Sie zirka 1 Liter zusätzlich. Oft trinken wir jedoch zuwenig.

Neben Sportlern haben auch Kinder und Jugendliche im Wachstum einen vermehrten Flüssigkeitsbedarf. Bei alten Menschen ist das Durstgefühl oft vermindert. Sie müssen dann ganz besonders auf regelmäßiges Trinken achten. Für Leistungssportler ist der Durst allein ebenfalls kein zuverlässiges Signal. Eventuell sind Sie schon vorher ins Flüssigkeitsdefizit geraten und sollten deshalb aktiv für rechtzeitiges und genügendes Trinken sorgen.

Ganz entscheidend ist das Trinken auch beim Abnehmen. Sie benötigen gerade während einer Diät reichlich Wasser, um die sauren Stoffwechselprodukte des Fettabbaus auszuschwemmen. Eine natriumarme und kaliumreiche Ernährung unterstützt diesen Effekt. Ein Glas Wasser oder Mineralwasser, schluckweise vor den Mahlzeiten getrunken, wird Ihnen darüber hinaus helfen, den Heißhunger beim Essen zu überlisten. Vorsicht ist aber bei allen zuckerhaltigen Getränken, insbesondere Limonaden, geboten, da diese ebenso wie alkoholische Getränke kalorienreich sind. Auch Fruchtsäfte sollten Sie verdünnen, am besten mit einem magnesiumreichen Mineralwasser. Verteilen Sie das Trinken ebenso wie das Essen über den Tag und gestalten Sie es abwechslungsreich. Also nicht nur Kaffee oder coffeinhaltige Limonaden! Übrigens, absolut im Trend: Alkoholfreies Bier, deutlich kalorienreduziert, teilweise bis zu 40 %.

Ernährungs- und Lebensmittellehre für Fortgeschrittene

Kohlenhydrate – das aktuelle Energiekonzept in der Sport- und Fitneßernährung

Kohlenhydrate sind einerseits die wichtigsten Energiequellen in der Ernährung des Menschen, andererseits werden sie mit der Entstehung von Krankheiten in Verbindung gebracht. Eine gesundheitliche Bewertung des gegenwärtigen Kohlenhydratverzehrs kann jedoch nicht unabhängig von der Höhe der Gesamtkalorienaufnahme und der Zusammensetzung der Nahrung vorgenommen werden.

Der Gesamtverzehr ist entscheidend!

Wir essen insgesamt zuviel, zu fett und zu süß. Der Anteil wertvoller (das heißt ballaststoff-, vitamin- und mineralstoffreicher) Kohlenhydratträger wie (Vollkorn)-Brot, Kartoffeln, Hülsenfrüchte und Gemüse kommt dagegen oft zu kurz. Besonders kritisch zu bewerten ist der hohe Verzehr konzentrierter Kalorien in Form von Fett, Alkohol und Zucker. Eine pauschale „Verteufelung" der Kohlenhydrate als Dickmacher oder gar als Auslöser ernährungsbedingter Krankheiten ist dagegen nicht gerechtfertigt. Bei vielen haben die wichtigen Grundnahrungsmittel Brot und Kartoffeln, aber auch Reis und Teigwaren noch immer den schlechten Ruf, dick zu machen. Dabei würde nicht nur die Herz-Kreislauf-Fitneß davon profitieren, wenn wir das Brot wieder dicker schneiden und Kartoffeln und Gemüse zur Hauptsache beim Essen machen würden.

Vom Dickmacher zum Fitmacher

Aufgrund der positiven Erfahrung, die Sportler aller Disziplinen mit einer kohlenhydratbetonten Ernährung machen, gelang die Rehabilitation der Nahrungskohlenhydrate. Aus den vermeintlichen Dickmachern wurden Fitmacher, vorausgesetzt, Sie wählen richtig aus: viel Vollkorn, Kartoffeln, Gemüse und Obst, wenig Zucker und Süßigkeiten.

Kohlenhydrate sind die Energiequelle, mit der nicht nur die Muskeln, sondern auch die Gehirn- und Nervenzellen am besten, das heißt am ökonomischsten arbeiten können. Vom „Muskelbenzin" der Fitneßsportler und Bodybuilder profitieren also auch die „Gehirn-Jogger".

Der Eiweißboom — vor allem die einseitige Bevorzugung tierischer Proteinquellen — blieb dabei längst auf der Strecke. Das aktuelle Energiekonzept für Leistung, Wohlbefinden und Gesundheit baut auf Kohlenhydratkost bei gleichzeitiger Fettkontrolle.

Ist-Soll-Vergleich

Der Ist-Soll-Vergleich unserer augenblicklichen Ernährung ergibt:

- zuviel Fett, Zucker und Alkohol
- genügend Eiweiß (Nicht-Sportler essen bereits soviel, wie für Sportler angegeben wird)
- zuwenig komplexe Kohlenhydrate, das heißt Stärke im Verbund mit Ballaststoffen.

Der gegenwärtig hohe Verzehr von Fleisch, Wurst, Eiern und meist fettreichen Molkereiprodukten ist weder eine „Gewinnernahrung" noch gesundheitlich vertretbar.

Wir haben bereits erwähnt, daß Kohlenhydrate 50 bis 60 Prozent der täglichen Kalorien liefern sollten, gegenwärtig sind es nur zirka 40 Prozent. Satte 40 Prozent Fett müssen dagegen auf möglichst noch unter 30 Prozent abgemagert werden.

In qualitativer Hinsicht decken sich die Anforderungen an eine gesunderhaltende Ernährung mit denen der Ernährung von Fitneßsportlern und Bodybuildern. Es ist daher erfreulich, wenn gerade aus dem Sportbereich der Anstoß kommt, die Mengenverhältnisse in der Küche und auf dem Teller zu überdenken. In diesem Zusammenhang möchte ich Sie noch einmal an die Vorzüge pflanzlicher Eiweißträger — insbesondere Vollkornprodukte — erinnern. Pflanzliche Proteinquellen tragen zur vorteilhaften Kohlenhydratbetonung bei und helfen Ihnen, den Fettanteil gering zu halten.

Getreideprodukte sind die wichtigsten Grundnahrungsmittel in der Ernährung aller Sportler.

Mit dem bevorzugten Verzehr komplexer Kohlenhydrate sind weitere Vorteile verbunden. Während Zucker, Süßigkeiten und zuckersüße Getränke schnell wieder hungrig machen, halten Stärkekohlenhydrate im Verbund mit Ballaststoffen länger vor. Essen Sie ein Müsli zum Frühstück oder ein Vollkornbrot in der Pause. Damit stabilisieren Sie die Blutzuckerkonzentration und beugen so Heißhunger und Müdigkeit vor. Davon profitieren Sie als Sportler ebenso wie der Autofahrer oder der Manager in einer anstrengenden Verhandlung. Die „Langzeit-Kohlenhydrate" aus Vollkorn, Kartoffeln, Hülsenfrüchten und Gemüse kommen aber auch den Figurbewußten entgegen.

Ballaststoffe — Die zeitgemäße Sättigungssubstanz

Während man sich früher bei körperlicher Schwer- und Schwerstarbeit mit Fett (Bauernfrühstück mit Speck und Ei) satt essen mußte, sind heute die Ballaststoffe die kalorienarme Sättigungssubstanz für Menschen mit körperlicher Leichtarbeit. Ballaststoffe sind auf verschiedene Art figurfreundlich.

1. Sie fordern zum guten Kauen und damit langsameren Essen auf.
2. Sie tragen zur Magenfüllung und damit zur Sättigung bei.
3. Sie stabilisieren den Blutzucker und beugen so Heißhungeranfällen vor.
4. Sie verhindern im Zusammenhang mit viel Trinkflüssigkeit die belastende Darmträgheit und Stuhlverstopfung.

Gibt es bessere Argumente für mehr Vollkorn und eine knackig frische Rohkost zu Beginn einer Mahlzeit?

Essen und Trinken im 3-Stunden-Takt

Ebenso wichtig wie eine ballaststoffreiche Ernährung ist das über den Tag verteilte Essen und Trinken. Essen Sie 5 bis 6 leichte Imbißmahlzeiten statt weniger üppiger Portionen. Gerade als Sportler sollten Sie immer dann essen, wenn Energie benötigt wird. Nichts ist schlechter, als mit einem Energiedefizit zu starten bzw. zu trainieren. Sollten Sie körperlich weniger aktiv sein und nur wenige einzelne — dann meist reichhaltige — Mahlzeiten zu sich nehmen, fördern Sie Ihr energie- bzw. fettspeicherndes System. Das gilt besonders für diejenigen, die den ganzen Tag nichts, dafür aber abends reichlich essen. Sie trainieren somit die „Hamsterfunktion" Ihres Körpers. Der beste Weg also, dick zu werden. Es klingt vielleicht etwas merkwürdig, aber Sie sollten gerade wenn Sie abnehmen möchten, über den ganzen Tag verteilt essen und trinken. Dementsprechend kleine Mahlzeiten natürlich! Probieren Sie doch einmal folgende empfehlenswerte Fitneßimbisse, bevor Sie ins Sportstudio gehen:

- 2 Scheiben Vollkornknäckebrot dünn mit Quark oder körnigem Frischkäse bestrichen und mit Bananen-, Apfel- oder Kiwischeiben belegt
- Kleine Portion Vollkornflocken mit frischem Obst und etwas Milch

- 5 bis 6 Vollkornkekse mit 1 Glas Apfelsaftschorle oder Tee mit Zitrone
- Kleine Portion Obstsalat (Honigmelone, Banane, Orange, Kiwi) mit Weizenkeimen und Kefir.

Vorteil: Die genannten Vorschläge enthalten gleichzeitig Eiweiß, Vitamine und Mineralstoffe, sind aber fettarm. Allerdings gelten diese Beispiele für den allgemeinen Fitneßbereich. Als Leistungssportler werden Sie mit diesen kleinen Imbißportionen nicht hinkommen. Interessante Ernährungsvorschläge für Athleten, die intensiv trainieren, erhalten Sie im Kapitel „Spezielle Trainings- und Wettkampfernährung für Bodybuilder".

Ist Zucker schädlich?

Der Schlüssel zur gesunden Ernährung liegt in der richtigen Zusammenstellung von verschiedenen Lebensmitteln. Achten Sie auf Ausgewogenheit durch Abwechslung in Ihrem Speiseplan. Nur wer sich einseitig ernährt, sei es vom vermeintlich Guten oder auch vom objektiv weniger Wertvollen, wird auf Dauer Mangel erleiden. Sie dürfen also alles essen, von allem aber das richtige Maß.

Innerhalb einer insgesamt vollwertigen Ernährung ist der Genuß von Zucker und Süßem keineswegs verboten. Sollten Sie jedoch dazu tendieren, sich mit Süßigkeiten „satt" zu essen, verdrängen Sie in Ihrer Ernährung andere nährstoffreiche Lebensmittel, so daß die Vitamin- und Mineralstoffversorgung beeinträchtigt werden kann. Bei den verschiedenen Süßungsmitteln – vom Ahornsirup über braunen Zucker und Honig bis zum (Haushalts-)Zucker – sollten Sie insgesamt maßhalten. Man sollte allmählich lernen, sein (übertriebenes) Süßbedürfnis zu verringern. Süßstoffe helfen zwar, Zucker und Kalorien einzusparen, sollten aber ebenso sparsam verwendet werden, wenn man seinen Geschmack wirklich „trainieren" möchte. Die gesündeste Süße steckt sicherlich in reifen Früchten. Essen Sie frisches Obst zum Müsli oder Joghurt. Das hat Süßkraft genug, vorausgesetzt, Sie haben Ihre Zunge entsprechend verfeinert. Es hat allerdings wenig Erfolg, sich Süßigkeiten streng zu verbieten, beispielsweise bei einer Diät. Im Heißhunger danach verzehrt man dann schließlich oft eine ganze Tafel Schokolade. Der bewußte Umgang mit Süßigkeiten, das Genießen-Können ist ein ganz wichtiges Lernziel. Verbleibt ein letzter Hinweis: Zucker ist Nervennahrung, aber das um so mehr, wenn er in der richtigen „Verpackung" angeboten wird, nämlich in Form von Vollkorn. Die im Vollkorn enthaltene Stärke wird zu Zucker abgebaut, die Ballaststoffe sorgen für eine gute Blutzuckerregulation und das gleichzeitig mitgelieferte Vitamin B1 sorgt schließlich für die richtige Umsetzung der Kohlenhydratenergie im Stoffwechsel der Muskeln, aber auch der Nerven- und Gehirnzellen. Kohlenhydratbetonte Ernährung gibt dem Erfolg des Sportlers Nahrung.

Nahrungsfette – sichtbar und verarbeitet (= „versteckt“)

Darin sind sich heute alle Wissenschaftler einig. Der hohe Fettverzehr und der Mangel an körperlicher Bewegung sind die Hauptursachen für die weitverbreiteten Herz-Kreislauf-Erkrankungen und das gesundheitsgefährdende Übergewicht. Weniger Fett zu essen gelingt jedoch nicht, wenn wir nur die Butter oder Margarine auf's Brot „kratzen“. Das Streich- und Zubereitungsfett (z. B. Salatöl, Fett zum Braten) ist nur die eine – sichtbare – Seite der Fettbilanz. Den Löwenanteil machen jedoch oft die sogenannten „versteckten“ Fette aus. Die folgende Abbildung zeigt deutlich, daß das Fett der Salami wesentlich mehr zu Buche schlägt, als das, was wir als – sichtbares – Fett auf unser Brot schmieren.

Belegte Brote + Brötchen

Brötchen mit Salami

	g	E	KH	F	kJ	kcal
1 Roggenbrötchen oder 1 Scheibe Graubrot	45	3,4	20,3	0,6	420	100
3-4 Scheiben Salami	30	5,3	+	14,9	655,2	156
1 TL Halbfettmargarine	5	+	+	2	75,6	18
Gesamt		**8,7**	**20,3**	**17,5**	**1150,8**	**274**
Bei Zubereitung mit 1 Vollkornbrot (50 g)		**9,1**	**20,5**	**17,7**	**1167,6**	**278**

Abb. 35: Salamibrötchen

(Quelle: A. Bredenkamp, Das Ernährungssystem für Fitness und Gesundheit, Bünde 1988)

Dementsprechend wäre es tatsächlich sinnvoller, eine Scheibe Wurst einzusparen, statt auf die (Halbfett)-Margarine zu verzichten. Bei manchen streichfähigen Wurst- und Käsesorten kann man allerdings auch gut auf Butter oder Margarine verzichten.

Die sogenannten „versteckten" Fette kommen in verarbeiteter, nicht sichtbarer Form hauptsächlich in Wurst, Käse, Gebäck und Knabbereien vor. Kartoffelchips beispielsweise enthalten bis zu 40 Prozent Fett, die Pell- oder Salzkartoffel dagegen so gut wie kein Fett! Viele Menschen essen bereits soviel an „verstecktem" Fett, wie sie insgesamt eigentlich nur aufnehmen sollten, nämlich zirka 60 bis 80 Gramm pro Tag. Insgesamt verbleiben für den Erwachsenen täglich höchstens 40 Gramm Streich- und Zubereitungsfett. Angesichts dieser kargen Ration sollten Sie verstärkt auf die Reduzierung gerade der versteckten Fette achten und zusätzlich beim Braten beschichtete Spezialpfannen, Bratfolien und Tontöpfe wählen, in denen Sie fettarm bzw. ganz ohne Fett garen können. Es ist fast selbstverständlich, wenn wir in diesem Zusammenhang raten, auf panierte und in Fett gebratene oder fritierte Speisen sowie auf fettreiche Soßen weitestgehend zu verzichten. Leichte und sehr schmackhafte Soßen kann man auch mit püriertem Gemüse und einem Schuß saurer Sahne zubereiten. Pürierte Kartoffeln oder Reismehl geben eine gute Bindung. Zum Frischkostsalat empfehlen wir Zitronensaft oder Kräuteressig, etwas Öl und viel frische Kräuter. Zum Fettsparen gehört last but not least natürlich auch die Kenntnis über die Zusammensetzung der fetthaltigen Lebensmittel.

Wieviel Fett steckt in welchen Lebensmitteln?

Feine, gut streichfähige Wurstsorten haben meist den höchsten Fettgehalt. Käse ist der Wurst in jedem Fall vorzuziehen. Warum?

Beim Käse wird der Fettgehalt — anders als bei der Wurst — auf die Trockenmasse bezogen (Fett i. Tr. — Angabe auf abgepacktem Käse beachten!). Da Käse im Durchschnitt zu 50 Prozent (Weichkäse ziemlich genau, Frischkäse etwas mehr, Schnitt- oder Hartkäse weniger) aus Wasser besteht, können Sie zur groben Orientierung auch die Fettangabe halbieren. So hat ein Weichkäse mit 50 Prozent Fett in der Trockenmasse absolut zirka 25 g Fett. Bei der Wurst zählt dagegen der in Tabellen angegebene Fettgehalt ohne Abzüge, z. B. satte 50 g Fett bei einer deutschen Salami. Bodybuilder und Figurbewußte bevorzugen Putenbrust, Geflügelaufschnitt und in Wasser eingelegten Thunfisch, weil diese Lebensmittel äußerst günstige Eiweiß-Fett-Verhältnisse (Protein-Fat-Ratio) aufweisen. Weitere Favoriten in diesem Sinne sind Magerquark, Eiklar und Brot. Die Devise lautet: Viel Eiweiß — wenig Fett.

Wir haben einmal berechnet, wieviel Gramm Fett Sie in Kauf nehmen müssen, wenn Sie 1 Gramm Eiweiß aus Lebensmitteln der folgenden Tabelle verzehren. Mit viel Brot und Kartoffeln, ergänzt durch fettarme tierische Eiweißträger haben Sie also eine gute Wahl getroffen, wenn Sie beim Eiweiß nicht zuviel Fett „mitkriegen", möchten.

Tab. 13: Protein-Fat-Ratio wichtiger Lebensmittel

Protein-Fat-Ratio wichtiger Lebensmittel (Gramm Fett/ pro Gramm Eiweiß)	
Magerquark	0,02
Eiklar	0,02
Hüttenkäse/körniger Frischkäse	0,31
Joghurt fettarm	0,44
Schnittkäse (30 % Fett i. Tr.)	0,61
Trinkmilch (3,5 % Fett)	1,06
Schnittkäse (45 % Fett i. Tr.)	1,14
Hühnerei (Vollei)	0,87
Kabeljau, Schellfisch	0,02
Geflügel (Brustfleisch)	0,04
Rinderfilet	0,23
Schweinefleisch (mittelfett)	1,16
Bratwurst	2,55 !
Eierteigwaren (Nudeln)	0,22
Brot	0,16
Kartoffeln (gekocht)	0,05
Pommes frites	3,45 !
Kartoffelchips	7,16 !

(Quelle: M. Hamm, Fitneßernährung, Hamburg 1990)

Pluspunkte einer fettarmen, kohlenhydratbetonten Ernährung für den Sportler

– Bevorzugte Energiegewinnung aus Kohlenhydraten und vorteilhafte Energiebevorratung in Form der Glykogenspeicher (ist beim Krafttraining besonders wichtig)
– Rasche Regeneration der Glykogendepots nach dem Training
– Allgemeiner Gesundheitsschutz (Herz-Kreislauf- bzw. Gefäßsystem)
– Voraussetzung für eine erfolgreiche Gewichtsreduktion

Die wichtigen Aufgaben der Nahrungsfette

Um bei diesem gewichtigen Thema nicht nur in's Fettnäpfchen zu treten, möchten wir abschließend auf die ernährungsphysiologisch wichtigen Aufgaben der Nahrungsfette eingehen. Neben ihrer Funktion als hochkonzentrierte Brennstoffquelle sind Fette Träger der fettlöslichen Vitamie A, D und E sowie der mehrfach ungesättigten Fettsäuren wie Linolsäure aus Keimölen und Eicosapentaensäure (omega-3-Fettsäure aus dem Fett der Kaltwasserfische Makrele, Hering und Lachs). Die mehrfach ungesättigten Fettsäuren, von denen wir täglich zirka 10 Gramm benötigen (das entspricht einem Eßlöffel Sonnenblumen- oder Maiskeimöl), haben vitaminähnliche, regelnde und schützende Aufgaben im Stoffwechsel. Sie sind u. a. am Aufbau der Zellmembranen beteiligt und sind wichtig für die Gesunderhaltung der Blutgefäße.

> TIP: Machen Sie Ihren Frischkostsalat mit hochwertigem Pflanzenöl an und genießen Sie 1–2 mal in der Woche Seefisch.

Eiweißstoffe (Proteine)

Neben dem Aufbau körpereigener Proteine kommen den mit der Nahrung aufgenommenen Aminosäuren über hormonelle und enzymatische Mechanismen vielfältige Reglerfunktionen im Stoffwechsel zu. Proteine sind Grundbausteine sämtlicher Lebewesen. Speziell beim Menschen sind Proteine unter anderem Strukturelemente der Muskelfasern und Gerüstsubstanzen der Knochen, Sehnen und Haut. Ebenfalls aus Eiweißstoffen sind die Abwehrkörper = Enzyme, einige Hormone (zum Beispiel das blutzuckersenkende Insulin) und das Hämoglobin, das für den Sauerstofftransport im Blut zuständig ist, aufgebaut. Die Nahrungsproteine werden im Magen-Darm-Trakt verdaut und ihre Bausteine, die Aminosäuren, anschließend zum Aufbau körpereigener Proteine verwendet. Ähnlich wie wir beim Sprechen oder Schreiben aus verschiedenen Buchstaben des Alphabets Wörter bilden können, kann unser Körper aus diesen Aminosäuren die verschiedenen, bereits genannten, Eiweißstoffe aufbauen.

Aminosäuren

Aus ernährungsphysiologischer Sicht ist also genau genommen der Aminosäurengehalt der Nahrung ausschlaggebend. Folglich müßten wir auch von Aminosäurenbedarf und nicht Eiweißbedarf sprechen. Man unterscheidet essentielle, semiessentielle und nicht essentielle Aminosäuren. Die acht essentiellen Aminosäuren kann der Körper nicht selber herstellen, daher müssen sie in ausreichender Menge und im richtigen Verhältnis in der Nahrung vorliegen. Semi-essentielle Aminosäuren sind nur für bestimmte Bedarfssituationen bzw. -gruppen „essentiell", das heißt lebensnotwendig, wie z. B. Histidin und Arginin im Wachstum. Nicht essentielle Aminosäuren werden vom Körper hergestellt, sofern aus anderen Quellen ausreichend Stickstoff — das charakteristische Bauelement der Aminosäuren — zur Verfügung steht.

Tab. 14: Einteilung der Aminosäuren

essentiell	semi-essentiell	nicht essentiell
Valin	Arginin	Glycin
Leucin	Histidin	Alanin
Isoleucin		Serin
Threonin		Cystin
Methionin		Tyrosin
Phenylalanin		Prolin
Tryptophan		Hydroxyprolin
Lysin		Asparaginsäure
		Glutaminsäure

Biologische Wertigkeit und Ergänzungswirkung

Nach der klassischen Definition von Thomas (1855) versteht man unter Biologischer Wertigkeit (BW) die Anzahl Gramm Körpereiweiß, die durch 100 g eines Nahrungsproteins ersetzt werden kann. Als Bezugswert für die Biologische Wertigkeit dient das Vollei-Protein (BW = 100). Andere tierische Lebensmittel wie Fleisch, Fisch und Milch liegen im Bereich von 80 bis 90 und teilweise darüber, während für pflanzliche Proteine Wertigkeiten von 60 bis 80 angegeben werden. Wir finden im Bereich tierischer Proteine aber auch niedrigere Werte. So hat das Casein (ein Teil des Milcheiweißes) eine BW von zirka 70 und Gelatine von Null. Das heißt, allein mit „Gummibärchen" erreichen Sie sicher keinen Muskelaufbau. Andererseits stellt die Gelatine, z. B. in der Geflügelsülze, eine hervorragende Aminosäurenergänzung dar. Relativ hochwertige pflanzliche Eiweißquellen sind Roggen,

Hafer, Reis, Hülsenfrüchte (z. B. Soja), Sesam und Kartoffeln. Beim täglichen Essen zählt jedoch weniger die isolierte Betrachtung der Biologischen Wertigkeit einzelner Proteine als die Ergänzungswirkung verschiedener Proteinkombinationen, wie sie für eine gemischte Kost typisch sind. Wir essen Brot mit Käse und Kartoffeln zum Spiegelei. Dabei ergänzen sich die verschiedenen Nahrungseiweiße in ihren Baumustern so, daß Defizite in der Aminosäurenzusammensetzung des einen Proteins durch Überschüsse im anderen Nahrungseiweiß ausgeglichen werden können. Ein klassisches Beispiel für eine sehr günstige Ergänzungswirkung ist die Kartoffel-Ei-Kombination. Aber auch Mischungen aus Getreide und Milchprodukten oder Getreide und Ei sowie die rein pflanzliche Kombination von Bohnen und Mais haben eine hohe Biologische Wertigkeit.

Vitamine – Schutzfaktoren und Zündstoffe des Stoffwechsels

Diese Nährstoffe liefern zwar keine Energie, sind aber dennoch lebenswichtig. Sie schützen und steuern in kleinsten Mengen (Mikrogramm bis Milligramm) unsere Stoffwechselabläufe. „Täglich Vitamine!" heißt es in der Praxis, zumindest sollte die Wochenbilanz stimmen. Für einige Vitamine hat der Körper gute Speichermöglichkeiten, so z. B. für die fettlöslichen Vitamine A, D und E sowie das wasserlösliche Vitamin B12, für andere wasserlösliche Vitamine (Vitamin C und andere Faktoren des Vitamin-B-Komplexes) sind sie allerdings weniger gut.

Tab. 15: Einteilung der Vitamine

fettlöslich		**wasserlöslich**	
Retionol (Vorstufe Carotin)	A	Thiamin	B1
Califerol	D	Riboflavin	B2
Tocopherol	E	Niacin	
Phyllochinon	K	Pyridoxin	B6
		Pantothensäure	
		Biotin	
		Folsäure	
		Cobalamin	B12
		Ascorbinsäure	C

Haben Sportler einen höheren Vitaminbedarf?

Freizeitsportler mit gelegentlichen Trimmaktivitäten brauchen im Vergleich zum Leistungssportler keine Extravitamine. Hier reichen die Empfehlungen der Deutschen Gesellschaft für Ernährung (vgl. Tabelle im Anhang) aus. Leistungssportler sollten in jedem Fall darauf achten, diese Empfehlungen zu 100 Prozent zu erfüllen. Im Leistungssport wirken sich nämlich bereits geringfügige Unterschreitungen der Vitaminzufuhrempfehlungen schneller leistungsmindernd aus im Vergleich zum Nichtsportler.

Eine sichere Vitaminversorgung ist daher eine wichtige Voraussetzung für Gesundheit, Leistung und Wohlbefinden.

Angaben über den Vitamingehalt verschiedener Lebensmittel finden Sie in der Tabelle „Empfehlungen für die tägliche Vitaminzufuhr“ im Anhang.

Die Frage nach einem Mehrbedarf an einzelnen Vitaminen und vor allem nach der exakten Höhe ist dagegen schwieriger zu beantworten. Letztendlich ist die Frage nach dem persönlich richtigen „Vitaminmaß“ eine individuelle Angelegenheit und abhängig vom jeweiligen Gesundheitszustand, den sportlichen Anforderungen und dem Ausmaß an zusätzlichen „Belastungen“ von der Arzneimitteleinnahme über Alkoholgenuß und Umweltschadstoffen bis zum Zigarettenkonsum.

Welche Einflüsse hat speziell der Sport?

Wahrscheinlich ist der Vitamin B1-Bedarf als Folge der höheren Kohlenhydratzufuhr beim Leistungssportler erhöht. Personen mit deutlich erhöhtem Energieumsatz wird eine zusätzliche Zufuhr von 0,4 mg Vitamin B1 je 1000 kcal empfohlen.

Vitamin B6 steht im engen Zusammenhang mit dem Proteinstoffwechsel. Pro Gramm Nahrungseiweiß sollten 0,02 mg Vitamin B6 aufgenommen werden.

Falls Sie als Sportler bedarfsangepaßt essen, das heißt entsprechend dem höheren Kalorienumsatz auch mehr Energie mit der Nahrung aufnehmen, besteht im allgemeinen auch eine gute Chance, daß Sie Ihren eventuellen Mehrbedarf an Vitaminen und Mineralstoffen mit der zugeführten Nahrung decken, vorausgesetzt Sie ernähren sich nicht völlig einseitig. Höhere Mengen als das Zwei- bis Dreifache der Vitaminzufuhrempfehlungen der Deutschen Gesellschaft für Ernährung (siehe Anhang) sind auch für Leistungssportler weder sinnvoll noch notwendig. Bei den fettlöslichen Vitaminen A und D ist grundsätzlich bei einer Mehraufnahme Vorsicht geboten, da hier Überdosierungserscheinungen möglich sind. Sportler mit einem täglichen Energieumsatz zwischen 2500 und 4000 Kilokalorien haben im allgemeinen weniger Probleme mit einer ausreichenden Vitaminversorgung. Nur bei sehr geringer Energieaufnahme – unter 2000 Kilokalorien im Leistungssport – kann die Versorgung mit Vitaminen und Mineralstoffen kritisch sein. In diesen Fällen empfiehlt sich eine Vitamin- und gegebenenfalls auch Mineralstoffsubstitution in Form entsprechender Präparate, am besten nach Rücksprache mit einem Arzt oder einer Fachkraft für Ernährungsberatung.

Mineralstoffe – vom Spurenelement zum Körperbaustein

„Mineralstoffe" ist der Oberbegriff für Mengen- und Spurenelemente. Sie stellen Bau- und Reglersubstanzen für den menschlichen Organismus dar und kommen in harten und weichen Körpergeweben sowie Körperflüssigkeiten vor. Elektrolyte sind in Körperflüssigkeiten gelöste Mineralstoffe. Sie sind beteiligt an der Reizbildung, Reizbeantwortung und an der Muskelkontraktion. Mineralstoff- und Wasserhaushalt sind eng miteinander verbunden. Die lebensnotwendigen Mengen- und Spurenelemente (siehe nachfolgende Tabelle) müssen mit der Nahrung aufgenommen werden.

Tab. 16: Lebensnotwendige Mengen- und Spurenelemente

Essentielle Mengenelemente	Essentielle Spurenelemente
Calcium (Ca)	Eisen (Fe)
Phosphor (P)	Jod (J)
Natrium (Na)	Zink (Zn)
Chlorid (Cl)	Fluorid (F)
Kalium (K)	Selen (Se)
Magnesium (Mg)	Kupfer (Cu)
Schwefel (S aus schwefelhaltigen Aminosäuren stammend)	Mangan (Mn)
	Chrom (Cr)
	Molybdän (Mo)
	Kobalt (Co)

Während die Versorgung mit Natrium, Chlorid, Calcium und Phosphor in der Ernährung des Sportlers normalerweise keine Probleme bereitet, sind aufgrund der allgemeinen Ernährungsgewohnheiten und eventuell eines vermehrten Bedarfs die Mineralien Magnesium, Kalium, Eisen, Zink und Jod besonders zu beachten. Letzteres gilt heute in der Nährstoffversorgung der Bevölkerung allgemein als kritisches Spurenelement.

Magnesium und Kalium sind wichtig für die Muskelfunktion, Eisen ist zuständig für den Sauerstofftransport im Blut. Jod ist Vorraussetzung für die gesunde Schilddrüsenfunktion. Zink hat lebenswichtige Aufgaben im Bereich des Eiweißaufbaus, der gesunden Hautfunktion und der Abwehrkräfte. Ein Mineralstoffmangel kann sich in bezug auf die Leistung und Gesundheit genauso ungünstig auswirken wie ein Vitaminmangel. Bekannt ist die vermehrte Störanfälligkeit des Muskels (Neigung zu Muskelkrämpfen) bei einer unzureichenden Magnesiumzufuhr.

Ernährungsempfehlung:

Magnesiumreich sind grüne Gemüse, Vollkornprodukte, Hülsenfrüchte und entsprechende Mineralbrunnen. Zur Orienierung: Ein Mineralwasser mit 100 mg und mehr Magnesium pro Liter ist eine gute Empfehlung. Kaliumreich sind Kartoffeln, Obst und Gemüse. Seefisch ist die beste Jodquelle, während mageres Fleisch, Leber und grüne Gemüse gute Eisenquellen sind. Zink ist in Muskelfleisch, Meeresfrüchten und Weizenkeimen enthalten.

Fitessen: Lebensmittelempfehlungen für Fitness-Sportler

Wir benötigen zwar Nährstoffe zur Energiebereitstellung und zum Aufbau und Erhalt von Körpersubstanzen, verzehrt aber werden Lebensmittel bzw. Speisen und Getränke. Die Inhaltsstoffe von Lebensmitteln sind für uns größtenteils Nährstoffe. Sie werden im Laufe der Verdauungsvorgänge in eine für den Stoffwechsel verfügbare Form gebracht. So entstehen aus den kompliziert aufgebauten Proteinen die neutralen Grundbausteine, die Aminosäuren. Diese wiederum können im Organismus gemäß seinem Bauplan zum Aufbau körpereigener Eiweißstrukturen verwendet werden.

Komplexe (zusammengesetzte) Kohlenhydrate (Polysaccharide = Stärke), aber auch Maltodextrine, Haushaltszucker und Honig werden bis zu den Einfachzuckern (Monosaccharide) abgebaut. Nur diese können in den Blutkreislauf aufgenommen und in dieser Form auch transportiert werden, beispielweise zur Leber.

Fette werden mit Hilfe von Gallensäuren und fettspaltenden Enzymen in ihre Grundbestandteile, die Fettsäuren und Glycerin (ein Zuckeralkohol) zerlegt.

Kohlenhydrate (Poly-, Oligo- und Disaccharide)	→ Monosaccharide
Fette (Lipide)	→ Fettsäuren und Glycerin
Eiweiß (Proteine)	→ Aminosäuren

Die Verdauung der mit der Nahrung aufgenommenen Nährstoffkomplexe Kohlenhydrate, Fette und Eiweiße ist also die unabdingbare Voraussetzung für ihre Verwertung im Rahmen des Stoffwechsels. Enzyme greifen dabei als „Verdauungswerkzeuge" im Magen-Darm-Trakt, aber auch im Sinne von „internen Stoffwechselkatalysatoren" in den Energie- und Baustoffwechsel der Zellen ein. Lediglich die nicht energieliefernden, essentiellen (= N. E. E.) Nährstoffe brauchen nicht „verdaut“ zu werden. Vitamine und Mineralstoffe werden ebenso wie Wasser unverändert, das heißt ohne vorherige Aufspaltung im Dünndarm aufgenommen. Ballaststoffe sind schließlich für die menschlichen Enzyme unverdaulich. Sie haben spezielle Ernährungsaufgaben und gelten als „externe Stoffwechselregulatoren“, indem sie

- zur Sättigung beitragen,
- einen dämpfenden Einfluß auf den Anstieg der Blutzuckerkonzentration haben und
- die gesunde Darmfunktion erhalten.

Wir benötigen also für Gesundheit, Leistungsfähigkeit und Wohlbefinden eine Vielzahl von Nahrungsfaktoren. Kein einzelnes Lebensmittel kann alle benötigten Nährstoffe allein bereitstellen, deshalb liegt ja auch – und dies muß immer wieder deutlich herausgestellt werden – der Schlüssel zur Fitneßernährung in einer abwechslungsreichen Lebensmittelzusammenstellung. Je vielseitiger die Auswahl desto sicherer ist die Nährstoffversorgung. Natürlich profitieren auch Zunge und Gaumen davon.

Damit es keine Mißverständnisse gibt, muß jedoch zunächst die Frage beantwortet werden: Was heißt eigentlich abwechslungsreiche Ernährung? Zwei Tassen Kaffee und eine Zigarette – das sogenannte „Managerfrühstück“ – als 1. Frühstück, ein Wurstbrötchen mit Limo am Vormittag, mittags etwas vom Schnellimbiß, nachmittags Kaffee und Kuchen und abends ein Fertiggericht aus der Mikrowelle, dazu zwei Flaschen Bier und später vielleicht noch eine halbe Packung Erdnüsse oder einige Pralinen. Sie brauchen kein Ernährungswissenschaftler zu sein, um festzustellen, daß diese Art von Abwechslung nicht gemeint sein kann.

Wichtiger als die Quantität ist die Qualität bei der Lebensmittelauswahl.

Das Nutrigroup-System auf der folgenden Seite kann eine gute Hilfe bei der Nahrungsauswahl und Speisenzusammenstellung sein. Es stellt die acht wichtigsten Nahrungsgruppen dar.

Die qualitativ richtige Zusammenstellung der allgemeinen Fitneßernährung erfolgt nach der 4-2-1-Formel:

- 4 kohlenhydratreiche Portionen aus den Gruppen 3 bis 6
- 2 eiweißreiche Portionen aus den Gruppen 1 + 2
- 1 Menge von ca. 30 bis 40 Gramm sichtbares Fett wählen und zusätzlich
- 1,5 Liter Trinkflüssigkeit aufnehmen

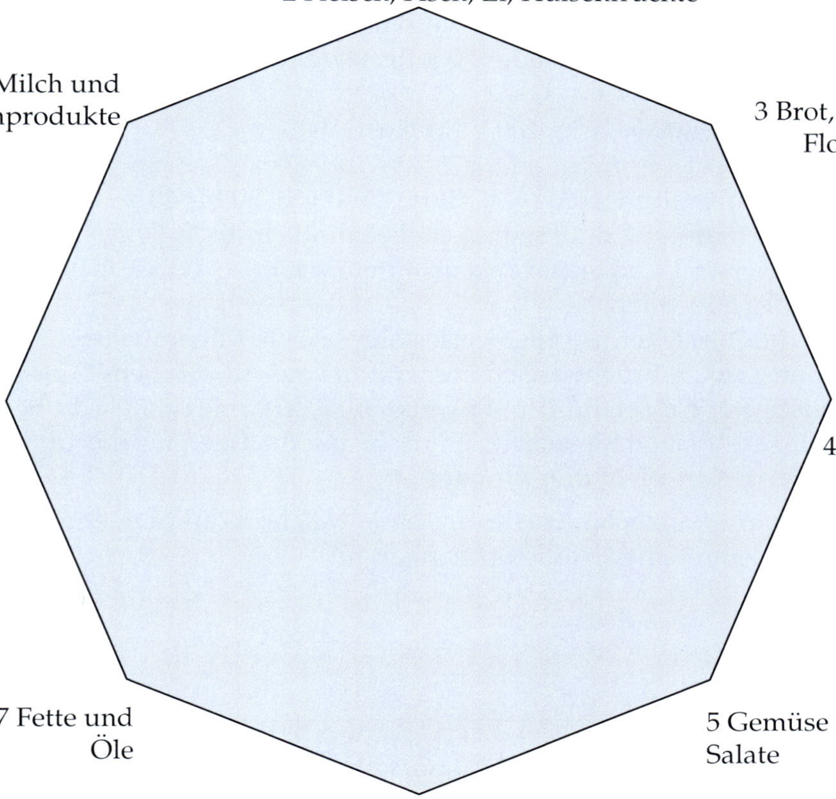

Abb. 36: Das Nutrigroup-System

Zunächst sollte aus jeder Lebensmittelgruppe täglich ein Produkt gewählt werden, im Laufe der Woche möglichst öfter mal ein anderes, zum Beispiel durch Abwechslung der Brotsorten oder Gemüse.

Als Orientierungswerte für Erwachsene mit leichter körperlicher Tätigkeit (z. B. Bürotätigkeit, überwiegend sitzend) gelten folgende Portionen:

1. 1/4 Liter Milch- oder Sauermilchprodukte und 3- bis 4mal wöchentlich Käse (ca. 30 bis 40 g)
2. 120 g Fleisch (ca. 3- bis 4mal pro Woche) oder (See-)Fisch (mindestens einmal wöchentlich), maximal 4 Eier die Woche, selten Wurst, vielleicht 1mal wöchentlich ein Hülsenfrüchtegericht (z. B. Linseneintopf).

3. 4 bis 6 Scheiben (Vollkorn-)Brot (eine Scheibe Brot kann gegen zirka 30 g Haferflocken oder Müsli ausgetauscht werden)
4. 4 bis 6 mittelgroße Kartoffeln oder 70 g Reis oder Nudeln (beides Trockengewicht)
5. 200 g gegartes Gemüse, zirka 100 g Rohkostsalat
6. 200 g frisches Obst
7. Streich- und Zubereitungsfett (z. B. Butter und Öl): 30 bis 40 g
   Diese Fettbeschränkung muß sein, denn bekanntlich steckt Fett ja noch verarbeitet bzw. „versteckt" in vielen Lebensmitteln wie Käse, Wurst, Gebäck, Schokolade und Knabbereien.
8. 1,5 Liter Trinkflüssigkeit vorzugsweise kalorienarm: Mineralwasser, Tee und Kaffee ohne Zucker, Fruchtsaftschorlen mit magnesiumreichem Mineralwasser, Gemüsesäfte, Wasser, Brottrunk, Trinkmolke, fettarme Gemüsebrühe. Zirka 1 Liter Wasser nehmen Sie zusätzlich mit wasserhaltigen Lebensmitteln wie Gemüse, Obst, Kartoffeln und Brot auf.

Achtung: Eine rein pflanzliche Ernährung ohne Milchprodukte, Eier, Fisch und Fleisch birgt die Gefahr eines Nährstoffmangels an

- Eisen
- Jod
- Zink
- Calcium
- Vitamin B12
- Protein mit einer ausreichend hohen biologischen Wertigkeit.

Acht Nahrungsgruppen gehören also zu einer vollwertigen und schmackhaften Ernährung. Natürlich ist es auch wichtig, innerhalb der einzelnen Lebensmittelgruppen qualitätsbewußt auszuwählen. So sollten Sie beispielsweise Gemüse möglichst frisch zubereiten und nicht nur auf Gemüse aus der Dose zurückgreifen oder beim Brot dem Vollkornbrot den Vorzug geben. Beachten Sie bei allen Milchprodukten den Fettgehalt!

Wer Sport treibt, muß entsprechend mehr essen – am besten aus den Gruppen 1, 3 und 4. Bei sehr hohem Energieumsatz im Leistungssport sind auch Konzentrate als Nahrungsergänzung zur Reduzierung des Nahrungsvolumens sinnvoll.

Lebensmittelwarenkunde für Fitneßbewußte

Die persönlich richtige Sport- bzw. Fitneßernährung beginnt bereits beim Lebensmittelkauf. Das Lebensmittelangebot von heute ist gekennzeichnet von einer kaum noch überschaubaren Fülle. Selbst exotische Genüsse sind heute jederzeit verfügbar, obwohl es aus verschiedenen Gründen sicherlich sinnvoller ist, das regional und jahreszeitliche Lebensmittelangebot zu bevorzugen. Lebensmittel schmecken am besten, wenn sie Saison haben und sind dann auch am nährstoffreichsten.

Wer mag grünes (weil mit Algen angereichertes) Brot oder graue (pökelstofffreie) Wurst?

Lebensmittel können nach den unterschiedlichsten Kriterien ausgewählt werden, wie

- Aussehen
- Geschmack
- persönliche Gewohnheiten und Vorlieben
- Preiswürdigkeit
- vereinfachte Zubereitung (bei Fertigprodukten)
- Frische
- Nährwert bzw. Nährstoffdichte.

Wie sehr das Aussehen – und natürlich auch der Geschmack – unsere Lebensmittelwahl beeinflußt, zeigt die oben gestellte Frage. Viele lehnen ja bereits Vollkornnudeln ab, weil sie anders als die gewohnten hellen Nudeln aussehen. Unser schlaraffenlandähnliches Nahrungsangebot bietet jedoch die Chance, bei der Auswahl der Lebensmittel möglichst viele der genannten Bestimmungsgründe zu berücksichtigen. Längst sind Genuß und Gesundheit beim Essen keine unvereinbaren Gegensätze mehr. Man denke hier nur an die Vielfalt der Milchprodukte, Brotsorten, Früchte und Gemüse sowie Küchenkräuter und Gewürze.

Aus welchen Nährstoffen bestehen die Lebensmittel?

Lebensmittel enthalten die verschiedenen Nährstoffe in recht unterschiedlichen Mengen. Eine Ausnahme bilden der Haushaltszucker und reine (Brat-)Fette. Sie bestehen praktisch nur aus einem Nährstoff und enthalten so gut wie keine essentiellen Vitamine und Mineralstoffe. Will man das Lebensmittelangebot ordnen, so kann man es nach dem vorrangigen Gehalt einer bestimmten Nährstoffgruppe einteilen, z. B. kohlenhydratreiche, fettreiche, eiweißreiche sowie vitamin- und mineralstoffreiche Lebensmittel. In unserer heutigen Ernährung kommt es darauf an, im täglichen Speiseplan solche Lebensmittel zu bevorzugen, die ein günstiges

Verhältnis von Vitaminen und Mineralstoffen zu den Kalorien haben. Wir nennen diesen aktuellen Qualitätmaßstab für Fitneßlebensmittel Nährstoffdichte. Man kann sowohl die Empfehlung für die Nährstoffzufuhr als auch den Nährstoffgehalt der Lebensmittel als Nährstoffdichte angeben.

Tab. 17 : Empfehlungen für die Nährstoffzufuhr

Empfehlungen (Soll-Nährstoffdichte) DGE 1985	Calcium a)	Magnesium a)	Eisen a)	Vit. A b)	Vit. E c)	Thiamin a)	Riboflavin a)	Vit. B6 a)	Folsäure d)	Vit. C a)
Jugendliche männl.	72	32	1,0	0,09	1,0	0,12	0,14	0,17	13	6
Jugendliche weibl.	80	35	1,8	0,09	1,2	0,13	0,17	0,18	16	7
Erwachsene männl.	73	32	1,1	0,09	1,1	0,13	0,15	0,16	15	7
Erwachsene weibl.	89	33	2,0	0,09	1,3	0,13	0,17	0,18	18	8

Leistungssportler gelten zum Teil höhere Soll-Nährstoffdichten als die der entsprechenden Vergleichsgruppen (Jugendliche und Erwachsene). Daher sind die Lebensmittel hoher Nährstoffdichte (fettgedruckte Zahlen) im wöchendlichen Speiseplan zu bevorzugen.

a) Einheit in (mg/MJ)

b) Einheit in (mg-Äq./MJ) 1µg-Retinol-Äquivalent = 6µg b-Carotin = 12µg andere Provitamin A-Carotinoide

c) Einheit in (mg-Äq./MJ) 1 mg D-a-Tocopheroläquivalent = 2,0 mg b-Tocopherol = 4,0 mg c-Tocopherol = 1,49 mg D,L-a-Tocopherylacetat (1 I.E.)

d) Einheit in (mg-Äq./MJ)
1 µg-freie Folsäure-Äquivalent = 5 µg konjugierte Folsäure

(Quelle: Kübler, W.: Nährstoffdichte — Grundlagen und Anwendungen in der Ernährungspraxis, in: AID-Verbraucherdienst 31 (1986) Heft 3, S.47—53.)

Im Anhang finden Sie eine Nährstoffdichten-Tabelle für die wichtigsten Lebensmittel. Sie erhalten dort Angaben über die essentiellen Nährstoffe, die bei den heutigen Ernährungsgewohnheiten zum Teil knapp, das heißt kritisch sind. Wichtig für Sportler sind vor allem die Nährstoffdichte-Angaben für Magnesium, Eisen und die Vitamine B1, B2, B6 und E.

Küchentips für Fitneßbewußte

Was Sie qualitätsbewußt eingekauft haben, bedarf auch einer entsprechenden Zubereitung in der Küche. Oft sind Nährstoffverluste bei der Nahrungszubereitung der Grund für Defizite in der Vitamin- und Mineralstoffversorgung. Bei der Vor- und Zubereitung von vitaminhaltigen Lebensmitteln ist zu beachten, daß durch Licht, Luft und Hitze Vitamine verloren gehen können. Vitamine und Mineralstoffe können auch durch Wasser aus den Lebensmitteln herausgelöst („ausgelaugt") werden. Achten Sie deshalb beim Einkauf empfindlicher Lebensmittel wie Säfte, Milch und Pflanzenöle auf dunkle, lichtgeschützte Verpackungen.

Tab. 18: Vitaminverluste zwischen Einkauf und Verzehr

Im Durchschnitt kommt es zwischen Einkauf und Verzehr zu folgenden Verlusten:	
Vitamin A	20 Prozent
Vitamin E	10 Prozent
Vitamin B1	30 Prozent
Vitamin B2	20 Prozent
Vitamin B6	20 Prozent
Pantothensäure	30 Prozent
Folsäure	50 Prozent
Vitamin C	30 Prozent

Daher Lebensmittel

- nur kurz, aber gründlich waschen!
- nicht stärker zerkleinern als notwendig!
- nicht unnötig lange stehen lassen!

Außerdem

- gekochte Nahrung mit Frisch- bzw. Rohkost verzehren.
- nährstoffschonende Garmethoden wählen (z. B. dünsten bzw. mit wenig Wasser garen)!
- Speisen nicht lange warmhalten. Gegebenenfalls abkühlen lassen und dann wieder aufwärmen!

> Fitneßtip: Mit frischen oder tiefgefrorenen Küchenkräutern – aber auch Sprossen – kann man jedes Essen (auch mal ein „schnelles" Fertiggericht) aufwerten. Das betrifft sowohl den Nährstoffgehalt als auch den Geschmack.

Die Doppel-Strategie für Figur und Fitness: Essen und Trimmen – beides muss stimmen!

Mit Hungern und strengem Diäthalten kann man keine gute Figur machen. Dafür ist sportliches Training in Verbindung mit einer richtigen Ernährung notwendig. Bewußt genießen und mit Freude trimmen, diese Fitneßphilosophie und Lebensweise nützt der Gesundheit und dem Aussehen, verbessert das Wohlbefinden und die Leistungsfähigkeit und reguliert auf natürliche Weise das Stoffwechselgeschehen. Kurzum: Man fühlt sich einfach wohler in seiner Haut. Ein aktiver Stoffwechsel ist die beste Grundlage für den sportlichen Erfolg und ein gesundes Aussehen.

Wieviele aber messen ihre Fitneß immer noch an der Zahl der verbissen zurückgelegten Laufkilometer oder rechnen sich aus, was man alles machen muß, um den Kaloriengehalt bestimmter Speisen zu verbrennen. Befreien Sie sich lieber von dieser frustrierenden Kalorienmathematik beim Trimmen und Essen.

Andere setzen immer noch auf Diät. Gehören auch Sie dazu? Bedenklich ist nicht der Wunsch nach Schlankheit, Fitneß und gesundem Aussehen, sondern eher die Mehrzahl der Methoden, die versprechen, dieses Ziel ohne Mühe zu erreichen. Kritisch zu beurteilen ist auch die Überbewertung der raschen Gewichtsabnahme („Viele Pfunde in wenigen Tagen"). Hinzu kommt, daß oft die abnehmen wollen, die es eigentlich – gesundheitlich – gar nicht nötig haben. Damit ist gemeint, daß es zwei Gruppen gibt, die von der Thematik „Schlankheitsdiäten" unterschiedlich betroffen sind. Zur ersten Gruppe zählen die Menschen, die aus gesundheitlichen Gründen abnehmen sollten, zum Beispiel Bluthochdruckkranke mit Übergewicht oder Übergewichtige mit erhöhten Blutfett- oder Blutzuckerwerten. Aber auch all jene, die mehr als 20 Prozent über dem sog. Broca-Normalgewicht liegen und nicht Hochleistungsbodybuilder sind, sollten abnehmen, weil Übergewicht allein dann ein gesundheitliches Risiko darstellt. Diesen Menschen müssen wir helfen und ihnen einen Weg aufzeigen, wie sie gesundheitlich sicher und auf Dauer erfolgreich abnehmen können.

Dann ist aber die Gruppe derjenigen zu nennen, die ständig auf Diät sind, um ein modisches Idealgewicht zu erreichen. Meistens handelt es sich aber um Figurprobleme, die besser durch eine sinnvolle Kombination aus Sport und richtiger Ernährung zu lösen sind und nicht durch rigorose Diäten oder Fastenkuren. Für diese Gruppe gibt es bereits den Begriff Diätmißbrauch. Krankhungern und ernste Eßstörungen wie die Bulimie – also Freß- und anschließende Brechattacken – können die Folge sein. Diese zweite Gruppe müssen wir vor einem schlankheitsfixierten Diätverhalten und einem übertriebenen Schlankheitsideal warnen.

Wie entsteht eigentlich Übergewicht?

Überernährung führt zur Energiespeicherung in Form von Fettdepots. Übergewichtige essen dann mehr, als sie persönlich brauchen. Das heißt aber nicht, daß Übergewichtige unbedingt mehr essen als Normalgewichtige. Bei manchen kann tatsächlich der Stoffwechselbetrieb langsamer ablaufen. Ein Problem ist natürlich auch, daß wir allgemein nicht mehr so viel Kalorien benötigen, weil die körperliche Arbeitsschwere ganz deutlich abgenommen hat. Schaffen Sie sich einen Ausgleich über vermehrte Aktivität in der Freizeit!

Übergewicht ist aber vor allem ein Verhaltensproblem. Das ungünstige Ernährungsverhalten kann sich darin äußern, daß

- wenige üppige Mahlzeiten statt öfters kleine Imbißportionen gegessen werden,
- man zu schnell ißt,
- Sättigung nicht richtig gespürt wird,
- man sich leicht zum Essen verführen läßt, z. B. beim Anblick von Speisen, aus Langeweile oder Streß.

Hier muß man dann auch ansetzen, das heißt ein persönlich richtiges Ernährungsverhalten lernen. Wir nennen das bewußte Ernährung. Ein Stück Papier und ein Bleistift ist in diesem Sinne die billigste Diät. Schreiben Sie einfach eine zeitlang von morgens bis abends auf, was Sie trinken und essen. Sie werden sehr schnell ein Gespür für persönliche „Schwachstellen“ beim Essen entwickeln. Ein Beispiel für eine Ernährungstagebuchseite finden Sie im Anhang.

Warum viele Diäten nicht das halten, was sie versprechen

Schlank werden kann man mit jeder Diät – notfalls sogar mit Bonbons – aber schlankbleiben – das klappt fast nie. Das Problem ist der mangelhafte Dauererfolg herkömmlicher Diäten. Das liegt darin begründet, daß eine Diät eine zeitlich begrenzte Maßnahme ist. Man macht halt zwei Wochen Diät, denkt aber schon während der Diät ständig ans Essen bzw. Nichtessendürfen — was dasselbe ist — und freut sich schon auf die Zeit nach der Diät. Man darf ja wieder alles essen!

Während der Diät selbst kommt es zu Stoffwechselveränderungen. Je strenger und je länger die Diät, desto mehr aktiviert der Körper seine Verteidigungsmechanismen. Er schränkt seinen Energieverbrauch ein, indem unter anderem der Grundumsatz abnimmt. Die Verbrennung bleibt auch noch nach Beendigung der Diät schlecht, so daß die danach gegessenen Kalorien besonders schnell wieder dick machen. Je schneller Sie abnehmen, desto schneller sind die Pfunde wieder drauf. Je einseitiger die Diät, desto größer wird auch der Heißhunger auf alles Verbotene.

Zirka 300 Schlankheitsdiäten soll es schon geben. Leider begrenzt sich die Fantasie auf die Namen, denn es handelt sich immer wieder um vergleichbare Grundprinzipien, wie die Übersicht auf den folgenden Seiten zeigt.

Tab. 19: Schlankheitsdiäten

Maßnahmen zur Gewichtsreduktion	**Prinzip**	**Beurteilung**
FdH („Friß die Hälfte“)	In der Praxis immer noch weit verbreitet. Oft wird einfach eine Mahlzeit gestrichen, z.B. das Mittagessen, oder die Portion halbiert.	Planlos, unsicher. Gefahr von Mangelerscheinungen; meist schnelle Aufgabe, kein Lern- und Dauererfolg.
Einseitige Diäten	Fast jedes Lebensmittel wurde schon einmal in den Mittelpunkt einer Schlankheitsdiät gestellt: Eier, Steaks, Fisch, Zitronensaft, Bananen, Kartoffeln oder Körner.	Je einseitiger die Lebensmittelauswahl, desto größer die Gefahr von Mangelerscheinungen und letztlich auch von Diätabbrüchen. Einzelne „schlank machende“ Lebensittel gibt es nicht.
Trennkost	Zeitliche Trennung von Kohlenhydraten und Eiweißen bei den Mahlzeiten.	Praktisch schwer durchführbar. Stoffwechselphysiologisch nicht sinnvoll. Abnahmeerfolg nur bei Kalorieneinschränkung. Für Sportler nicht zu empfehlen.

Diäten mit extremer Nährstoffrelation	Oft werden Kohlenhydrate pauschal als Dickmacher verbannt. Man darf dann nur eiweiß- und fetthaltige Lebensmittel essen.	Wenn ein Erfolg eintritt, dann meist nur dadurch, daß man durch die ungewohnte Speisenzusammenstellung weniger ißt. Bei Daueranwendung Gefahr von Mangelerscheinungen und Stoffwechselbelastungen durch zuviel Fett, Cholesterin und Purine (= Harnsäurebildner). Für Sportler überhaupt nicht geeignet.
Intervall-Methode	Nicht konstant weniger essen wie bei den üblichen Diäten, sondern zwischen Tagen mit einer Kalorieneinschränkung einen Tag mit normalen bis höheren Kaloriengehalt einschieben.	Falls insgesamt ausgewogen gegessen wird, keine Gefahr von Mangelerscheinungen. Diese Methode soll dem diätbedingten Stoffwechsel-Sparmechanismus entgegenwirken.
Fasten (Null-Diät, Saft-Fasten, proteinergänztes Fasten)	Geringe bis keine Energiezufuhr, aber reichlich Trinkflüssigkeit. Am besten Tee, Mineralwasser, Gemüsebrühen und -Säfte, Trinkmolke. Fasten ist mehr als eine Schlankheitsmaßnahme, sollte aber mit einem Arzt abgestimmt werden.	Gewichtsverluste beim strengen Fasten beruhen zum großen Teil auf Wasserverlusten und Abbau von Muskeleiweiß. Diesen kann man geringer halten, falls Buttermilch oder Molke getrunken wird, und man körperlich aktiv ist.
Schalttage	Einzelne Tage im Wochenverlauf, an denen man bewußt anders ißt, z. B. Safttage, Obsttage, Reistage, um kleinere „Kaloriensünden" rechtzeitig auszugleichen.	Kaliumreiche und natriumarme Schalttage mit Säften, ungesalzenem Reis und Gemüse wirken entlastend und entwässernd.

Chirurgische Maßnahmen	Operationen, Fettabsaugen	Darüber kann und darf nur der Arzt entscheiden. Kein Dauererfolg ohne Änderung der Eßgewohnheiten.
Diätetische Lebensmittel und Schlankheitsmahlzeiten	Nach Diät-Vordnung standardisierte Produkte (z. B. Pulver oder Fertigmahlzeiten). Hoher convenience-Grad = Bequemlichkeit.	Helfen Diätfehler vermeiden, beugen gezielt Mangelerscheinungen vor. Aber keine Dauerlösung! Letztlich zählt nur die erfolgreiche Änderung von ungünstigen Eßgewohnheiten.
Schlankheitsmittel von Appetitzüglern bis zum Pektin	Chemische Appetitzügler, Füll- und Quellstoffe mit Sättigungswirkung, z. B. Pektin und andere Ballaststoffe, Abführmittel (Laxantien), Entwässerungstabletten (Diuretika), Enzyme („fatburner").	Chemische Appetitzügler bergen erhebliche Nebenwirkungsgefahr. Die besten Sättigungstips sind: Ballaststoffreich essen, dazu viel kalorienfreie Flüssigkeit. Langsam essen, d. h. gut kauen. Abführmittel, Enzyme und Entwässerungstabletten helfen nicht beim Fettabbau.
Physikalische Maßnahmen	Sauna, Massagen, Tiefenwärme	Wohltuend und unterstützend. Ohne Umstellung der Ernährung aber kein Erfolg.
Energiereduzierte Mischkost	Ausgewogene Ernährung. „Von allem etwas, von keinem zuviel!" Etwa 500 bis 1000 kcal weniger essen, als man gewöhnt ist.	Dauerhafter Lern- und Gewichtserfolg durch bewußtes Ernährungslernen und langsames Abnehmen. Man gewöhnt sich schon während der Diät an die Lebensmittel und Zubereitungen, die man auf Dauer beibehalten kann.
IDR und TDR (individuell energiereduzierte Mischkost und Ausdaueraktivitäten und Figurtraining)	„Iß das Richtige" und „Trimm Dich richtig". Erlernen eines auf Dauer persönlich zufriedenstellenden Eß- und Bewegungsverhaltens.	Gute Aussicht auf Langzeiterfolg. Keine Mangelerscheinungen. Steigerung von Fitneß und Wohlbefinden.

Viele Diäten bedeuten ein Defizit!

- Das Energiedefizit macht Hunger.
- Das Vitamin- und Mineralstoffdefizit bei einseitigen Diäten beeinträchtigt die geistige, nervliche und körperliche Leistung und die Hautbeschaffenheit.
- Mangeldiäten und Hungerkuren führen zum Eiweiß- bzw. Muskelabbau.
- Bei Kohlenhydratmangel ist schlechte Laune biochemisch geradezu vorprogrammiert.
- Ballaststoffmangel führt zu Darmträgheit.
- Mangel an Genußerlebnissen bzw. starre Verbote führen schließlich zum Heißhunger/Süßhunger.
- Der fehlende Erfolg gefährdet das Selbstbewußtsein.

Der neue Weg zum Wohlfühlgewicht

Allgemein gültige Patentrezepte zum Schlankwerden und Schlankbleiben gibt es nicht, denn jeder Mensch ist anders in seiner Eßproblematik, seinem Stoffwechsel, seiner physischen und psychischen Struktur.

Der einzige Weg, der Erfolg verspricht, aus der „Schaukelpolitik" von Diäten, Frust und erneuter Gewichtszunahme herauszufinden, heißt schrittweise, aber konsequente Änderung von fehlerhaften Ernährungsgewohnheiten. 1 bis 2 Pfund Gewichtsabnahme pro Woche sind genug, vor allem wenn man auf Dauer Erfolg haben möchte. Mißtrauen ist daher gegenüber allen Crashkuren und Diätsensationen angebracht. In Gruppen Gleichgesinnter, z. B. Selbsthilfegruppen, das heißt gemeinsam, erlernt sich das neue Ernährungsverhalten leichter. Ihr Fitneßcenter bietet dafür geeignete Voraussetzungen. Sie finden Gleichgesinnte und können Ihre Ernährungsumstellung durch körperliche Aktivität unterstützen. Sinnvolle Trainingsprogramme finden Sie innerhalb des entsprechenden Kapitels in diesem Buch.

Schönheit und Fitness von Innen – gesundes Aussehen fängt beim Essen an

Oberflächenmäßig betrachtet ist die Haut mit zirka 16.000 bis 20.000 Quadratzentimetern das größte und eines der faszinierenden Organe des Menschen. Die Aufgaben der Haut sind äußerst vielfälig. Als Mittler bzw. Verbindung zwischen Umwelt und Körper kommt ihr eine wichtige Schutz- und Sinnesfunktion zu. Die Haut als äußere Begrenzung zwischen dem Körper und seiner Umgebung ist zuständig für:

- Körpertemperaturregulation (Schweißabsonderung = Kühlung, Fettzellen = Kälteschutz)
- Abwehr von Krankheitserregern durch Fett-Säure-Mantel
- Schutz gegen UV-Einstrahlung (Pigmente der Oberhaut und Kopfhaare)
- Schutz vor Verletzungen (Schwielen, Unterhautfettgewebe als Druckpolster)
- Schutz vor Austrocknung (Hornschicht, Talgdrüsen)
- Bildung von Vitamin D
- Reifung der T-Lymphozyten (Immunfunktion, das heißt wichtig für die körpereigenen Abwehrkräfte)
- Druck-, Tast-, Wärme- und Kälte- sowie Schmerzempfindungen
- Ausscheidung von Wasser und Salzen (Unterstützung der Nierenfunktion).

Die Haut ist aber auch eine individuelle Visitenkarte, die Rückschlüsse auf das Lebensalter und die Lebensweise zuläßt. Selbst Stimmungen sind uns am Hautbild anzusehen, indem wir durch Veränderung der Hautdurchblutung erröten oder erblassen. Mit Bezeichnungen wie „dickfellig“ oder „dünnhäutig“ werden Charaktereigenschaften eines Menschen beschrieben.

Die Haut als Spiegel der Seele

Die Haut ist Spiegel der „inneren Säfte und Kräfte“. Hier wird der enge Zusammenhang von Haut, Stoffwechsel und Psyche deutlich. Eine gesunde Haut ist wiederum wichtig für das Wohlbefinden.

Sich wohlfühlen in seiner Haut – wer möchte das nicht?

Je besser der gesamte physische und psychische Zustand eines Menschen ist, desto besser ist sein Hautbild. Die gesunde Hautfunktion kann durch Erkrankungen, Stoffwechselstörungen, Allergien, Fehlernährung und Genußmittelmißbrauch (Alkohol und Nikotin) beeinträchtigt werden. In jedem Fall müssen Sie bei einer Störung im Erscheinungsbild der Haut die engen Zusammenhänge zwischen Stoffwechsel, Ernährung und Psyche beachten.

Schönheit hängt eng mit Gesundheit und Harmonie zwischen Körper und Seele zusammen. Nur wenn alle Körperfunktionen ausgeglichen arbeiten, ist ein strahlend frisches Aussehen – also gesunde Haut, Haare und Fingernägel – möglich. Die Hautpflege von innen, als ein wichtiger Grundsatz biologisch verstandener Ganzheitskosmetik, ist gerade heute bei den vielfältigen Belastungen der Haut durch Umweltschadstoffe, Genußmittelmißbrauch und oftmals Mangelernährung wichtiger denn je.

Die Grundvorraussetzungen für ein attraktives Erscheinungsbild sind gleichzeitig die wichtigen Fitneß- und Gesundheitsbausteine

– vollwertige Ernährung und
– genügend Bewegung.

Die Ernährung wirkt sich vielfältig auf den gesamten Organismus aus: auf Figur und Haltung, auf die gesunde Hautfunktion und den Verdauungsstoffwechsel, auf Beweglichkeit und Aktivität und so letztendlich auch auf die seelische Verfassung. Mit der richtigen Ernährung halten Sie sich körperlich fit. Das trägt zur guten Laune bei. Und gut gelaunt ist man einfach sympathischer.

Verschiedene Nährstoffe – von den Aminosäuren bis zum Zink – sind besonders wichtig für die gesunde Hautfunktion – also Kosmetik von innen. Es soll aber an dieser Stelle ganz deutlich gesagt werden: Wichtiger als die isolierte Verabreichung einzelner Nährstoffe ist das Zusammenspiel aller benötigten Nährstoffe in Form einer abwechslungsreichen und vollwertigen Ernährung.

Auch im Hinblick auf ein gesundes Aussehen stellt zuviel Fett ein Problem dar. Dies gilt nicht nur für die Mitbeteiligung am Übergewicht.

Fettreiche Kost ist nicht mehr zeitgemäß und stellt bei gleichzeitigem Bewegungsmangel die größte Gesundheitsbelastung dar. Wer statt Fett insgesamt mehr pflanzliche Lebensmittel wie Gemüse, Getreide, Kartoffeln und Obst ißt, führt mehr Schutzfaktoren wie Ballaststoffe zu, die beispielsweise die gesunde Darmfunktion erhalten und sich auch auf die Regulation des Stoffwechsels günstig auswirken.

Genügend Ballaststoffe und Trinkflüssigkeit (ca. 1,5 bis 2,0 Liter pro Tag) wirken sich über die Anregung von Darm und Nieren ebenfalls günstig auf das äußere Erscheinungsbild aus. Ein aktiver Stoffwechsel ist das Resultat. Überernährung und Nährstoffmangel beeinträchtigen dagegen das Aussehen von Haut, Haaren und Nägeln, die so zum Indikator für Fehlernährung werden.

Neben Flüssigkeit (besonders vorteilhaft sind magnesiumreiches Mineralwasser, Buttermilch und Molkenzubereitungen, mit Mineralwasser verdünnte Fruchtsäfte und Gemüsesäfte – auch milchsauer vergoren – sowie Kräuter- und Früchtetees) und Ballaststoffen sind folgende Nährstoffe „Hautnahrung" bzw. „Schutznährstoffe" für die gesunde Hautfunktion:

- Vitamin A (auch als beta Carotin, das heißt Provitamin A), E, C und Faktoren des Vitamin B-Komplexes
- Calcium, Eisen und Zink
- essentielle Aminosäuren (Eiweißbausteine) und mehrfach ungesättigte Fettsäuren.

Vitamin A gilt als das Hautschutzvitamin schlechthin, da es in Aufbau und Funktionserhaltung von Haut und Schleimhäuten eingreift. Es ist wichtig für die körpereigenen Abwehrkräfte und begünstigt das Wachstum von Haaren und Nägeln. Vitamin A wird in der Kosmetik sowohl äußerlich wie innerlich angewendet. In beiden Fällen dürfen hohe therapeutische Dosierungen aber zur Vermeidung von Nebenwirkungen nur auf ärztliche Verordnung hin angewendet werden.

Vitamin E, beta-Carotin (Provitamin A) und Vitamin C können als Antioxidantien (schützen vor radikalen = aggressiven Sauerstoffverbindungen) der inneren und äußeren Kosmetik bezeichnet werden. Schließlich fördert Vitamin E die Durchblutung der Haut und damit die Ernährung von innen.

Neben dem Vitamin A stehen insbesondere die Faktoren des Vitamin B-Komplexes im Mittelpunkt des Interesses. Pantothensäure bzw. das Derivat Panthenol, ist wohl das in der Kosmetik am meisten eingesetzte Vitamin zur Pflege rissiger, spröder Haut und zur Linderung von Hautreizungen auch in Sonnenschutzmitteln.

Biotin bzw. Vitamin H (= Hautvitamin) fördert das Wachstum von Haut und Bindegewebe und hilft bei trockener Haut, Schuppen und Wachstumsstörungen der Nägel, während die Vitamine B2 und B6 Schutzfunktionen im Bereich von Haut und Haaren ausüben. Eine Ernährug mit viel Vollkornprodukten, Kartoffeln, Gemüse, fettarmen Milchprodukten ergänzt durch Fisch, Fleisch und Ei ist die beste Ernährungsgrundlage für eine sichere B-Vitamin-Versorgung.

Wie bereits erwähnt können bei einem Vitaminmangel Vitaminpräparate, die den Vitaminzufuhrempfehlungen der Deutschen Gesellschaft für Ernährung angepaßt sind, einen wirksamen Ausgleich schaffen.

Schlankheitsdiät = Mangeldiät?

Übrigens gelten gerade jüngere Frauen nach neueren Erkenntnissen als Risikogruppe bei der Vitaminversorgung. Besonders wer häufig oder ständig Diät hält, riskiert eine Unterversorgung mit Vitaminen und Mineralstoffen. Bei jungen Frauen kommt es häufig zu einer nicht zufriedenstellenden Versorgung bei den Vitaminen B2 und Folsäure sowie bei Eisen und Calcium. Es spricht also ein weiterer Grund gegen den Schlankheitsdiätenmißbrauch, und zwar der Mangel an „Schönheitsnährstoffen". Eine gute Figur und eine schöne Haut kann man nicht durch rigorose Schlankheitsdiäten und Hungerkuren erlangen, sondern nur durch die sinnvolle Kombination von vollwertiger Ernährung und körperlicher Aktivität – selbstverständlich ergänzt durch die richtige Körperpflege.

Vitaminmangel droht Ihnen übrigens nicht nur, wenn Sie zuwenig essen, sondern ebenfalls bei jeder Form von einseitiger Ernährung. Dazu gehören auch einige alternative Kostformen (beispielsweise der sog. Pudding-Vegetarismus mit viel Stärke- und Zuckerprodukten sowie eine reine Pflanzenkost, bei der es zu einem Mangel an Protein, Vitamin B12, Calcium, Eisen, Jod und Zink kommen kann). Je eingeschränkter die Lebensmittelauswahl ist, desto wahrscheinlicher wird ein Nährstoffmangel. Nur eine abwechslungsreiche Ernährung mit einem hohen Frischkostanteil kann als Kosmetik von innen bezeichnet werden.

Viel hilft nicht viel!

Dieser Satz gilt auch für Vitamine. Falls ein Mangel vorliegt, kann ein Präparat einen sicheren und schnellen Ausgleich schaffen. Ist der Mangel behoben, sind Extravitamine nicht mehr nötig. Bei Überdosierung können langfristig sogar Vergiftungserscheinungen auftreten, zum Beispiel Haarausfall bei Vitamin A; Megadosen an B-Vitaminen können bei Langzeitverabreichung Juckreiz, Empfindungsstörungen der Haut, allergische Symptome bis zu Akneerscheinungen verursachen. Daran sollten auch Sportler denken, die auf hochdosierte Vitaminpräparate zurückgreifen, ohne einen ärztlichen Rat eingeholt zu haben.

Spezielle Ernährungsempfehlungen für Bodybuilder

Anabole Ernährung — Leistungssteigerung auf (ernährungs-) physiologischem Wege

Wir sind uns des provozierenden Titels durchaus bewußt. Zugegeben, das Wort „anabol" ist durch die mißbräuchliche Verwendung der Anabolika bzw. anabolen Steroidhormone zunehmend in Verruf geraten. Doch was heißt eigentlich anabol? Das aus dem Griechischen stammende Wort „anabol" bedeutet Aufbau. Das Gegenteil davon, der Abbau, wird mit katabol bezeichnet.

Anabol — katabol — die zwei Grundprinzipien des Stoffwechsels

In der Ernährungsphysiologie unterscheiden wir grundsätzlich nur zwei Stoffwechselrichtungen — und zwar den anabolen und den katabolen Stoffwechsel.

Der katabole Stoffwechsel meint z. B. die „Verbrennung", den stufenweisen Abbau also, von Nahrungskohlenhydraten zu Energie. Wenn Sie trainieren benötigen Sie diese Energie. Im Training überwiegt also der katabole Stoffwechsel. Der anabole Stoffwechsel dagegen bezeichnet den Aufbau von Körpereiweiß, z. B. Muskeln, aus den zugeführten Nahrungseiweißen. Dieser Prozeß überwiegt in Ruhe. In Ruhe baut der Muskel auf. Ein weiteres wichtiges Argument also für die Einhaltung ausreichend langer Erholungsphasen, wie sie im Kapitel „Das Grundprinzip der Superkompensation" erläutert wurden.

Geben Sie Ihrem Muskel die Chance zum Aufbau!

Der Katabolismus (Abbau) dient also hauptsächlich der Energiegewinnung, die unter anderem auch dafür benötigt wird, daß der anabole Stoffwechsel, das heißt der Aufbau von Körpersubstanz, überhaupt stattfinden kann. Um es mit anderen Worten zu sagen: Sie benötigen für den Aufbau von Körpereiweiß Energie, die der Organismus durch den Abbau von Kohlenhydraten zur Verfügung stellt. Insofern benötigen Sie auch Kohlenhydrate für den Muskelaufbau. An dieser Stelle wird erneut die Wichtigkeit der Kohlenhydrate ersichtlich.

Wir sagen: Der katabole Stoffwechsel ist energiefreisetzend, während der anabole Anteil Energie benötigt. Ohne Abbau also kein Aufbau!

Der katabolen Phase sind zunächst die „Brennstoffe" der Nahrung zugeordnet. Das sind in erster Linie die Kohlenhydrate (Stärke und Zucker), die Fette und soweit sie nicht zum Eiweißaufbau dienen auch die Nahrungseiweiße bzw. Proteine. Die letztgenannte Tatsache sollten Sie besonders beim Krafttraining berücksichtigen. Wie oft wird das Trainingsprogramm auf Kosten des Proteinkatabolismus (= Abbau!) bestritten, weil zuwenig Kohlenhydratenergie zur Verfügung steht. Das Training geht dann im wahrsten Sinne des Wortes an die Substanz. Sie können bekanntlich auch kein Haus bauen, wenn Ihnen das Fundament fehlt — in diesem Fall die Energiebereitstellung aus Kohlenhydraten. Wir sagen deshalb, daß Kohlenhydrate eine eiweißsparende Wirkung haben. Das für den anabolen Stoffwechsel so wichtige Baumaterial Protein bzw. die Aminosäuren wird dann geschont und nicht zur Energiegewinnung „verheizt". Außerdem sind Eiweiße von allen Brennstoffen die unökonomischste Energiequelle. Dennoch wird es sich nicht vermeiden lassen, daß bei extremen (Kraft-) Ausdauerbelastungen ein Teil der benötigten Energie durch Aminosäurenoxidation (= „Verbrennung") abgedeckt wird. Eine ausreichende Energieversorgung in Form von Nahrungskohlenhydraten ist also längst nicht mehr nur Erfolgsnahrung für den Ausdauersportler, sondern auch Voraussetzung für den anabolen Erfolg beim Krafttraining, sprich: Muskelaufbau.

Macht Eiweiß dick?

Ein reichliches Eiweißangebot aus der Nahrung, das über den Bedarf in der anabolen Phase hinausgeht, kann zu katabolen Zwecken verwendet werden, das heißt, Sie nutzen das Eiweiß, welches zum Aufbau nicht benötigt wird, als „Brennstoff". Benötigen Sie jedoch keinen „Brennstoff", weil Sie nicht trainieren, können die Eiweißabbauprodukte sogar zum Aufbau — allerdings diesmal — von Depotfett verwendet werden. Viele Steaks ohne Krafttraining wirken so wie Kuchen ohne Bewegung. Sie machen schlicht und einfach dick. Es mag Sie vielleicht ein wenig trösten, daß der Körper im Vergleich zu einem Zuviel an Kohlenhydraten etwas mehr Energie aufbringen muß, um aus Eiweißen Fett zu machen. Daß diese „Stoffumwandlungen" jedoch durchaus möglich sind, liegt an den vielfältigen Verknüpfungen des katabolen und anabolen Stoffwechsels über sogenannte Zwischenprodukte des Intermediär(= Zwischen)-Stoffwechsels. Der Körper kann so alle Energie, sei es aus Kohlenhydraten, aus Fetten, aus Eiweißen oder aus Alkohol in ihrer konzentriertesten Form als Fett speichern. Eiweiß, das über den Energiebedarf hinaus verzehrt wird, kann also durchaus — im Gegensatz von so manch einer Behauptung — dick machen.

Überlebensstrategie

Da der Energiestoffwechsel über allem steht, quasi die Basis aller Lebensvogänge ist, war die Fähigkeit zur Energiebevorratung — insbesondere zu Zeiten der Nahrungsknappheit — überlebensnotwendig. Der Körper hat dieses Vermögen jedoch auch im Überfluß nicht verlernt, wie die leidvolle Erfahrung vieler Übergewichtiger zeigt. Im Gegenteil, heute reagiert unser Stoffwechsel auf eine starke Kalorieneinschränkung während einer Schlankheitsdiät wie auf eine Hungersnot. Mit der Kalorienverknappung geht eine Stoffwechselanpassung einher. Der Körper schaltet auf Sparflamme. Die Verbrennung wird schlechter, um länger mit der vorhandenen Energie haushalten zu können. Zwei Dinge kann unser Organismus jedoch nicht:

1. Kohlenhydrate bei knappem Energieangebot oder Hunger aus Fettsäuren ersetzen und
2. die sogenannten essentiellen Aminosäuren, die beim Aufbau von körpereigenen Proteinen eine unersetzbare Rolle spielen, aus anderen Nährstoffen bilden.

Sie als Sportler und Fitneßbewußte müssen diese Tatsachen wissen und in Ihrer Ernährung berücksichtigen.

Da der Körper zur Wahrung seiner Leistungsfähigkeit und eines ordnungsgemäßen Stoffwechselbetriebes auch bei Nahrungsverzicht bzw. stark eingeschränkter Kalorienzufuhr auf Kohlenhydrat-Energie zur Aufrechterhaltung der Blutzucker(= Glukose)-Konzentration angewiesen ist, muß er sich die benötigten Kohlenhydrate notfalls selber beschaffen. Die körpereigenen Kohlenhydratspeicher in der Leber und Muskulatur sind aber bekanntlich knapp. Sie reichen selbst beim gut versorgten und trainierten Sportler für maximal einen Tag aus. Folglich muß bei knapper Diät körpereigenes Eiweiß „eingeschmolzen" werden, denn im Stoffwechsel können aus bestimmten Eiweißbausteinen Zuckerstoffe gebildet werden. Wir nennen diese glukoplastische (= glukosebildende) Aminosäuren. Hier zeigt sich einmal mehr, daß für das Überleben der Energiestoffwechsel (katabol) vor dem Baustoffwechsel (anabol) Vorrang hat. Die wichtigste Aufgabe des Organismus ist nämlich keineswegs der Aufbau von Muskeln, sondern der reibungslose Ablauf der Stoffwechselvorgänge und vor allem der Gehirn- und Nerventätigkeit, und dieser Ablauf benötigt Energie. Daraus folgt die Anforderung einer bedarfsangepaßten und vollwertigen Ernährung.

Ist Muskelaufbau das Trainingsziel, muß auf eine ausreichende Kohlenhydrat-Energierversorgung Wert gelegt werden. Erst dann kann der Körperbaustein „Protein" seine eigentliche Aufgabe ungehindert erfüllen.

Doch auch bei Figurtraining und Körperformung sind wertvolle Kohlenhydratträger wie Getreide, Gemüse, Kartoffeln und Obst unverzichtbar. Sparen sollten Sie nur bei konzentrierten Energieträgern wie Zucker, Fett und Alkohol. Fettarme Milchprodukte, Fisch, Fleisch und Ei ergänzen die Kost.

Der Aspekt der Vollwertigkeit bezieht sich auf die Qualität der Nährstoffversorgung. Die anabole Phase setzt ein lückenloses Angebot aller essentiellen Aminosäuren sowie der in die Funktionen des Energie- und Baustoffwechsels steuernd eingreifenden Vitamine voraus. Der lebensnotwendige Nährstoff Wasser darf ebenfalls nicht vergessen werden. Ohne Wasser und Vitamine können keine Stoffwechselreaktionen ablaufen. Wichtig für Leistungssportler: Die vermehrte Bildung und Ausscheidung harnpflichtiger Substanzen bei erhöhter Eiweißzufuhr erfordert eine hohe Flüssigkeitszufuhr (mindestens 2 bis 3 Liter pro Tag).

Auch wenn wir beim Stichwort „anabol“ automatisch an die beteiligten – mengenmäßig dominierenden – Nahrungsproteine denken, so sind doch noch weitere essentielle Nährstoffe mit diesem Stoffwechselanteil verbunden. Aus den mehrfach ungesättigten Fettsäuren werden die für den Stoffaustausch zwischen Zelle und ihrem Versorgungssystem so wichtigen Zellmembranen aufgebaut. Auch dürfen wir nicht vergessen, daß das Baumaterial unserer Knochen und Zähne die Mineralstoffe Calcium und Phosphat sind. Auf diese sogenannten „Hartmacher“ von Knochen und Zähnen haben wir bereits hingewiesen. Schließlich sind die Mikronährstoffe Eisen und Jod lebensnotwendige Spurenelemente, die am Aufbau des für den Sauerstofftransport zuständigen Blutfarbstoffes Hämoglobin und der stoffwechselsteuernden Schilddrüsenhormone beteiligt sind.

Proteinstoffwechsel: Was ist Spekulation? Was ist gesichertes Wissen?

Nachdem wir im letzten Kapitel verdeutlicht haben, welch hohen Stellenwert die Nahrungskohlenhydrate für die Ernährung von Bodybuildern haben, wollen wir uns nun noch etwas genauer mit dem Eiweiß beschäftigen.

Unter normalen Ernährungsbedingungen sind proteinhaltige Lebensmittel und gegebenenfalls auch Eiweißkonzentrate die Quellen für die vom Körper benötigten Aminosäuren. Der Vorgang der Eiweißverdauung kann – nicht zuletzt durch die unterschiedliche Verweildauer eiweißhaltiger Speisen im Magen bedingt – eine bis mehrere Stunden (mit zunehmendem Fettgehalt der Mahlzeit steigend) dauern. Es stellt sich die Frage, ob Peptide hier helfen können?

Was sind Peptide?

Im Bereich des Krafttrainings und Bodybuildings (Leistungssport) werden neben den herkömmlichen Eiweißpräparaten sogenannte Eiweißhydrolysate (= Abbauprodukte) bzw. Peptide und freie Aminosäuren verwendet. Peptide gelten als „vorverdautes" Eiweiß und sollen durch ihre leichte Verdaulichkeit die Eiweißernährung ergänzen. Peptide und Aminosäuren in Hydrolysaten (Abbauprodukte des Proteins) sollen bereits nach 10 bis 30 Minuten zur Verfügung stehen.

Es ist richtig, daß Peptide und freie Aminosäuren schneller verfügbar sind als Proteine. In der Praxis spielen jedoch die unterschiedlichen Resorptions(= Aufnahme in den Blutkreislauf)-Geschwindigkeiten von Peptiden, Aminosäuren und Proteinen keine Rolle. Sie können ein zeitgerechtes Aminosäurenangebot auch durch richtiges Timing der Mahlzeitenaufnahme — also ein verteiltes Angebot kleiner proteinhaltiger Snacks, Happen bzw. Portionen erreichen (der sogenannte nibbling-Effekt).

Benötige ich freie Aminosäuren?

Die als Aminosäuren bzw. Peptide pro Tag zugeführten Mengen (wenige Gramm) sind im Vergleich zu Proteinen aus Lebensmitteln relativ gering. Aminosäuren sollen isoliert und in höheren Dosierungen verabreicht pharmakologische (= arzneimittelähnliche) Wirkungen haben. Es wird vermutet, daß der vieldiskutierte wachstumshormonstimulierende Effekt von Arginin erst bei sehr hoher Menge (zirka 10 bis 30 Gramm) und dies wahrscheinlich nur bei i. v. Infusionen — also nicht auf dem Ernährungswege — zu erzielen ist. Eine nicht veröffentlichte Untersuchung von Andreas Bredenkamp, leider nur an zwei Versuchspersonen, zeigte dagegen andere Resultate: So hat ein Proband 3 g Arginin und 1,5 g Ornithin in Verbindung mit einem Eiweißgetränk zu sich genommen, während die zweite Versuchsperson die gleiche Menge Aminosäuren morgens auf nüchternen Magen verabreicht hat. Die Messungen bezüglich der Wachstumshormonproduktion zeigten keinerlei Auswirkungen bei der ersten Versuchsperson, dagegen stellte sich bei dem Probanden, der die freien Aminosäuren auf nüchternen Magen verabreicht hatte, eine Verzehnfachung der Wachstumshormonproduktion heraus. Dementsprechend würde die isolierte Gabe von freien Aminosäuren tatsächlich wachstumsstimulierende Wirkung haben. Als repräsentativ darf diese Untersuchung jedoch nicht angesehen werden. Ein abschließendes Urteil zu diesem Thema ist deshalb zur Zeit noch nicht möglich. Es fehlen kontrollierte Studien zu den möglichen Aminosäurewirkungen an einem entsprechenden Sportleruntersuchungskollektiv.

Weitere Tests dieser Art, die von Andreas Bredenkamp geplant waren, hat er verworfen, da er selbst bei einem positiven Ergebnis die Wirkung einer erhöhten Wachstumshormonproduktion auf das Muskelwachstum anzweifelt. Seine Begründung ist so einfach wie einleuchtend:

„Jedes Kind produziert Wachstumshormone. Das Muskelwachstum setzt jedoch erst mit der Produktion der Geschlechtshormone ein. Dementsprechend scheint der Einfluß des Wachstumshormons auf das Muskelwachstum gering bis gar nicht vorhanden zu sein. Über das Wachstumshormon jedoch Einfluß auf die Geschlechtshormonproduktion nehmen zu wollen, hieße über Rom nach Paris zu fahren."

An dieser Stelle möchte ich auch nicht versäumen, Andreas Bredenkamps abschließendes Resümee aus seinen Untersuchungen bezüglich einer Leistungssteigerung auf pharmakologischem Wege, seien es Anabolika oder auch freie Aminosäuren, darzulegen:

„Sich Gedanken zu machen über eine pharmakologische Leistungssteigerung heißt, an 10 Prozent der Leistung zu kratzen. Das kann nichts anderes bewirken, als von den wichtigen 90 Prozent abzulenken. Das sind, einmal abgesehen von der genetischen Veranlagung, die nicht beeinflußbar ist, das Training und die Ernährung. Es ist daher sicher sinnvoller, die Aufmerksamkeit auf die Faktoren zu lenken, die letztendlich über den Erfolg entscheiden. Untersuchungen über eine umfassende Fehleranalyse im Training durchzuführen, statt über die Wirksamkeit freier Aminosäuren nachzudenken, hat für den sportlichen Erfolg einen wesentlich höheren Stellenwert."

Kollagenes Eiweiß – was ist das?

Der ebenfalls diskutierte Kollagenzusatz in Sportlernahrungen ist eher eine Frage eines geeigneten/preiswerten Rohstoffes als einer ernährungsphysiologischen Notwendigkeit. Hauptbestandteile des Kollagens sind die nicht essentiellen Aminosäuren Glycin, Prolin und Hydroxprolin, die der Körper aus Vorstufen selber bilden kann. Es ist allerdings zu überlegen und auch zu prüfen, ob bei bestimmten Erkrankungen – eventuell auch Höchstbelastungen – die damit verbundene Zufuhr bindegewebsspezifischer Aminosäuren (Prolin, Hydroxyprolin) auch in Form von Gelatine von Vorteil sein kann (Geiß, Hamm, 1990, S. 113).

Wieviel Eiweiß braucht ein Sportler?

Kaum eine Frage innerhalb der Sportlerernährung wird mehr diskutiert. Während für die tägliche Ernährung des Erwachsenen mit leichter körperlicher Tätigkeit Zufuhrempfehlungen zwischen 0,8 bis 1,0 g Eiweiß je kg Körpergewicht angegeben werden, gelten für Leistungssportler höhere Werte. Bei Kraftsportlern ist der Eiweißbedarf in der Phase des Muskelaufbaus erhöht. Ähnliches gilt für Ausdauersportler, die mit hohem Umfang und hoher Intensität trainieren. Für beide Gruppen werden gegenüber früheren Angaben von 2 bis 4 g Eiweiß/kg Körpergewicht am Tag derzeit ca. 1,6 g Eiweiß/kg Körpergewicht/Tag empfohlen.

Zur Wirksamkeit von Eiweißpräparaten hat Andreas Bredenkamp 1983 eine zehnmonatige Untersuchung an neun Bodybuildern durchgeführt, die sich an der damaligen Praxis von 2 bis 4 g/kg Körpergewicht Eiweiß pro Tag orientierte. Seine Fragestellung: Haben Eiweißpräparate zusätzlich zur Normalkost überhaupt einen Nutzen? Die Ergebnisse hinsichtlich Muskelaufbau und Kraftzuwachs bei einer Eiweißdosierung von 3 bis 4 g/kg Körpergewicht waren eindeutig positiv, während eine Eiweißdosierung von 1 g/kg Körpergewicht pro Tag bei Sportlern höheren Trainingsniveaus keine Leistungssteigerung mehr erlaubte. Negative Begleiterscheinungen durch Eiweißpräparate traten nicht auf. Sehen Sie Abbildungen auf der folgenden Seite.

Trotz der geringen Probandenzahl waren die Ergebnisse aufgrund der langen Untersuchungsdauer und der Eindeutigkeit der Ergebnisse auf hohem Niveau signifikant und damit repräsentativ. Nicht ausgesagt ist mit dieser Untersuchung allerdings, ob eine Zufuhr von etwas mehr als 1 g Eiweiß/kg Körpergewicht am Tag nicht bereits ausreichend gewesen wäre.

Wie soll nun eine Empfehlung für eine vernünftige Eiweißdosierung aussehen?

Meine Empfehlungen bewegen sich im Rahmen von 1,2 bis 2 g Eiweiß/kg Körpergewicht, während Andreas Bredenkamp in der Muskelaufbauperiode — also phasenweise — auch 2,5 g/kg Körpergewicht für sinnvoll hält. Die Differenz in den Angaben zur Empfehlung einer sinnvollen Eiweißdosierung ergibt sich sicher nicht zuletzt aus dem Blickwinkel dessen, der diese Empfehlung gibt. Während der Ernährungswissenschaftler eine unnötig hohe Eiweißdosierung in Frage stellen muß, möchte der Sportler seinen Trainingserfolg nicht durch eine eventuell zu geringe Eiweißdosierung in Frage stellen müssen. Die Bandbreite der Proteinzufuhrempfehlungen ist sicherlich sehr groß, wenn man eine aktuelle Studie von Tarnopolsky (1988) mit nur wenig über 1,0 g den älteren Angaben mit 3,0 bis 4,0 g — vor allem aus dem Ostblock — gegenüberstellt. Eine langfristige Zufuhr von mehr als 2 g/kg Körpergewicht sowie jegliche Dosierung von mehr als 2,5 g/kg Körpergewicht/Tag hält Andreas Bredenkamp ebenfalls für zu hoch gegriffen. So war keiner seiner Probanden — trotz des Erfolges! — bereit, nach Ablauf der Untersuchung weiterhin eine Eiweißzufuhr von 3 g/kg Körpergewicht und mehr beizubehalten. Es stellte sich eine Aversion gegen Eiweiß ein.

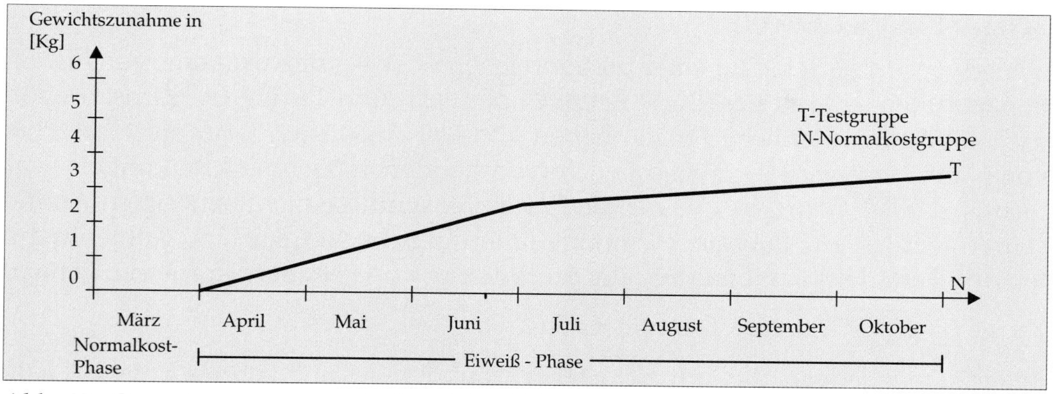

Abb. 37: Gewichtszunahme bei einer Eiweißdosierung von 1g/kg Körpergewicht (N) und 3 bis 4 g/kg Körpergewicht (T)

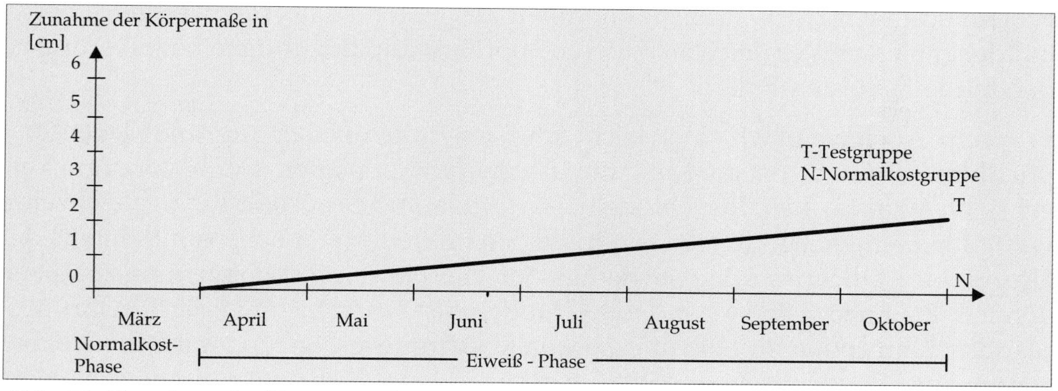

Abb. 38: Zunahme der Körpermaße

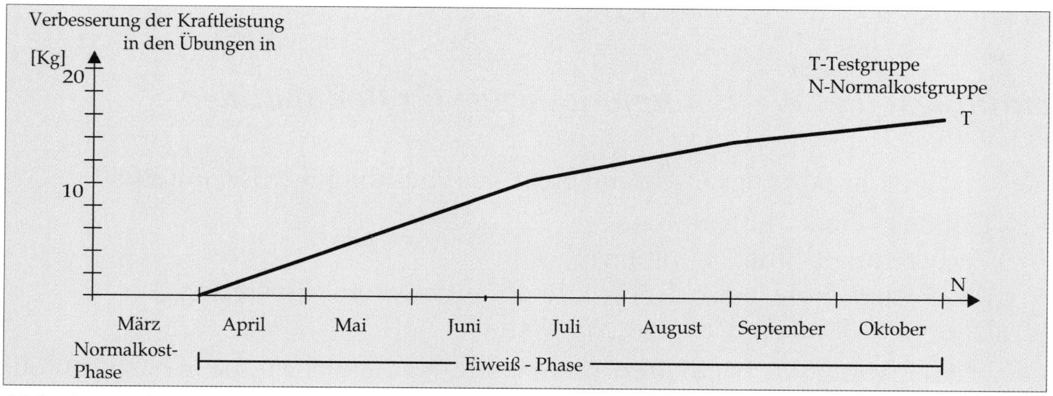

Abb. 39: Verbesserung der Kraftleistung (Quelle: A. Bredenkamp, Doping im Bodybuilding, Bünde 1985)

Schadet zuviel Eiweiß?

„Unerwünschte" Begleiter einer proteinreichen Kost – mit Ausnahme von Eiweißkonzentraten – sind gesättigte Fette, Cholesterin und Purine (= Harnsäurebildner), die gesundheitliche Folgen haben können. Ansonsten wird ein Überschuß von Nahrungseiweiß, – abgesehen von vorhandenen Nierenerkrankungen – als nicht schädlich beurteilt. Die für die Proteinbiosynthese nicht benötigten Aminosäuren werden zur Energiegewinnung (allerdings im Vergleich zu Kohlenhydraten und Fetten unökonomisch) oder zur Bildung von Fettenergiereserven genutzt.

Zuviel Eiweiß bei zuwenig Training macht dick!

Bedenkt man jedoch, daß nur zirka 60 Prozent der Gesamtenergiemenge auf Kohlenhydrate entfallen können, ist es auch aus dem Blickwinkel der Ernährungswissenschaft günstiger, die verbleibenden 40 Prozent eher zu 15 bis 20 Prozent aus Protein und nicht zu 30 Prozent und mehr aus Fetten zu decken. Übrigens, Bodybuilder zählen im Vergleich zu anderen Sportlern und der übrigen Bevölkerung zu den fettbewußtesten Essern!

Praxistip: Auch wenn wir einen leicht erhöhten Proteinbedarf zugrunde legen, empfiehlt es sich, zunächst die Kohlenhydratezufuhr zu planen. Der bevorzugte Verzehr von Haferflocken, Reis, Nudeln, Kartoffeln und Brot stellt Ihnen gleichzeitig wertvolle pflanzliche Eiweiße bereit, die Sie mit fettarmen Lebensmitteln aus der Gruppe der Milchprodukte sowie aus der Fleisch-, Fisch-, Eiergruppe ergänzen können. Bei hohem Bedarf und aus Gründen der Vereinfachung der Ernährungsplanung können Sie im Leistungssport als Nahrungsergänzung auch Eiweißkonzentrate zur Reduzierung der Fettaufnahme und des Nahrungsvolumens wählen. Konzentrate eignen sich auch als Nahrungsergänzung bei einer unterkalorischen Ernährung mit dem Ziel einer Gewichts- bzw. Fettreduktion.

Trainings- und Wettkampfernährung für Bodybuilder

Die einzelnen Ernährungsabschnitte beim Bodybuilding werden unterteilt in

- Trainings- bzw. Aufbauphase
- Vorbereitungs- und Definitionsphase
- Wettkampfphase (einschließlich der unmittelbaren Vorbereitung)
- Essen und Trinken nach dem Wettkampf

Jeder dieser Abschnitte beinhaltet differenzierte Verhaltensweisen in bezug auf die Ernährungsgestaltung, die wiederum abhängig von den jeweiligen Zielsetzungen sind. So dient die Aufbauphase im Wettkampfbodybuilding dem Aufbau eines

Maximums an Muskelmasse („Massephase"), während das Ziel der Vorbereitungsphase der möglichst weitgehende Erhalt der antrainierten Muskelmasse und das Erreichen einer optimalen Muskulosität bzw. Muskelteilung ist, die im Bodybuilding als „Definition" bezeichnet wird.

Das Ernährungsprinzip beruht auf extrem fettarmer Ernährung bei gleichzeitiger Einschränkung von Zucker, Alkohol und Kochsalz. Wasser und komplexe Kohlenhydrate sollten Sie unter Beachtung eines günstigen Kalium-Natriumquotienten nicht einschränken (vgl. Tabellen im Anhang). Es ist auf ein dem Erhaltungsbedarf entsprechendes Proteinangebot zu achten. In den letzten Tagen vor einem Wettkampf können Sie das aus dem Ausdauersport bekannte Prinzip der Glykogen-Superkompensation durch bevorzugte Kohlenhydratkost (zirka 70 Prozent der zugeführten Kalorien) nutzen. Mit der Glykogeneinlagerung in die Muskulatur erfolgt eine hohe intramuskuläre Wasserspeicherung, die für eine „volle Muskulatur" sorgt. Worauf kommt es nun im einzelnen an?

Aufbauphase

Zunächst möchten wir einige allgemeine Ernährungstips für das durchgängige (ganzjährige) allgemeine Aufbautraining geben. In diesem Abschnitt profitieren Sie von einer bedarfsangepaßten und vollwertigen Kostzusammenstellung, die bekanntlich

- kohlenhydratbetont und fettkontrolliert sowie
- eiweißhochwertig und vitamin- und mineralstoffreich sein soll und
- den individuellen Flüssigkeitsbedarf decken muß.

Dieser ergibt sich wiederum aus den Trainingsanforderungen und -bedingungen. Man kann pro Stunde Training im Fitneßstudio einen zusätzlichen Flüssigkeitsbedarf von zirka 1,0 bis 1,5 Litern (Basisbedarf eines Erwachsenen zirka 2 Liter pro Tag) zugrunde legen.

Bevorzugen Sie in der Aufbauphase folgende Lebensmittel: Vollkornprodukte wie Haferflocken und Brot, fettarmen Käse und Fisch, mageres Fleisch und als Getränk magnesiumreiches Mineralwasser gemischt mit kaliumreichen Fruchtsäften. Zur Absolvierung des Trainingspensums sollten Sie in erster Linie an die Deckung Ihres Energiebedarfs denken (eiweißsparende Wirkung der Kohlenhydrate), dann erst kann die Aufbaukost (Proteine) zum gewünschten Trainingserfolg führen.

Wenn Sie sich jedoch an unsere Ernährungsempfehlungen halten, aber nicht ausreichend trainieren, werden Sie auch „aufbauen", allerdings keine Muskelmasse, sondern Fettsubstanz. Achten Sie deshalb auf eine dem Bedarf angepaßte Ernährung.

Magenverweildauer

„Masseaufbau" bedingt zwangsläufig größere Nahrungsmengen. Damit aber die Ernährung an Trainingstagen (das gilt natürlich erst recht in der Wettkampfsituation) nicht wie ein „Stein im Magen" liegt, sollten Sie einige Spielregeln beachten. Kenntnisse über die unterschiedliche Verweildauer von Speisen im Magen sind für das richtige Timing Ihrer Mahlzeiten nützlich.

Grundsätzlich gilt:

- Je höher der Fettgehalt eines Lebensmittels oder einer Speise, desto länger ist die Verweildauer im Magen.
- Grobe Nahrung verweilt länger im Magen als bei der Zubereitung entsprechend zerkleinerte oder gut gekaute Lebensmittel.
- Flüssige Mahlzeiten (Suppen, Getränke etc.) verlassen den Magen schneller als feste Speisen.
- Bei Getränken verzögert die Konzentration der gelösten Stoffe - vor allem Zucker - die Magenentleerung, das heißt Cola oder Limonade verbleibt wesentlich länger im Magen als ein Mineralwasser.

Zur groben Orientierung kann man sich folgende Zeitleiste vorstellen.

Tab. 20: Magenverweildauer

Essen und Trinken

4 und mehr Stunden: fettreiche Speisen

3-4 Stunden: normale gemischte Mahlzeiten (Fleisch, Kartoffeln, Gemüse) Nudeln mit Fleischsoße

2-3 Stunden: leichte kolenhydratbetonte Mahlzeit (z.B. Reisgericht, Suppe mit Nudeleinlage, Nudeln mit Obst)

1-2 Stunden: Imbißmahlzeit, Fitneßsnacks und Proteingetränke

Minuten bis 1 Stunde: Kohlenhydrathaltige Getränke je nach Konzentration der Inhaltstoffe, Eiweißhydrostate und Aminosäuren in Kapselform oder flüssig

Vor dem Sport

Wann sollte ich das letzte Mal vor dem Training essen?

Aus der Tabelle ist abzulesen, daß diese Frage nur differenziert zu beantworten ist. Während Sie fettreiche Speisen sowie normale gemischte Mahlzeiten mit entsprechendem Abstand, also mindestens 1 1/2 bis 2 Stunden vor dem Training zu sich nehmen sollten, können kohlenhydrathaltige Speisen auch mit weniger als 1 Stunde Abstand zum Training gegessen werden. Nehmen Sie beispielsweise eine Portion Nudeln mit Backobst im Abstand von ungefähr einer 1/2 bis 3/4 Stunde vor dem Training zu sich, wird Ihnen die notwendige Energie für gute Leistungen zur Verfügung stehen. Würden Sie statt des Backobstes jedoch eine fetthaltige Bolognese-Sauce zu Ihren Nudeln wählen, müßten Sie mit Unverträglichkeit beim Training rechnen. Derartige Ernährungsfehler können somit zum vorzeitigen Trainingsabbruch führen. Vermeiden Sie deshalb fettreiche Zugaben zu Ihren Mahlzeiten. Sie gefährden damit Ihren Trainingserfolg!

Mahlzeitenrhythmus

Der persönliche Eß- und Trinkrhythmus ergibt sich aus den individuellen Arbeits- und Trainingsbedingungen. Generell ist eine Mahlzeitenhäufigkeit im 2 bis 3-Stunden-Takt heute wenigen üppigen und damit belastenden Mahlzeiten vorzuziehen. Machen Sie daraus jedoch kein allzu starres Schema. Es ist sinnvoll in etwa:

- 35 Prozent der täglichen Energie zum 1. und 2. Frühstück (Morgenmuffel essen zum 2. Frühstück mehr)
- 20 Prozent der Tageskalorien mittags und weitere
- 25 Prozent nachmittags vor dem Training sowie
- 20 Prozent abends (einschließlich einem Spätimbiß) aufzunehmen.

Gerade wenn Muskelzuwachs das Trainingsziel ist, hat es sich als zweckmäßig erwiesen, das Proteinangebot in gleichmäßig verteilter Form anzubieten. Der hochdosierten Einzelgabe sind die bereits bekannten kleineren nibbling-Portionen vorzuziehen. Je näher dem Trainingsreiz Eiweiß dem Körper zugeführt wird, desto höher ist der „Aufbaueffekt", wobei bei herkömmlicher Ernährung vor dem Training die schon angesprochene Verweildauer der Speisen im Magen und die persönliche Verträglichkeit berücksichtig werden muß. Auch hier ergibt sich eine Rangreihe hinsichtlich der zeitlichen Verfügbarkeit, die die Tabelle auf der folgenden Seite zeigt. Essen Sie also Eiweiß nicht „auf Vorrat", zum Beispiel ein Pfund Magerquark zum Frühstück, wenn Sie erst am späten Nachmittag trainieren wollen. Ebensowenig sinnvoll ist das riesige Steak zum späten Abend, wenn man bei den anderen Mahlzeiten kaum auf das Eiweiß geachtet hat. Besser sind an Trainingstagen also öfters kleine „Proteinhappen" über den Tag verteilt, zum Beispiel kleine

Tab. 21: Zeitliche Verfügbarkeit von Eiweiß

Essen

(Eiweißhaltige Mahlzeiten mit hohem Fettgehalt)
Proteinhaltige fettarme Mahlzeiten
Proteinkonzentrate in Getränken angerührt
Peptide und Aminosäuren

Trainieren

Trinkflüssigkeiten auch eiweißhaltig
Eiweißhaltige Mahlzeiten je nach Appetit

Portionen Quark oder Joghurt, Käsestücke (fettarm), Scheibe Brot mit Geflügelaufschnitt, kleines Glas Milch mit Proteinkonzentrat, Protein-Riegel (auch die Hälfte davon!), halbe Dose Thunfisch in Wasser eingelegt etc.

Das Mengenproblem

Die von uns empfohlene kohlenhydratreiche, fettreduzierte Ernährung wird sich eindeutig positiv auf Ihr Training auswirken. Sie beinhaltet jedoch auch ein Problem, welches sich aus dem großen Volumen einer kohlenhydrat- und ballaststoffreichen Ernährung ergibt. So übersteigt das Nahrungsvolumen in einigen Fällen die Aufnahmekapazität des Verdauungstraktes von Leistungsportlern. Es empfiehlt sich deshalb, die Speisen bedarfsangepaßt zuzubereiten. Sie werden beispielsweise Schwierigkeiten haben, eine ausreichende Menge Haferflocken zu essen, wenn Sie diese in warme Milch einrühren. Wählen Sie jedoch eine Zubereitung im Mixer (Rezept siehe Anhang), wird Ihnen die ausreichende Zufuhr von Kohlenhydraten weniger Probleme bereiten. Selbstverständlich können Sie das vorgeschlagene Gericht auch variieren. So kann die Menge Quark halbiert oder weggelassen werden, während Sie die angegebenen 10 Eßlöffel Haferflocken nach Bedarf eventuell auch noch aufstocken können. Variieren Sie im Hinblick auf Ihre persönliche Ernährungsbilanz.

Wettkampfvorbereitungs- und Definitionsphase

In der Definitionsphase werden vom Sportler zwei Ziele angestrebt:

- ein möglichst weitgehender Erhalt der aufgebauten Muskelmasse sowie
- eine Reduzierung des Körperfettanteils und Erreichen eines plastischen Aussehens der Muskulatur.

Vom ernährungstechnischen Standpunkt ist es in dieser entscheidenden Trainingsphase notwendig, die überkalorische Energiebilanz der Muskelaufbauphase dem jetzigen Bedarf anzupassen, das heißt, entsprechend zu verringern. Wie Sie beispielsweise einen Ernährungsplan der Aufbauphase zu einer Wettkampfvorbereitungs-Mahlzeit abspecken können, zeigt die Gegenüberstellung von Mahlzeiten, die den Trainingsnotizen von Andreas Bredenkamp entnommen sind.

Tab. 23: Der geringe Unterschied zwischen den Mahlzeiten zum Muskelaufbau und zur Fettreduktion

Uhrzeit	Überkalorische Ernährung zum **Muskelaufbau**				Unterkalorische Ernährung zum **Fettabbau**			
	E	**KH**	**F**	**kcal**	**E**	**KH**	**F**	**kcal**
7:00	1. Frühstück mit Ei				Frühstück ohne Ei			
	39,5	58,3	12,5	506	32,5	58,3	6,5	424
9:00	Andreas Standard Frühstück				1/2 Andreas Standard Frühstück ohne Quark			
	66	119,2	15,6	882	16,1	54,6	7,4	349,5
11:00	Brötchen mit Salami				Brötchen mit Putensülze			
	9,1	20,5	17,7	278	8,8	20,5	2,8	142
13:00	Süß-scharfes Hähnchen-Curry				Chinesische Hähnchen Pfanne			
	40,6	60,3	23,2	611	47,2	42,3	7,4	435
15:00	Westfälische Quarkspeise				Obstquark			
	23,6	69,6	2,9	456	22,1	26,1	2,9	219
17:00	Nudeln mit Backobst				Nudeln mit Backobst			
	22,8	130	4,3	649	22,8	130	4,3	649
17:30 bis 18:00	Training							
20:00	Muskelaufbau - Drink I				Diät - Drink			
	37,6	21,5	6,4	297	10	18,5	2,3	137
	Energiezufuhr: 3679 kcal				Energiezufuhr: 2355,5 kcal			

Energiebilanz: 3000 kcal

Das richtige Timing der Wettkampfform

Unterteilen Sie Ihre Wettkampfvorbereitung in drei Phasen:

1. Ermittlung der persönlichen Energiebilanz (Dauer 10 Tage)
2. Gewichtsreduzierung (Die Dauer ist je nach Übergewicht unterschiedlich, rechnen Sie 1 Pfund pro Woche, dementsprechend 8 Wochen für 4 kg)
3. Vorbereitung auf den Wettkampf (1 Woche).

Die Ermittlung der persönlichen Energiebilanz sowie die Überwachung einer langsamen Gewichtsreduzierung wurde im Kapitel „Trainingsplanung und -protokollierung" ausführlich erläutert. Lassen Sie uns deshalb auf die letzte Woche vor dem Wettkampf etwas genauer eingehen.

Die letzte Woche vor dem Wettkampf

Das gesamte harte Trainig kann durch Unkenntnis und Fehlverhalten noch in der letzten Woche vor der Meisterschaft in Frage gestellt werden. Nicht nur unsinnig, sondern gesundheits- und leistungsgefährdend ist eine extrem flüssigkeitseingeschränkte Ernährung.

Unsinnige Ernährungspraktiken gefährden den Trainingserfolg: Elektrolytverluste durch „Gewichtmachen und Abkochen"

Das Definitionsziel einer geringen Wasserspeicherung unter der Haut versuchte man in der Vergangenheit häufig durch einen strikten Wasserentzug zu erreichen. Eine ausgeglichene Wasserbilanz ist jedoch für die Wärmeregulation, die Herz-Kreislauf- und Muskelfunktion, die Durchblutung und Transportleistung sowie nicht zuletzt für die lebenswichtige Nierenfunktion die unverzichtbare Voraussetzung. Aber nicht nur unter gesundheitlichen Gesichtspunkten, sondern auch aus Ihrer sportlichen Zielsetzung heraus, sollten Sie auf den Entzug von Körperflüssigkeit verzichten. Bedenken Sie, daß

- bereits ein Wasserentzug von 12 Prozent zum Tode führen kann,
- zirka 60 Prozent des menschlichen Körpers aus Wasser bestehen,
- sich davon jedoch lediglich 30 Prozent im Zwischengewebe befinden,
- der mit Abstand größte Teil jedoch innerhalb des Muskels.

Das heißt: Sie treffen mit einem Wasserentzug immer auch den Wasserbestand Ihrer Muskulatur. In diesem Zusammenhang muß man wissen, daß der Wassergehalt und -bedarf einer Zelle umso größer ist, je aktiver sie ist (Muskelzelle!). Das pralle Aussehen des Muskels und seine Leistungsfähigkeit wird durch eine starke Flüssigkeitseinschränkung gleichermaßen beeinträchtigt. Eine volle Muskulatur mit geringer Wasserspeicherung unter der Haut gelingt also nicht durch Verzicht bzw. Entzug des lebens- und leistungswichtigen Wassers, sondern durch Beachtung der Regler des Wasserhaushaltes. Damit sind die beiden Mineralstoffe Natrium und Kalium gemeint, die Gegenspieler bei der Regulation des Wasserhaushaltes. Sie sind für die Verteilung der Flüssigkeit im Körper verantwortlich. Kalium dominiert in der Zelle, während Natrium hauptsächlich außerhalb vorkommt und für die Wasserspeicherung im Extrazellulärraum (= Zwischengewebe und Körperflüssigkeiten) verantwortlich ist. Wir essen zur Zeit weitaus mehr Natrium als Kalium. Früher war dieses Verhältnis einmal umgekehrt. Akzeptabel ist ein annähernd ausgeglichenes Kalium-Natrium-Verhältnis, vielleicht sogar mit einem geringen Kaliumüberschuß. Anstelle der Einschränkung der Flüssigkeitszufuhr hat sich deshalb in der Definitionsphase die Schaffung eines natürlichen Kalium-Natrium-Gefälles besser bewährt. Ohne Einsatz von Diuretika (= wassertreibende Medikamente) sind damit die besten Erfolge zu erzielen. Notwendig ist dafür jedoch, daß ausschließlich Nahrungsmittel zugeführt werden, die sich durch einen Kaliumüberhang auszeichnen. Unter diesem Aspekt fällt beim Vergleich von verarbeiteten und nicht verarbeiteten Nahrungsmitteln auf, daß gerade die naturbelassenen Nahrungsmittel in der Regel mehr Kalium als Natrium enthalten, während die verarbeiteten dieses Verhältnis auf den Kopf stellen. **Daran sollten auch Personen denken, die Probleme mit Wasseransammlungen (Oedeme) haben**.

Unterstützt werden sollte die natriumarme Diät durch Zufuhr von reichlich kochsalzfreien Getränken, da bei der Ausscheidung weiteres überschüssiges Natrium ausgeschwämmt wird. Auf diese Weise wird der Körper noch salzärmer und damit auch wasserärmer. Wer an Wasseransammlungen in den Beinen leidet, der sollte dementsprechend genügend trinken und nicht etwa weniger (im Zweifelsfall den Arzt befragen). Dabei ist jedoch insbesondere auf den Ersatz von Kalium und Magnesium zu achten, da die Konzentrationen von Magnesium und Kalium im Schweiß der des Blutes entspricht, während Natrium im Schweiß geringer konzentriert ist. Dem Körper droht daher vor allem ein Kalium- und Magnesium-Mangel. In diesem Zusammenhang muß das neben der generellen Flüssigkeitseinschränkung besonders gefährliche Gewichtmachen bzw. Abkochen durch gleichzeitige

- Einschränkung der Trinkflüssigkeit
- exzessive Saunaanwendungen und
- Einnahme von Entwässerungsmitteln (Diuretika)

angesprochen werden. Durch diese tiefgreifende Manipulation am Wasser- und Mineralstoffhaushalt werden insbesondere die Herz-Kreislauf- und Muskelfunktionen gefährdet. Durch den Einsatz von wassertreibenden Medikamenten kann ein bedrohlicher Abfall des Serum-Kaliums und -Magnesiums eintreten. Damit sind entsprechende Verluste auch in den Zellen, besonders in den Herzmuskelzellen, verbunden, was Extraschläge des Herzens und andere Rhythmusstörungen auslösen kann. Ebenso erhöht sich die Störanfälligkeit des Muskels mit vermehrter Neigung zu Verkrampfungen. Besonders problematisch ist auch die Kombination eines entwässernden mit einem abführenden Mittel.

Diese tiefgreifenden Störungen im Stoffwechsel kann man auch nicht innerhalb weniger Stunden vor dem Wettkampf wieder ausgleichen. Deshalb ist in jedem Fall einer bewußten Ernährungsumstellung in der Vorbereitungsphase der Vorzug zu geben. Vor allem sollte die Gewichtsabnahme langsam erfolgen. Genauso wichtig wie der Trainingsplan ist deshalb ein rechtzeitig erstellter Ernährungsplan, der eine Kalorieneinschränkung von zirka 500 Kalorien und keine extremen Crashkuren vorsieht. Gespart werden sollte an Fett, Zucker, Alkohol und Kochsalz. Nicht zu kurz kommen dürfen dagegen komplexe Kohlenhydrate, Proteine, Kalium, Calcium, Magnesium, alle Vitamine und Spurenelemente sowie natürlich Wasser.

Essen und Trinken am Wettkampftag und danach

Am Wettkampftag sollten Sie kohlenhydratreich essen und, entgegen bisherigen Ansichten, genügend trinken. Wählen Sie natriumarme Flüssigkeiten. Hier geht es vor allem um die Aufrechterhaltung der Energiebilanz und eine persönlich gut verträgliche Kost. Nach dem Wettkampf ist allerdings für den Leistungssportler genausoviel Disziplin erforderlich wie in der Vorbereitungsphase. Man hat seinen Stoffwechsel während der Definitionsphase ökonomisch eingestellt, so daß eine anschließende, unkontrollierte, reichliche Ernährung rasch zur Gewichtszunahme führen würde. „Dick durch Diät" trifft dann leider auch in diesem Fall zu.

ANHANG

Tab. 25: Empfehlungen für die tägliche Vitaminzufuhr *)

	Vitamin	Funktion	Menge[1)] m	Menge[1)] w	Besonders ergiebige Vitaminquellen	Portion in Gramm	Tagesbedarf wird zu ...% gedeckt**
fettlöslich	A (Retinol)	Beteiligung am **Sehvorgang**, greift in Aufbau und Funktionserhaltung von **Haut** und **Schleimhäuten** ein, wichtig für ein intaktes Immunsystem	1,0 —1,1 mg[2)]	0,8 mg[2)]	Kalbsleber Feldsalat Spinat Grünkohl	150 100 200 200	500 65 100 100
fettlöslich	D (Calciferol)	Wichtig im Calcium- und Phosphorstoffwechsel, beeinflußt die Mineralisierung der **Knochen** und **Zähne**	5 —10 µg	5 —10 µg	Hering Lachs Aal	100 100 100	620 320 260
fettlöslich	E (Tocopherol)	Schützt ungesättigte Fettsäuren und Vitamin A im Körper vor Zerstörung durch **Oxidation** (natürliches Antioxidans)	12 mg[3)]	12 mg[3)]	Weizenkeimöl Sonnenblumenöl Grünkohl Erbsen	15 15 150 150	180 55 45 35
fettlöslich	K	Wichtig für das **Blutgerinnungssystem**	Höhe des Bedarfs zur Zeit nicht bekannt		Tomaten Kopfsalat Leber grüne Gemüse		
wasserlöslich, B-Vitamine	B_1 (Thiamin)	Wichtig im **Kohlenhydratstoffwechsel**, für das **Nervensystem**	1,3 —1,5 mg	1,1 —1,3 mg	Schweinefleisch Vollkornbrot Kartoffeln	150 100 250	75 15 15
wasserlöslich, B-Vitamine	B_2 (Riboflavin)	Beteiligt am Fett-, Kohlenhydrat-, Eiweiß**stoffwechsel**	1,7 —1,8 mg	1,5 —1,7 mg	Trinkmilch Buttermilch Schweine- und Rinderleber	200 200 150	20 15 220
wasserlöslich, B-Vitamine	B_6 (Pyridoxin)	Wichtig im **Eiweißstoffwechsel** und für das **Nervensystem**	1,8 —2,1 mg	1,6 —1,8 mg	Sardinen Makrelen Kotelett Bananen	100 100 150 150	40 30 30 30
wasserlöslich, B-Vitamine	B_{12} (Cobalamine)	Trägt zur Bildung der roten Blutkörperchen bei, Verhindert bestimmte Formen der **Anämie**	5 µg	5 µg	Kalbsleber Trinkmilch Speisequark	150 200 125	1580 15 20
wasserlöslich, B-Vitamine	**Biotin**	Wichtig bei der **Synthese** von **Kohlenhydraten** und **Fettsäuren**	Höhe des Bedarfs zur Zeit nicht bekannt		Trinkmilch Leber Sojabohnen		
wasserlöslich, B-Vitamine	**Folsäure**	Wichtig für die Zellteilung und Zellneubildung, besonders **rote** und **weiße Blutzellen**, verhindert gewisse Formen von Anämie (Blutarmut)	160 µg[4)]	160 µg[4)]	Leber Tomaten, roh Blumenkohl Weißkohl, roh Wirsingkohl	150 150 150 150 200	100 35 25 75 55
wasserlöslich, B-Vitamine	**Niacin**	Wichtig für am Energieumsatz beteiligte **Enzyme**, in den Zellen, für **Herzfunktion** und zentrales **Nervensystem**	18 —20 mg[5)]	15 —16 mg[5)]	Erbsen Rind- und Schweinefleisch, ohne Fett Brathuhn Sardinen	200 150 150 100	30 40 55 50

Fortsetzung Empfehlungen für die tägliche Vitaminzufuhr*)

Pantothen-säure	Wichtig beim Abbau von **Fetten**, **Kohlenhydraten** und **Aminosäuren** sowie beim Aufbau von **Fettsäuren** und bestimmten **Hormonen**	8 mg	8 mg	Ostseehering Leber Steinpilze Erbsen Wassermelone	100 150 200 200 150	80 100 50 10 30
C (Ascorbin-säure)	Verbessert die **Eisenaufnahme** aus der Nahrung, ist wichtig für die Bildung und Funktionserhaltung von **Bindegewebe** und **Knochen**, stimuliert die **körpereigenen Abwehrkräfte**	75 mg	75 mg	Schwarze Johannisbeeren Paprika, roh Weißkohl, roh Kiwi Orange Erdbeeren	150 200 150 100 100 200	380 370 95 200 66 165

*) Nach den Empfehlungen der Deutschen Gesellschaft für Ernährung (DGE), Frankfurt/Main (1985). Die angegebenen Werte gelten für Jugendliche und Erwachsene, für werdende und stillende Mütter werden höhere Zufuhrempfehlungen abgegeben.
1) mg = 1 Tausendstel Gramm µg = 1 Millionstel Gramm
2) Retinol-Äquivalent
3) D-alpha-Tocopherol-Äquivalent
4) Folat-Äquivalente
5) Niacin-Äquivalent
** Durchschnittliche Zubereitungsverluste sind berücksichtigt.

(Quelle: EVI - Arbeitskreis Ernährungs- und Vitamininformation)

Frühstück + Müsli

Andreas Standardfrühstück

	g	E	KH	F	kJ	kcal
10 EL Haferflocken	100	13,8	61,2	7	1524,6	363
0,5 l fettarme Milch (1,5% F)	500	17	24,5	7,5	987	235
1 Banane	125	1,4	23,5	0,3	424,2	101
1 Topf Magerquark	250	33,8	10	0,8	768,6	183
Gesamt		**66**	**119,2**	**15,6**	**3704,4**	**882**

Alle Zutaten im Mixer miteinander mischen und in einem großen Glas servieren.

Abb. 40: Andreas Standardfrühstück (Quelle: A. Bredenkamp, Das Ernährungssystem für Freizeit- und Leistungssportler, Bünde 1988)

Tab. 26: Nährstoffdichte ausgewählter Lebensmittel

Kritische Nährstoffe in Milligramm = mg, bezogen auf MJ = Megajoule = 1000 Kilojoule

Fettdruck: Günstige Nährstoffquellen

Lebensmittel (Ist-Nährstoffdichte)	Calcium a)	Magnesium a)	Eisen a)	Vit. A b)	Vit. E c)	Thiamin a)	Riboflavin a)	Vit. B_6 a)	Folsäure d)	Vit. C a)
Weizenvollkornbrot	71	**103**	2,2	0	2,8	0,28	0,17	0,40	38	0
Brötchen	25	27	1,1	0	0,4	0,09	0,03	0,12	14	0
Weißmehl (Type 550)	11	(6)	0,7	0	1,3	0,07	0,05	0,07	6	0
Haferflocken	34	**88**	2,9	0	2,3	**0,37**	0,09	0,10	9	0
Cornflakes	8	9	1,3	0	2,3	**0,89**[1]	**1,25**[1]	**0,97**[1]	**275**[1]	0
Eierteigwaren	17	43	1,0	0,04	0,2	0,11	0,05	0,04	4	0
Kartoffeln, gekocht	28	74	2,4	0	0,3	0,19	0,11	**0,49**	9	**20**
Pommes frites	29	36	1,3	0,01	—	0,11	0,05	—	—	4
weiße Bohnen, gekocht	78	**97**	4,5	0,05	1,7	0,26	0,10	0,18	23	2
Schnittbohnen gekocht	**439**	**193**	**6,4**	**0,40**	2,0	**0,37**	**0,69**	**1,62**	**141**	**62**[3]
Blumenkohl, gekocht	**214**	**182**	**6,7**	0,04	0,9	**0,71**	**0,80**	**1,61**	**173**	**298**[3]
Grünkohl, gekocht	**1399**	**205**	**12,5**	**3,61**	**26,4**	**0,40**	**1,24**	**1,24**	92	**277**[3]
Spinat, gekocht	1441[2]	663[2]	46,9[2]	**6,81**	**28,6**	**0,76**	**1,97**	**1,89**	**336**	**238**[3]
Weißkohl, gekocht	**546**	**273**	**5,9**	0,08	0,30	**0,34**	**0,38**	**0,98**	**124**	**217**[3]
Sauerkraut, gekocht	**559**	**(181)**	**7,0**	0	(0,3)	0,19	**0,44**	**1,84**	**111**	**163**
Kopfsalat	**700**	**208**	**20,8**	**2,49**	**7,4**	**1,77**	**1,48**	**1,04**	**529**	**246**[3]
Feldsalat	**473**	**176**	**27,0**	**8,79**	**(8,1)**	**0,88**	**1,08**	**(3,38)**	—	**473**[3]
Rhabarber, gekocht	862[2]	216[2]	8,8[2]	0,15	3,3	**0,35**	**0,45**	**0,52**	14	**149**
Rote Bete, gekocht	203	10	**6,5**	0,01	0,5	0,11	0,25	0,30	**227**	**28**
Rettich	**416**	**189**	**10,1**	0,01	0	**0,38**	**0,38**	**0,76**	**202**	0
Möhren, roh	**259**	**114**	**4,2**	12,63[5]	4,4	**0,44**	0,33	**0,59**	50	**45**
Tomaten	212	**303**	**7,6**	**2,07**	**7,4**	**0,86**	**0,62**	**1,51**	**251**	**366**
Spargel, gekocht	**286**	**272**	**13,6**	0,07	—	**0,90**	**1,22**	**0,62**	**195**	**114**
Zwiebeln	175	51	2,8	0,03	1,1	0,19	0,16	**0,76**	24	**48**
Knoblauch	80	—	2,9	0	0,2	**0,42**	0,17	—	—	**29**
Walnußkerne	33	49	0,9	0	**9,4**	0,13	0,05	0,33	15	1
Haselnußkerne	87	60	1,5	0	**10,8**	0,15	0,08	0,17	16	1
Erdnußkerne	25	70	0,9	0	**8,6**	**0,38**	0,06	0,13	14	0
Bierhefe, getrocknet	(39)	—	**15,2**	0	—	**10,40**[4]	**3,27**[4]	**3,82**[4]	**1650**[4]	0
Äpfel	34	31	2,3	0,04	2,7	0,17	0,15	0,22	16	**57**
Birnen	48	37	1,2	0,03	2,0	0,16	0,18	0,07	26	**22**
Bananen	23	96	1,4	0,10	1,2	0,12	0,15	**0,99**	45	**33**
Sauerkirschen	(35)	35	2,7	0,22	1,1	0,22	0,27	0,18	26	**53**
Erdbeeren	188	**109**	**6,9**	0,06	1,6	0,22	0,39	0,43	**122**	**463**
Himbeeren	**266**	**200**	**6,7**	0,09	**9,3**	0,15	0,33	**0,50**	—	**166**

Fortsetzung Nährstoffdichte ausgewählter Lebensmittel

Kritische Nährstoffe in Milligramm = mg, bezogen auf MJ = Megajoule = 1000 Kilojoule

Fettdruck: Günstige Nährstoffquellen

Lebensmittel (Ist-Nährstoffdichte)	Calcium a)	Magnesium a)	Eisen a)	Vit. A b)	Vit. E c)	Thiamin a)	Riboflavin a)	Vit. B_6 a)	Folsäure d)	Vit. C a)
Johannisbeeren schwarz	194	72	**5,5**	0,10	4,2	0,22	0,19	0,34	—	**748**
Aprikosen	79	45	3,2	**1,47**	2,5	0,20	0,26	0,35	11	**46**
Grapefruits	115	64	2,2	0,02	1,7	0,31	0,15	0,18	**85**	**281**
Apfelsinen	208	69	2,0	0,07	1,2	**0,39**	0,21	0,25	**160**	**248**
Kiwi	184	**115**	3,9	**0,30**	—	0,08	0,24	—	—	**524**
Cola-Getränke	22	6	—	0	0	0	0	0	0	0
Apfelsaft, Handelsware	39	24	1,5	0,04	0,1	0,11	0,14	0,28	16	8
Orangensaft, frisch	63	69	1,1	0,07	—	**0,54**	0,17	0,29	**140**	**308**
Johannisbeersaft, Handelsware	74	—	1,5	0,02	—	0,02	0,01	0	0	149
Traubensaft	48	33	1,6	0	—	0,12	0,06	0,08	5	6
Vollbier, hell	21	37	0,1	0	0	0,02	0,16	0,27	20	0
pasteuris. Trinkmilch	**450**	45	0,2	0,12	0,2	0,14	**0,67**	0,17	(10)	6
Joghurt, 3,5% Fett	**425**	43	0,2	0,11	0,3	0,13	**0,64**	0,16	17	4
Buttermilch	**746**	**110**	0,7	0,04	0,3	0,23	**1,09**	0,27	17	4
Kakaogetränk auf Magermilchbasis	507	58	0,7	0	0,1	0,16	**0,70**	0,21	12	5
Quark, Magerstufe	**291**	38	1,3	0,01	0	0,14	**0,95**	0,32	29	0
Camembert,50% Fett i. Tr.	**389**	11	0,1	**0,32**	0,4	0,03	**0,43**	0,18	22	0
Limburgerkäse, 20% Fett i. Tr.	**648**	50	0,5	0,06	—	0,04	**0,44**	0,11	37	0
Roquefortkäse	**439**	20	0,4	0,21	—	0,03	**0,39**	0,08	32	0
Eiscreme	169	8	0,2	0,16	—	0,05	0,3	—	—	0
Schokolade, milchfrei	32	51	1,6	—	1,5	0,04	0,04	0,01	0	0
Vollmilchschokolade	104	50	1,5	0,01	1,4	0,04	0,19	0,02	0	0
Milchschnitte	54	13	0,5	0,02	—	0,48[1]	0,86[1]	0,50[1]	—	—
Nuß-Nougat-Creme	60	—	1,4	—	3,7	—	0,09	0,06	—	—
Blütenhonig	4	4	1,0	0	0	0	0,04	—	—	2
Zucker	0	0	0,2	0	0	0	0	0	0	0
Zucker, braun	35	9	(2,8)	0	—	0,01	0,01	—	—	1
Hühnerei	84	18	3,1	0,33	1,5	0,15	0,46	0,18	52	0
Schweinekotelett, gebraten	11	23	**1,7**[6]	0	0,7	**0,60**	0,18	0,44	2	0
Rinderfilet, gebraten	5	27	**5,9**[6]	0	1,4	0,15	0,24	**0,88**	**19**	0
Rinderleber, gebraten[7]	12	30	**12,5**[6]	**11,70**	1,2	**0,39**	**4,80**	**1,12**	**260**	**45**
Kalbsniere, gebacken[7]	18	33	**20,8**[6]	**0,38**	0,4	**0,50**	**4,27**	**0,82**	**73**	17

Fortsetzung Nährstoffdichte ausgewählter Lebensmittel

Kritische Nährstoffe in Milligramm = mg, bezogen auf MJ = Megajoule = 1000 Kilojoule

Fettdruck: Günstige Nährstoffquellen

Lebensmittel (Ist-Nährstoffdichte)	Calcium a)	Magne-sium a)	Eisen a)	Vit. A b)	Vit. E c)	Thiamin a)	Ribo-flavin a)	Vit. B_6 a)	Fol-säure d)	Vit. C a)
Frankfurter Würstchen	7	—	**1,6**[6]	0	—	0,16	0,17	0,13	—	0
Blutwurst	4	4	**3,8**[6]	0	—	0,04	0,07	—	—	0
Schweineschinken, gekocht	17	28	**2,7**[6]	0	—	**0,70**	0,24	0,42	6	0
Brathuhn	21	64	**3,1**[6]	0,02	0,2	0,14	0,28	**0,86**	10	0
Hering, geräuchert	36	33	**1,1**[6]	0,03	1,7	0,04	0,26	**0,52**	3	0
Heilbutt, Filet, gekocht	31	63	**1,2**[6]	0,07	1,9	0,13	0,14	**0,75**	17	0
Schellfisch, geräuchert	48	61	**2,4**	0	—	0,12	0,24	—	—	0
Brathering	38	—	**1,2**	0,02	—	0,01	0,14	—	—	0
Ölsardinen	**345**	—	**2,8**	0,06	1,8	0,04	0,31	0,23	17	0
Butter	4	1	0	0,21	0,7	0	0,01	0	0	0
Margarine	3	0	0	0,20	**6,8**	0	0	0	0	0
Olivenöl	0	1	0	0,03	3,7	0	0	0	0	0
Weizenkeimöl	0	0	0	0	**40,6**	0	0	0	0	0
Kokosfett	0	0	0	0	1,5	0	0	0	0	0

a) Einheit in (mg/MJ)

b) Einheit in (mg-Äq./MJ) 1µg-Retinol-Äquivalent = 6µg β-Carotin = 12µg andere Provitamin A-Carotinoide

c) Einheit in (mg-Äq./MJ)
1 mg D-α-Tocopheroläquivalent = 2,0 mg β-Tocopherol = 4,0 mg χ-Tocopherol = 1,49 mg D,L-α-Tocopherolacetat (1 I.E.)

d) Einheit in (mg-Äq./MJ)
1 µg-freie Folsäure-Äquivalent = 5 µg konjugierte Folsäure

— keine Analysewerte

1 Mit Zusätzen von Thiamin, Riboflavin, Vitamin B_6 und Folsäure

2 Calcium und Eisen schwer resorbierbar durch hohen Oxalsäuregehalt

3 Frischwaren und Konserven —hohe Verluste beim Lagern von unbehandelten Grüngemüsen

4 Besonders große Schwankungsbreiten

5 Carotin nur bei Homogenisieren verwertbar

6 Eisen besonders gut resorbierbar

7 Innereien sollten aufgrund der SChadstoffbelastung nur noch 1 —2 mal im Monat verzehrt werden

(Quelle: Kübler, W.: Nährstoffdichte – Grundlagen und Anwendungen in der Ernährungspraxis, in: AID-Verbraucherdienst 31 (1986) Heft 3, S.47–53.)

Tab. 27: Kaliumgehalt ausgewählter Lebensmittel

Lebensmittel	mg im eßbaren Anteil pro 100 g eingekaufter Rohware
Fleisch und Wurstwaren	
Schweinefleisch mittelfett	310
Rindfleisch mager	275
Bierschinken	260
Salami	285
Fische und Fischwaren	
Forelle	235
Seelachsfilet	375
Krabben in Dosen	290
Fette und Öle	
Maiskeimöl	1
Rindertalg	6
Margarine	7
Molkereibutter	15
Milch, Milcherzeugnisse und Eier	
Vollmilch	160
Vollmilch-Joghurt	190
Hartkäse vollfett	95
Camembert (45 % Fett i. Tr.)	110
Magerquark	95
Eier	130
Getreideerzeugnisse	
Reis poliert	105
Vollkornreis	150
Weizenmehl (Type 1050)	205
Eierteigwaren	155
Haferflocken	360
Weizenkeime	840
Weizenkleie	1400
Roggenvollkornbrot	290
Weizentoastbrot	130
Kartoffeln ohne Schale	445
Linsen getrocknet	810
Gemüse	
Schnittbohnen	240
Erbsen grün	120
Erbsen (Dose)	135
Möhren	235
Tomaten	285
Obst	
Apfel	130

Aprikose	250
Banane	260
Kiwi	260
Apfelsaft	120
Trockenobst i.D.	860

Achtung: Kalium ist wasserlöslich und kann deshalb leicht aus Lebensmitteln ausgelaugt werden.
Bei primär natriumarmen und kaliumreichen Lebensmitteln wie Gemüse und Getreide kann durch Kochsalzzugabe beim Konservieren, Würzen und bei der Brotteigherstellung das günstige Kalium-Natriumverhältnis verändert werden.

(Quelle: Wirths, W.: Kleine Nährwert-Tabelle der Deutschen Gesellschaft für Ernährung, 31. Auflage, Frankfurt)

Tab. 28: Natriumgehalte ausgesuchter Lebensmittel

	pro 100g	
	mg	mmol
Fleisch und Wurstwaren		
Muskelfleisch	41-115	1,8-5
Geflügel	46-95	2-4
Innereien	77-239	3,3-10
Leberkäse	599	26
Münchner Weißwurst	620	27
Leberwurst	810	35
Wiener Würstchen	941	41
Kasseler	958	42
Schinken, gekocht	965	42
Mettwurst	1090	47
Salami, deutsch	1260	55
Frühstücksspeck	1770	77
Bündner Fleisch	2100	91
Schinken, roh	2530	110
Fische und Fischwaren		
Frischfisch	23-117	1-5,1
Krusten- und Schalentiere	121-146	5,3-6,4
Räucherfischwaren	261-785	11-34
Fischkonserven	361-540	16-24
Bismarckhering	1030	45
Seelachs in Öl	2900	126
Lachs (Salm) in Öl	4070	177
Salzhering	5930	258

Fette und Öle		
Öle	1	0,04
Deutsche Markenbutter	5	0,2
Margarine	76	3,3
Halbfettmargarine	100	4,4
Mayonnaise	481	21
Milch, Milcherzeugnisse und Eier		
Sahne 30 % Fett	34	1,5
Speisequark 40 % Fett i. Tr.	34	1,5
Speisequark, mager	40	1,7
Vollmilch	48	2,1
Joghurt 3,5 % Fett i. Tr.	48	2,1
Buttermilch	57	2,5
Hühnerei	144	6,3
Doppelrahmfrischkäse	375	16
Hartkäse, Schnittkäse	450-1000	20-44
Weichkäse, Sauermilchkäse	900-1520	39-66
Schmelzkäse 45 %Fett i. Tr.	1260	55
Edelpilzkäse	1810	79
Getreideerzeugnisse		
Reis	6	0,3
Eierteigwaren	17	0,7
Brot, Brötchen	269-553	12-24
Butterkekse	387	17
Cornflakes	915	40
Salzstangen	1790	78
Gemüse, Gemüseerzeugnisse und Obst		
Frischobst	0-20	0-0,9
Kartoffeln	3	0,1
Frischgemüse	0,3-132	0,01-5,7
Erbsen, grün (Dose)	236	10
Bohnen, grün (Dose)	275	12
Spargel (Dose)	355	15
Sauerkraut	355	15
Tomatenmark	590	26
Essiggurken	960	42
Tomatenketchup	1300	56
Kartoffeltrockenprodukte (Klöße, Kroketten, Reibekuchen)	1160-1380	50-60

Angaben wurden aus „Die Zusammensetzung der Lebensmittel, Nährwert-Tabellen 1981/82“ von Souci/Fachmann/Kraut, Wissenschaftliche Verlagsgesellschaft mbH, Stuttgart 1981, entnommen.

(Quelle: KASPER 1985, S. 315/316)

Mahlzeit (Uhrzeit)	Menge	Lebensmittel	Bewertung der persönlichen Lebensmittel-auswahl	
			geeignet	weniger geeignet
Frühstück				
Zwischen-mahlzeit				
Mittag-essen				
Zwischen-mahlzeit				
Abend-essen				
Spät-abends				
Die eigene Ernährung bewußt machen mit dem Ernährungsprotokoll bzw.-tagebuch			Summe	Summe

Abb. 41: Beispiel einer Ernährungstagebuchseite

Literatur

Bredenkamp, A.: **Training und Ernährung**, Bünde 1988, 2. Auflage

Bredenkamp, A: **Das Ernährungssystem für Freizeit- und Leistungssportler**, Bünde 1988, 2. Auflage

Bredenkamp, A.: **Bodybuilding - Eiweiß/Anabolika**, Bünde 1990, 8. Auflage

Der Spiegel, **Tod einer Sportlerin**, 41 (1987) 37

Donike, M.: **Anabolika im Sport**, Bild der Wissenschaft (1979) 1

Geiß, K.-R.; Hamm, M.: **Handbuch Sportler-Ernährung**, Hamburg 1990

Grosser, M.; Ehlenz; Zimmermann, E.: **Richtig Muskeltraining**, München 1985

Grosser, M.; Ehlenz; Zimmermann, E.: **Krafttraining**, München 1985

Grosser, M.; Starischka, S.; Zimmermann, E.: **Konditionstraining**, München 1985

Hamm, M.: **Dick durch Diät**, München 1988, erhältlich beim DSSV

Hamm, M.: **Fitneßernährung**, Hamburg 1990

Hamm, M., Weber, M.: **Sporternährung Praxisnah**, Weil der Stadt 1990 2

Hamm, M.: **Ernährung in der Kosmetik**, Hamburg 1990

Hamm, M.: **Euro-Asiatische Küche**, Weil der Stadt 1990 (Das Kochbuch für fitneßbewußte Feinschmecker)

Hamm, M., Meier, J.: **ETB-Ernährungstest und -beratung**. Informationen beim DSSV, Hamburg

Hatfield, F. C.: **Bodybuilding - A scientific approach**, Chicago 1984

Hollmann, W.; Hettinger, Th.: **Sportmedizin - Arbeits- und Trainingsgrundlagen,** Stuttgart-New York 1980

Kasper, H.: **Ernährungsmedizin und Diätetik**, München 1985

Knebel, K.-P.; Herbeck, B., Groos, E.: **Funktionsgymnastik**, Hamburg 1985

Konopka, P.: **Sporternährung**, München 1988 3

Tarnopolsky, M. A. et al.: **Influence of protein intake and training status on nitrogen balance and lean body mass.** J. Appl. Physiol. 64 (1): 187–193, 1988

Weineck, J.: **Optimales Training**, Erlangen 1980

Wirhed, R.: **Sport-Anatomie und Bewegungslehre**, Stuttgart-New York 1984

Index

A

Abkochen, 256
addisonoides Übertraining, 149
aerobe Energiegewinnung, 119
Antioxidantien, 207, 238
Arginin, 246
autonom geschützte Reserven, 130

B

basedowoides Übertraining, 149
Belastungskomponenten, 111
Belastungsnormative, 111
Bewegungsstereotyp, 113
Blasen, 16
Bulimie, 231
burns, 146

C

cheatings, 146
Cooldown, 136

D

Definition, 142
Definitionstraining, 142
Definitionsübungen, 142
Dilatation, 124
Diuretika, 256
durchblutungsfördernde Öle, 129

E

Ein-Drittel-Pause, 154
Einzelwiederholungen, 166
Elektrolyte, 208
erzwungene Wiederholungen, 145

F

Fascie, 117
forced reps, 145, 147

G

Geschwindigkeitsbarriere, 114
Gewichtmachen, 256
Glykogen-Superkompensation, 252
Golgi-Sehnenorgan, 131

H

Hämoglobin, 124
Hamsterfunktion, 212
Hautnahrung, 238
Herzfrequenz, 124
Homöostase, 106, 113
Homöostasestörung, 108, 109
Hypertrophie, 124

I

IK-Training, 139
Instinktprinzip, 110
intermuskuläre Koordination, 122
intramuskuläre Koordination, 121

K

Kaliper, 184
Kalorienbilanz, 187
Kapillarisierung, 123, 166
Kapillarsystem, 122
Kraftdefizit, 121

L

Leistungsplateau, 143

lohnende Pause, 152, 154
„Luxusverbrauch“ an Nährstoffen, 189

M

Makrozyklus, 139
Mikrozyklus, 136
Mitochondrien, 119, 122
Mobilisationsschwelle, 131, 133
mogelnde Wiederholungen, 146
motorisch-dynamischer Bewegungs-stereotyp, 113, 147
Muskelkater, 15
Muskelkrämpfe, 15
Muskelspindeln, 130
Muskelstraffung, 23
Muskelteilung, 23
Muskelzerrungen, 15
Myofibrillen, 119
Myoglobin, 118

N

N.E.E.-Nährstoffgruppe, 207, 223
negative reps, 145
Negativwiederholungen, 145, 146
nibbling-Effekt, 246

O

Oedeme, 256
Overload-Principle, 109

P

Periodisierung, 128
PNF, 132
pre-exhaustion principle, 146
Preßatmung, 99
Protein-Fat-Ratio, 215
Pull-and-Push-System, 138, 199
Pulsfrequenz, 158
Pulsmessung, 158
Pumpeffekt, 110
Purine, 251

S

SAID, 117
Sarkoplasma, 119
Schlagvolumen, 124
Schwielen, 16, 105
Singles, 166
Splitprogramm, 136
Stretching, 130, 136

T

Tagesperiodik, 190

U

Überlebensstrategie, 242
Übertraining, 106

W

Weider-Prinzipien, 145
Wiederholungen im nicht-maximalen Belastungsbereich, 146
Wiederholungen nach Vor-Ermüdung, 146

Die Autoren

Andreas Bredenkamp (Jahrgang 1959)

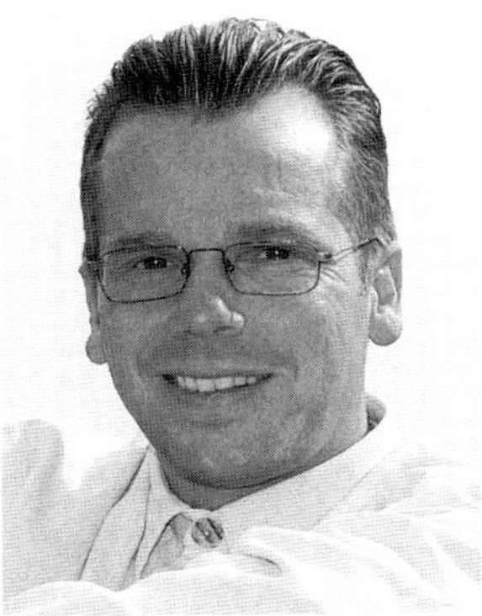

Sportstudium an der Universität Münster mit den Schwerpunkten Trainingslehre und Sportmedizin. Eigene Untersuchungen zu den Themen Fehleranalyse im Training sowie zur Wettkampfvorbereitung von Bodybuildern. Seine Arbeit über Proteinernährung und Anabolika ist zweisprachig veröffentlicht und wurde 1988 in die Datenbank des Bundesinstituts für Sportwissenschaft aufgenommen. Während seiner Ausbildung sammelte er praktische Erfahrungen als Trainer in einem Fitneßcenter.

Er ist tätig als Sportreferent, Buchautor und Verleger und schreibt Sportartikel auf freier Autorenbasis für mehrere Fachzeitschriften. Ferner arbeitet er als Dozent für Trainingslehre auf Fachseminaren des Deutschen-Sportstudio-Verbandes. Ehrenamtlich engagiert er sich als lizensierter Kampfrichter des NRW-Bodybuilding und Kraftsport Verbandes e. V.

Sportliche Laufbahn: Er entwarf ein Trainings- und Ernährungsprogramm, das ihm 1984 zum Sieg beim Ostwestfalenpokal im Bodybuilding verhalf. Im gleichen Jahr wurde er Südwestdeutscher Meister, 1985 NRW-Landesmeister und Deutscher Vizemeister sowie Deutscher Meister 1986.

Prof. Dr. Michael Hamm (Jahrgang 1951)

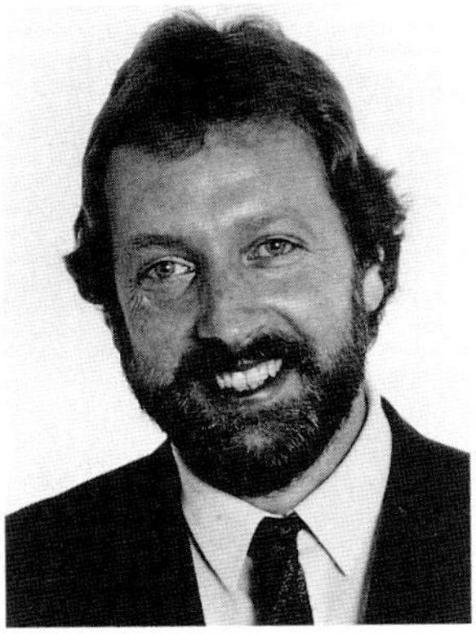

Ernährungswissenschaftler an der Fachhochschule Hamburg. Arbeitsschwerpunkte: Sporternährung, Ernährungsverhalten und Ernährungsberatung. Er ist darüber hinaus als Referent und Buchautor tätig und ist Mitglied im Redaktionskollegium der Zeitschrift „Herz, Sport und Gesundheit" des Deutschen Verbandes für Gesundheitssport und Sporttherapie. Ferner arbeitet er als Dozent für Sporternährung auf Fachseminaren des Deutschen-Sportstudio-Verbandes und an der Reformhaus-Fachakademie.

Seine weiteren Aktivitäten erstrecken sich auf die Ernährungsberatung von Herzsportgruppen und Koronarpatienten und auf ein Forschungsprojekt zur Ermittlung des Vitaminbedarfs und zur Verbesserung der Ernährungsberatung von Hochleistungssportlern in Zusammenarbeit mit dem Olympiastützpunkt Hamburg/Kiel.

Eigene Sportarten: Schwimmen und Langlauf